相 映

— ◆ —

身心對症
芳療全書

從 224 種植物
找到身心解方的相應芳療學

作者｜芳療家 周春宇 Yuna
繪者｜林川

Contents 目錄

Chapter 1

>>

認識身心芳療

1-1 芳香療法與身心交織的美學

021　沉浸精油的千錘百鍊，體會植物的七情六慾

021　千錘百鍊的精油

022　植物與七情六慾

023　植物的香氣與性格，覺察深層的潛意識

023　植物與香氣

025　植物與性格

1-2 深植人心的植物物語

027　月桂與絲柏的相知相惜：太陽神的執著與放手

030　乳香與沒藥的生離死別：上帝的眼淚與血液

1-3 撫慰身心的香氛保養油

033　觸覺與身心療癒

035　調油公式與步驟

1-4 調製療癒的香氣魔法

036　香氣層次

038　整體和諧

040　情境營造

043　心靈意義

044　五行能量

045　七大脈輪

047　調香公式與步驟

Chapter 2
>>
認識芳香精油

2-1 藥草類：
050 **生理「整體」與心靈「療癒」**
052 香茅 Citronella ｜相關精油：香茅、檸檬香茅｜
054 一枝黃花 Goldenrod
056 土木香 Inula
058 格陵蘭喇叭茶 Labrador Tea
060 薰衣草 Lavender
｜相關精油：高地真正薰衣草、穗花薰衣草、醒目薰衣草、頭狀薰衣草｜
063 馬鬱蘭 Marjoram ｜相關精油：甜馬鬱蘭、野馬鬱蘭、西班牙馬鬱蘭｜
066 香蜂草 Melissa
068 薄荷 Mint ｜相關精油：胡椒薄荷、綠薄荷、冬季香薄荷｜
071 艾草 Mugwort ｜相關精油：艾草、龍艾｜
074 香青蘭 Moldavian Dragonhead
076 玫瑰草 Palmarosa
078 廣藿香 Patchouli
080 快樂鼠尾草 Clary Sage ｜相關精油：快樂鼠尾草、鼠尾草｜
083 百里香 Thyme
｜相關精油：沉香醇百里香、百里酚百里香、側柏醇百里香、龍腦百里香｜
086 聖約翰草 St. John's Wort
088 西洋蓍草 Yarrow

2-2 花朵類：
090 **生理「婦科」與心靈「自信」**
092 洋甘菊 Chamomile ｜相關精油：羅馬洋甘菊、德國洋甘菊、摩洛哥藍艾菊｜
095 天竺葵 Geranium ｜相關精油：玫瑰天竺葵、波旁天竺葵｜
098 永久花 Immortelle
100 茉莉 Jasmine ｜相關精油：小花茉莉、大花茉莉｜
102 白玉蘭 Magnolia
104 銀合歡（銀荊）Mimosa
106 橙花 Neroli
108 玫瑰 Rose ｜相關精油：大馬士革玫瑰、玫瑰原精、白玫瑰｜
111 依蘭 Ylang Ylang ｜相關精油：完全依蘭、特級依蘭｜

2-3 葉片類：

114　生理「肺部」與心靈「接納」

116　月桂 Bay Laurel

118　尤加利 Eucalyptus

│相關精油：澳洲尤加利、史密斯尤加利、藍膠尤加利、檸檬尤加利│

121　香桃木 Myrtle │相關精油：紅香桃木、綠香桃木、檸檬香桃木│

124　牛膝草（桉油醇型）Hyssop 1,8-cineole

126　檸檬馬鞭草 Lemon Verbena

128　松紅梅（馬奴卡）Manuka

130　綠花白千層 Niaouli

133　迷迭香 Rosemary │相關精油：桉油醇迷迭香、樟腦迷迭香、馬鞭草酮迷迭香│

136　苦橙葉 Petitgrain Bigarade

138　羅文莎葉（桉油樟）Ravintsara

140　茶樹 Tea Tree

142　紫羅蘭葉 Violet

2-4 果實類：

144　生理「幼兒」與心靈「純真」

146　佛手柑（香檸檬）Bergamot

148　葡萄柚 Grapefruit

150　檸檬 Lemon

152　萊姆 Lime

154　甜橙 Sweet Orange

156　紅橘 Red Mandarin

158　日本柚子 Yuzu

2-5 種子類：

160　生理「臟器」與心靈「淨化」

162　胡蘿蔔籽 Carrot Seed

164　芹菜籽 Celery Seed

166　芫荽 Coriander

168　蒔蘿 Dill

2-6 香料類：
170　生理「腸胃」與心靈「自我」
172　羅勒 Basil ｜相關精油：甜羅勒、熱帶羅勒｜
174　黑胡椒 Black Pepper
176　荳蔻 Cardamom
178　肉桂 Cinnamon ｜相關精油：錫蘭肉桂皮、錫蘭肉桂枝葉、中國肉桂｜
181　茴香 Fennel ｜相關精油：甜茴香、藏茴香（葛縷子）、印度藏茴香、阿密茴、
　　　　　　　　　洋茴香（大茴香）、海茴香｜
184　丁香 Clove
186　山雞椒 May Chang
188　肉豆蔻 Nutmeg
190　香草 Vanilla

2-7 木質類：
192　生理「軀幹」與心靈「穩固」
194　膠冷杉 Balsam Fir
196　黑雲杉 Black Spruce
198　樟樹（白樟）Camphor
200　大西洋雪松（北非雪松）Cedarwood Atlas
202　絲柏 Cypress
204　道格拉斯杉（黃杉）Douglas Fir
206　巨冷杉 Giant Fir
208　日本檜木（扁柏）Hinoki
210　杜松 Juniper ｜相關精油：杜松漿果、杜松枝、高地杜松｜
212　秘魯聖木 Palo Santo
214　濱海松（松針）Pine Needle
216　花梨木 Rosewood
218　檀香 Sandalwood
220　歐洲赤松 Scots Pine
222　歐洲冷杉 Silver Fir
224　冬青白珠樹（芳香白珠）Wintergreen

2-8 根部類：
226　生理「循環」與心靈「滋養」
228　歐白芷根 Angelica Root
230　薑 Ginger

232　穗甘松 Spikenard

234　薑黃 Turmeric

236　纈草 Valerian

238　岩蘭草 Vetiver

2-9 樹脂類：

240　**生理「皮膚」與心靈「界線」**

242　安息香 Benzoin

244　岩玫瑰 Cistus / Labdanum

246　古巴香脂 Copaiba

248　欖香脂 Elemi

250　乳香 Frankincense

252　熏陸香 Mastic

254　沒藥 Myrrh

>> *Chapter 3*
─── **專屬身心配方**

258　**萬用配方**
全家人萬用配方、嬰幼兒萬用配方

259　**睡眠障礙**
難以入睡、淺眠易醒、夜長夢多、慢性疲勞、
時差困擾

261　**呼吸問題**
胸悶氣鬱、換季過敏、著涼感冒

262　**婦科困擾**
經期不規律、經痛脹奶、陰部搔癢

263　**腹部腸胃**
腹腸絞痛、消化不良、大腸激躁症

264　**肌肉關節**
肩頸僵硬、腰痠背痛、肌肉痙攣

265　**代謝循環**
水腫虛胖、手腳冰冷、肝臟養護

266　**美容保養**
控油抗痘、延緩老化、白皙透亮、保濕鎖水、
紓緩敏感、淡化疤痕

268　**情緒壓力**
放空渙散、心力交瘁、壓抑忍讓、怠惰厭倦、
創傷經驗、愁苦煩悶

270　**外在環境**
空氣清淨、打掃清潔、氣場淨化、寢具清潔、
車用薰香、寵物友善

>>
Chapter 4
芳療小物 DIY

274　**能量噴霧**
範例_擁抱內在小孩芳香噴霧

275　**滋養按摩油**
範例_無私包容情緒調理油

276　**淨化浴球**
範例_洗滌身心淨化浴球

277　**修復油膠**
範例_回歸自我修復凝膠

278 **靜心花草茶**
範例 _ 安心撫慰洋甘菊茶

279 **療癒擴香品**
範例 _ 療癒身心可愛兔兔

>>
——

Appendix
附錄

常用基底油介紹

282 **[清爽油]**
巴西堅果油 Brazil Nut、葡萄籽油 Grape Seed、榛果油
Hazelnut、大麻籽油 Hemp Seed、荷荷芭油 Jojoba、昆
士蘭堅果油 Macadamia、向日葵油 Sunflower

286 **[滋潤油]**
杏桃核油 Apricot Seed、摩洛哥堅果油 Argan、酪梨
油 Avocado、 黑種草油 Black Cumin、 琉璃苣籽油
Borage、蓖麻油 Castor、椰子油 Coconut、月見草油
Evening Primrose、伊諾菲倫油 Foraha（Tamanu）、
橄欖油 Olive、南瓜籽油 Pumpkin Seed、紅花籽油
Safflower、芝麻油 Sesame、甜杏仁油 Sweet Almond、
小麥胚芽油 Wheat Germ

294 **[高效能油]**
歐洲藍莓籽油（山桑子）Bilberry（Blueberry）、黑莓
籽油 Blackberry Seed、黑醋栗油 Blackcurrant、亞麻
薺油 Camelina、仙人掌油 Prickly Pear、覆盆莓籽油
Raspberry Seed、玫瑰果油 Rose Hip （Seed）、沙棘
果籽油 Sea Buckthorn、山茶花油 Tsubaki（Camellia）
Seed

299 **[浸泡油]**

山金車 Arnica、胡蘿蔔 Carrot、康復力 Comfrey、雛菊 Daisy、聖約翰草 St John's Wort、薰衣草 Lavender、金盞花 Marygold（Calendula）

常用純露介紹
303 **[保濕水嫩]**

天竺葵 Geranium、菩提 Linden、玫瑰 Rose、聖約翰草 St. John's Wort

305 **[清爽控油]**

月桂 Bay Laurel、絲柏 Cypress、杜松 Juniper、尤加利 Eucalyptus、茶樹 Tea Tree、百里香 Thyme、薄荷 Mint、迷迭香 Rosemary、綠茶 Green Tea

310 **[緊緻拉提]**

永久花 Immortelle、鼠尾草 Sage、乳香 Frankincense、岩玫瑰 Cistus / Labdanum、橙花 Neroli、香桃木 Myrtle

313 **[敏感嬌嫩]**

洋甘菊 Chamomile、香蜂草 Melissa、薰衣草 Lavender、金縷梅 Hamamelis、矢車菊 Cornflower

316 **[特殊純露]**

肉桂 Cinnamon

情緒花精介紹
317 **[孤獨寂寞]**

石楠 Heather、鳳仙花 Impatiens、水堇 Water Violet

319 **[過度敏感]**

龍芽草 Agrimony、矢車菊 Centaury、冬青 Holly、胡桃 Walnut

321　**[在意他人]**
山毛櫸 Beech、菊苣 Chicory、岩水 Rock Water、馬鞭草
Vervain、葡萄 Vine

324　**[恐懼不安]**
白楊 Aspen、櫻桃李 Cherry Plum、紅栗 Red Chestnut、
岩玫瑰 Rock Rose、溝酸漿 Mimulus

　　[猶豫懷疑]
327　水蕨 Cerato、龍膽 Gentian、荊豆 Gorse、鵝耳櫪
Hornbeam、線球草 Scleranthus、野燕麥 Wild Oat

　　[無現實感]
330　栗苞 Chestnut Bud、鐵線蓮 Clematis、忍冬
Honeysuckle、芥末 Mustard、橄欖 Olive、白栗 White
Chestnut、野玫瑰 Wild Rose

334　**[沮喪消沉]**
野生酸蘋果 Crab Apple、榆樹 Elm、落葉松 Larch、
橡樹 Oak、松樹 Pine、聖星百合 Star of Bethlehem、
甜栗 Sweet Chestnut、楊柳 Willow

338　**[急救花精] Recovery Remedy**

>>
——
Index
索引

340　**生理功效** _
347　**皮膚功效** _
351　**心靈功效** _
354　**心理徵狀** _

作者序 X 芳療家 周春宇 Yuna

每個人與芳香療法的相遇都不同，有些人接觸芳香療法使身心靈得到昇華，有些人則是藉由芳香療法轉換環境氣氛與能量頻率，然而當我回想起與芳療的初次「香」遇，僅記得精油真香、真棒、真好用，不僅對身體健康，還能富足心靈和轉變環境，更有招錢財、招桃花、防小人、貴人幫、斷霉運等功用。第一次接觸芳療的我，像個商人般評估精油的性價比，最後得出「精油真超值！」這種精算的結論。

當初是因為「精油真超值」而踏入芳療坑，這讓我不知道作者序該寫些什麼。我沒有戲劇般的背景故事，更沒有史詩般的磅礡理想，跟多數人一樣每天庸庸碌碌、兜兜轉轉過著平淡無奇的生活。這種狀態一直到扦插的胡椒薄荷開花，才讓我對作者序有新的靈感。既然當初是因為「超值」而接觸芳療，那不如藉著作者序的篇幅，再跟各位讀者分享一支超值的精油（植物），讓這篇作者序更加超值。

接下來為各位介紹的這支精油是芳香療法的代表植物之一，它不僅眾所熟知，更隱喻 Be Yourself 的人生哲學。透過這株植物的生長環境、栽種方式、功效特色，能讓人領悟自我性格、生活態度以及思考模式——讓我們隆重歡迎胡椒薄荷登場。

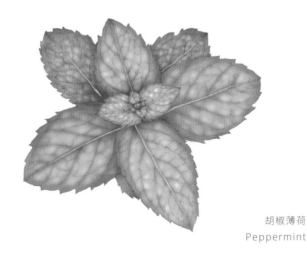

胡椒薄荷
Peppermint

| 特立獨行，與眾不同 |

胡椒薄荷效用多又廣，全身上下、內在外在、各式各樣無以名狀的奇怪感受，都能使用它。將胡椒薄荷精油稀釋後，塗抹於不舒服的部位，便能迅速紓緩不適感。

遇熱則冷、遇冷則熱的胡椒薄荷，看似喜歡唱反調，實則刀子嘴豆腐心，可謂面惡心善的代表。炙熱的炎夏使用胡椒薄荷，能感到沁人心脾的涼爽；凜冽的寒冬使用胡椒薄荷，則能溫暖受寒的肌膚。胡椒薄荷跳脫既定印象，不與大環境隨波逐流，看似叛逆、孤僻、不合群，卻能走出自己的道路，成為居家必備，與薰衣草齊名的萬用精油。

對宇宙而言，每個存在皆有與眾不同的意義與價值。儘管生活讓我們虛與委蛇、鞠躬哈腰，甚至被糟蹋得一文不值（像水仙精靈 Mentha 任人踩踏，詳見 P.68 胡椒薄荷介紹），但只要初衷不變，仍可走出自己的路，繼續發光發熱，畢竟誰能知曉柳暗花明會不會又一村呢？

看看胡椒薄荷，越被侵擾越能散發香氣呢！

| 兵來將擋，水來土掩 |

胡椒薄荷，真的是一種隨便種、隨便長的香草植物，高溫、低溫、水培、土栽都沒問題。我每天起床後的例行公事，便是盛裝自來水對胡椒薄荷「醍醐灌頂」，同時道聲「呼乾啦」（乾杯）作為一天的開始。我絲毫不在意它會不會被水淹沒，或是土壤有沒有汲取到水分，這個過程就像與鄰居互道「吃飽沒」的問候，只是說說而已，並沒有真的想知道。

有時胡椒薄荷長得太猖狂，侵略其他植栽的領土，我便心狠手辣抓起一把直接剪掉，然而它仍迅速長出新根、冒出新芽，生生不息的繁衍下去。胡椒薄荷對於種什麼死什麼的黑手指而言，是個令人重拾希望的香草植物。有時生活也是如此，面對不同的人事物，有些讓人感到

歡樂、有些卻讓人感到壓力，唯獨日子還是得過下去。快樂是一天、悲傷是一天、耍廢也是一天，宇宙並沒有規定一天該怎麼過，那倒不如來個「人生得意須盡歡，莫使金樽空對月」。若真的遇到無法解決的挫折，請記得哲學家弗里德里希·尼采（Friedrich Nietzsche）有一名言：「凡殺不死我的，必使我更強大。」

看看胡椒薄荷，沒有什麼生存環境難得倒它。

｜清明澄澈，不畏俗世｜

胡椒薄荷擁有強烈的香氣，越是被踩躪，散發的氣味越是強烈。而它散發的清新香氣，通透鼻梁卻不刺激，能掃除大腦多餘的雜念，幫助提升專注力，恢復清明澄澈的思維。

胡椒薄荷馥郁的香氣艷壓群芳，鮮少有其他香氣能與之抗衡，讓人很難忽視它的存在感。當你需要強大的直覺力時，可以嗅聞胡椒薄荷，它能帶領你脫離陰暗渾沌的迷霧，找到隱藏在腦海中的幽微靈感；或是當你感到無助匱乏，需要來點洪荒之力幫你披荊斬棘、對抗險惡時，胡椒薄荷絕對會是你的好夥伴。

生活總有太多的水逆與不順遂，讓我們忘記原有的美好，請試著斷捨離原有的負面想法與念頭，或許能從這些煩心事中，發現一切是老天的磨練，藉此讓我們學會成長，變得獨特不凡。當我們開始找回勇氣、好奇與希望，便能理解不管發生任何事情，都不需要太過擔心，做自己就是最好的選擇，因為宇宙自有最好的安排。

看看胡椒薄荷，不管搭配什麼精油，
它的味道總那麼好認、那麼明顯、那麼悠然自得做自己。

願閱覽此書的你我，
都能體會芳香療法帶給身心的美好。

Guided
Reading

導 讀

Chapter 1 認識身心芳療 >>

透過植物的角度，認識芳香療法與身心交織的美學，以及植物與人類的相似之處。接著再由充滿愛恨情慾的希臘神話，巧妙隱喻植物代表的意義。最後透過按摩油與香氛噴霧的配方設計與調配教學，引領讀者逐步感受芳療所帶來的身心療癒。

Chapter 2 認識芳香精油 >>

藉由植物醫學的「**藥效形象說**」，逐一向讀者展示植物與人類的身心相似之處。透過自然醫學與身心相繫的關聯，讓讀者有概念性、統整性的了解精油如何對映於身心、應用於身心。此章節囊括常見精油基本介紹，也可作為身心芳療初學者的工具書。

Chapter 3 專屬身心配方 >>

根據多數人的日常困擾、身心狀態，提供讀者相應的芳療配方。每種配方又分為**經典配方**與**奢華配方**，讓讀者依據自身需求做挑選或參考。此外，讀者也可依照身心徵狀的差異，自行調整配方設計的方向，改良成自己的專屬配方。

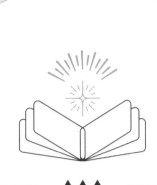

Chapter 4 芳療小物 DIY ⟩⟩

經由前三章節對芳香療法的認識，本章將透過簡易的 DIY，讓無形的知識具體應用於日常生活中。每項 DIY 皆有範例供讀者參考，讀者可以先依照範例進行操作，簡單輕鬆好上手。

Appendix 附錄 ⟩⟩

本篇將介紹精油的好夥伴**基底油**與**純露(花水)**，讓讀者充分認識芳香療法的三元素。此外，也會簡述與芳香療法相輔相成的情緒花精，一同照顧讀者的身心、滋養靈魂，並豐盈生活。

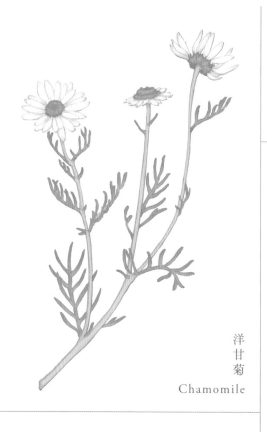

洋甘菊
Chamomile

Chapter
1
認識身心芳療

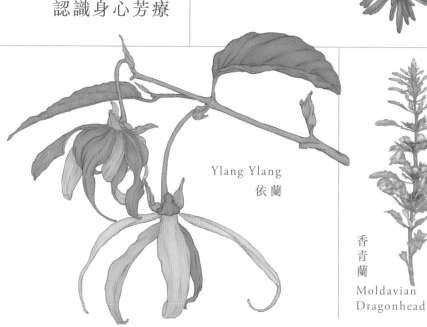

Ylang Ylang
依蘭

香青蘭
Moldavian
Dragonhead

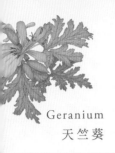

Geranium
天竺葵

Silver Fir
歐洲
冷杉

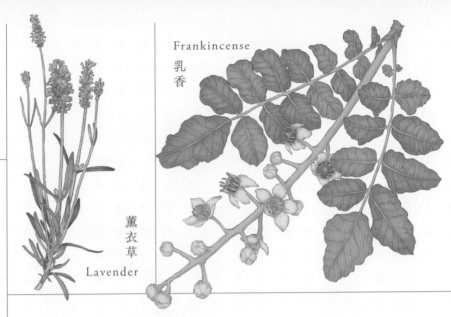

Lavender
薰衣草

Frankincense
乳香

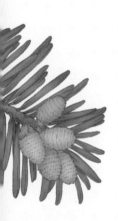

「芳香療法」主要透過芳香植物的療效，達到治療身體與療癒心靈的效果。其中「身心牽繫」又是芳香療法中相當重要的一環。所謂的身心牽繫，是指身體是心靈的媒介，能讓無形的能量轉變成具體的表現；反之，若身體使用過度時，內心也會受到影響。當身體與心靈達到合一的境界，便不會再有疾病的產生。唯有領悟「身心牽繫」的意義，我們才能理解所有的身體病痛、心靈匱乏，皆來自於身心失衡。

本章節將透過植物的視角，讓讀者認識植物的奧妙，以及植物與人類的相似之處；再藉由兩篇故事，讓讀者了解植物與人類文明亙古至今的相互依伴，而在這悠遠的歷史中，植物又是如何被人類賦予殊榮與意義；最後讓讀者學習調配自己的配方，不僅能療癒內心，又能將抽象的心靈意境具體呈現。

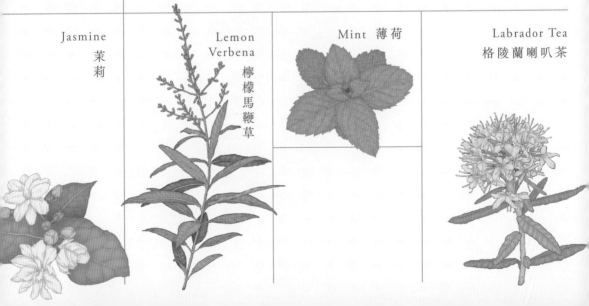

Jasmine
茉莉

Lemon
Verbena
檸檬馬鞭草

Mint 薄荷

Labrador Tea
格陵蘭喇叭茶

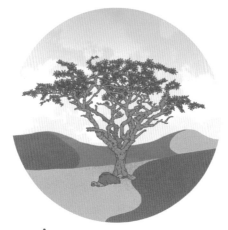

A.

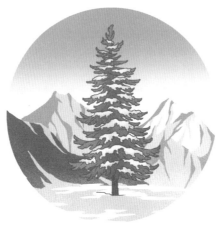

B.

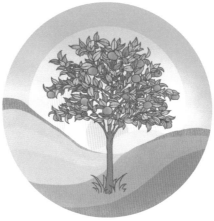

C.

A. 生長在貧瘠環境的乳香，用樹脂封存中東百年不朽的歷史。

B. 生長在冰天雪地的歐洲冷杉，用冷冽的香氣展現高傲風骨。

C. 享受和煦陽光的甜橙樹，用纍纍的果實展現宇宙豐盈。

環境的嚴苛如重重關卡，考驗著植物的生存毅力，這些歷練刻鏤在精油裡，令人為之動容、百般追尋。

1.1

芳香療法與身心交織的美學
｜沉浸精油的千錘百鍊，體會植物的七情六慾｜

1966 年，科學家克里夫‧巴克斯特(Cleve Backster) 透過測謊儀實驗，發現植物具有「基礎知覺」(Primary Preception)，能感受到環境的變化與人類的情緒，並呈現相對反應。

—— 巴克斯特效應 (Backster Effect)

千錘百鍊的精油

植物的一生，如同人的一生，有著生老病死、恩愛別離、怨憎相會。這些經歷刻劃在精油裡，每一滴精油記載著植物的生命歷練，從種子落地生根，歷經風吹雨打，隨後開枝散葉，緊接含苞結果，最後落葉歸根。精油正是植物的傳記，每當嗅聞精油，彷彿閱覽植物的一生，從含蓄內斂的檀香，到驃悍勇猛的薄荷，我們都能從精油探索植物的歲月年華。

「不經一番寒徹骨，焉得梅花撲鼻香？」如同人生歷經的挫折，往往能成就不凡的碩果，植物也是如此。在物競天擇、適者生存的法則裡，越是在苛刻環境生存的植物，越能淬鍊出醇美的精油：人工栽種的薰衣草如溫室公主，氣味甜美可人，卻稍嫌少了一點層次；野地生存的薰衣草如孤高野馬，雖然氣味桀驁不馴，卻多了那一絲深沉厚韻。

環境的嚴苛如重重關卡，考驗著植物的生存毅力，這些歷練刻鏤在精油裡，令人為之動容、百般追尋。每一滴精油的產生皆不容易，從植物奉獻它一生的精華，到人類研發萃取技術，才能成就這小小一瓶的精油。而這小小一瓶精油，價格從百元到萬元不等，卻能買下植物的一生，飽覽它所經歷的風霜雪月、酷熱難耐。

有生之年，我們不一定能環遊世界，但精油卻能帶領我們遊覽世界之美，從索馬利亞貧瘠環境的乳香、義大利地中海的檸檬，到巴西熱帶雨林的花梨木。精油千錘百鍊的生長環境如同人生，極其艱辛卻也讓人為之讚嘆。

植物與七情六慾

從古至今，植物便與人類演化有著密不可分的關係，尤其是在醫療領域的發展，更有著無與倫比的貢獻，像是東方有神農嚐百草的傳說與李時珍的《本草綱目》；西方有醫學之父希波克拉底（Hippocrates）的《藥草集》，這兩本醫學經典足以顯現植物在人類進化的歷史上，有著舉足輕重的地位。

根據世界衛生組織（WHO）對於健康的定義：「身體、精神與社會整體健全的狀態，不只是沒有疾病或殘廢。」

植物對於人類的幫助，不僅能**治療身體外在症狀**，也能**療癒內在心靈創傷**，像是東方的中醫術，不使用「頭痛醫頭、腳痛醫腳」的治標觀念，轉而關注患者生活習慣、心境變化的治本對策，再藉由藥草的輔助，達到休養生息的全人療癒。另一方面，西方則是有巫醫利用藥草能量，藉由焚燒或浸泡藥草等方式，達到由內而外身心靈的全面淨化。

人生在世，便有著七情（喜、怒、哀、懼、愛、惡、慾）六慾（眼、耳、鼻、舌、身、意），使身心靈脫離「一為全、全為一」的平衡法則，最後落入貪嗔癡三毒的痛苦裡。

曾有研究顯示，悲傷會綿延 120 小時，仇恨會延燒 60 小時，反而喜悅只會持續 35 小時。當我們陷入情緒泥沼裡，便可以透過嗅吸精油的方式，感受植物帶給我們的內在療癒。嗅吸精油能感受從心出發的療癒效用，協助我們放下因七情六慾所受的折磨，回歸宇宙平衡法則。

當焦急恐慌時，薰衣草協助活化副交感神經；當欲望強盛時，沒藥協助靜心冥想；當內心受創時，花梨木協助拼湊破碎的心。精油除了帶給我們不同的嗅覺饗宴，也填補內心的空洞、修復靈魂，回到「身心合一」的境界。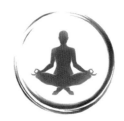

焦急
恐慌

| 佛手柑 （讓內在小孩感到安全）
| 薰衣草 （如同媽媽給予溫暖的懷抱）

欲望
強盛

內心
受創

| 檀香 （六根清淨、無欲無求）　　　　| 花梨木 （拼湊破碎的心，重新相信希望）
| 甜馬鬱蘭 （在想要與需要間取得平衡）　| 永久花 （化解內心的鬱滯，學會放下）

｜ 植物的香氣與性格，覺察深層的潛意識。｜

「透過香氣認識植物，透過植物認識自己。」

—— 法國 Florihana 臺灣總代理芳療家負責人
Laurence

植物與香氣

在植物的生命中，為了生存而產生含有香氣的精質
（Essences），能夠協助植物傳訊溝通、抵禦外敵、修復
傷口，以及繁衍後代。透過提煉精質而產出的精油，飽
含豐盛的植物能量與個體訊息，其中也包含「氣味」。

對於植物而言，精質的產生是為了「活下去」，而非滿
足人類的嗅覺喜好，因此純然真實的精油，有些氣味並
非是大眾認知的「香」氣，像是氣息潮濕悶熱的纈草、
煙燻梅子味的岩玫瑰、辛辣刺鼻的野馬鬱蘭，都是植物
為了順應生存環境而演化的原始氣味。

而影響植物氣味的主要成因，除了植物原先的氣味外，
也會因種植產地、生長環境、栽種方式造成些微差異，
像是在海地生長的岩蘭草氣味質樸沉靜，但馬達加斯加
的岩蘭草卻有著煙燻悶燒的氣息。

世界上的每個角落，幾乎都能找到植物的存在。植物體內的芳香分子，向人類展現它們的過去與未來。我們透過香氣認識植物，香氣醞釀的不單是嗅覺享受，而是踏足一場實境 VR 體驗。藉著嗅聞打破時空的限制，穿梭世界各處，領略植物的生長環境、植物特色與香氣部位，打造前所未有的感官旅程。

以生長環境而論，濱海松生長在沿岸地帶，飽嚐海風吹拂，使它的木質香氣伴隨著海風的鹽味；以植物特色而論，依蘭的外型搔首弄姿，香氣更是撩撥芳心，因此常被用於營造浪漫氣氛，讓人享受夜夜笙歌的歡愉；以香氣部位而論，岩蘭草萃取自深埋在土中的根部，有著濃厚的泥濘味，且因岩蘭草的香氣存在於根部，又被稱為「香根草」。

植物透過氣味在我們面前具象化，嗅吸精油時不妨試著閉上雙眼，讓身體感官意識集中在嗅覺。在這一吸一吐的過程，問問自己對於氣味的感受，喜歡這個味道嗎？這個味道令你聯想到什麼？深度描述這個氣味帶給自己的感受，你將會發現氣味與生活緊緊相連，並根據此刻身處的環境、面臨的事物、情緒的變化而有不同的感受。

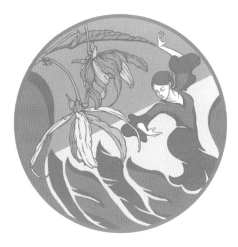

風姿綽約的依蘭彷彿美豔動人的舞者

植物與性格

每個人對於香氣的喜好大相逕庭，有的人喜歡甜美的花果香；有的人喜歡沉穩的木質香；有的人喜歡颯爽的葉草香——香氣喜好沒有絕對的對與錯，只有純然的主觀感受，如同讓西方人害怕的「臭」豆腐，卻是令東方人食指大動的「香」氣。

香氣喜好的主觀感受並非永恆不變，而是跟著當事人身處的環境轉換，並透過香氣喜好的轉變，啟發自我覺察的能力。通常喜歡的香氣，具有**「與個人性格相似」**、**「反映身處境遇」**的意義；而厭惡的香氣，具有**「與個人性格相反」**、**「內心深處不願意面對」**的意義。

而根據香氣的喜好，從植物的生長環境、作用特質、外觀輪廓、芳香分子、神話故事等，多面向解析性格與境遇，這就是近年來芳療界盛行的「精油抓周」。

由於植物與人的相似處甚多，因此我們可以從植物來看每個人的性格與境遇，當你對某個氣味特別偏好時，試著去聯想自己與這個植物的相似之處，也許是植物的氣味特質與你性格類似：像是氣味嗆辣的肉桂與性格火爆的你；氣味沉穩的檀香與性格淡定的你。

又或是植物的作用特質能夠協助你解決目前的困境：像是除煞避邪的艾草能設立防護罩，反彈卑鄙小人對你的暗箭傷害；勇往直前的百里香，幫助你脫離躊躇止步的舒適圈。

若是特別討厭的氣味，則有可能是碰觸到內心抗拒的陳年往事：像是與死亡有關的絲柏、沒藥；與愛情有關的玫瑰、茉莉；與內心療傷有關的永久花、花梨木。

而當氣味喜好再次改變時，請試著回想最近生活有什麼變化？或是性格、情緒的些微差異。這些日常生活的轉變，會影響對於氣味的喜好，透過自我覺察，能夠從生活瑣事重新認識不同以往的自己——例如原先喜愛的薰衣草，近來相當排斥，可能是因為承擔過多責任，沒辦法徹底放鬆；或是原先討厭的大馬士革玫瑰，近來變得能夠接受，可能是因為逐漸變得有自信。

喜歡氣味

與性格相似
反映身處境遇

討厭氣味

與性格相反
內心深處不願面對

喜好轉變

生活事物的變化
心態思維的改觀

性格 >>

沉靜穩重	乳香、檀香、岩蘭草	**直爽開朗**	肉桂、薄荷、檸檬
天真無邪	甜橙、洋甘菊、山雞椒	**敏感細膩**	橙花、苦橙葉、薰衣草

方法 >>

淨化能量	艾草、杜松、雪松	**加強動力**	丁香、黑胡椒、歐洲赤松
提升自信	玫瑰、黑雲杉、百里香	**啟發靈感**	薄荷、甜羅勒、快樂鼠尾草

厭惡 >>

抗拒放鬆	可能會排斥薰衣草、安息香	**對陰性特質反感**
不願放下	可能會排斥永久花、穗甘松	可能會排斥天竺葵、甜茴香

1.2

深植人心的植物物語

在前個章節提到，我們可以根據香氣的喜好，從植物的生長環境、作用特質、外觀輪廓、芳香分子、神話故事等，多面向解析性格與境遇。接著讓我們以神話故事為例，透過神話展現出植物的特性，深入了解植物的心靈意義。

月桂與絲柏的相知相惜：太陽神的執著與放手

太陽神阿波羅（Apollo）在神話中，是眾所皆知的美男子。他的美貌如陽光般耀眼，令人心馳神往，也因此許多愛情神話與阿波羅有關，最為人熟知的莫過於月桂、絲柏。這兩種植物於阿波羅而言，有著「執著」、「放手」的意義。

提及月桂，先要從小愛神厄洛斯（Eros）與阿波羅（Apollo）的紛爭開始說起。阿波羅精通箭術、百步穿楊，同樣手持弓箭的厄洛斯自然想向阿波羅討教一番，豈料阿波羅瞧了厄洛斯一眼，便訕笑身形嬌小的厄洛斯：「小孩子不應該把玩危險的弓箭。」這讓厄洛斯相當不服氣，於是密謀報復阿波羅對他的無禮。

厄洛斯的弓箭有著與眾不同的功能，他的金箭象徵「愛情」，能讓中箭之人心中燃起愛火；鉛箭則是象徵「憎惡」，能讓中箭之人心中的愛火燃成灰燼。憤怒的厄洛斯決定將金箭射向阿波羅，鉛箭射向恰巧路過的達芙妮（Daphne），這兩箭不只讓阿波羅神魂顛倒，也造成達芙妮悲愴的結局。

相傳達芙妮有著沉魚落雁的美貌，吸引眾多仰慕者競相追求，然而達芙妮不願陷入俗套的愛情，願追隨月神阿提密絲（Artemis）永保貞潔。原先嬉遊於山林中的達芙妮，無端捲入厄洛斯與阿波羅的紛爭，成為無辜的犧牲羔羊。

在阿波羅與達芙妮中箭後，開始了你追我跑的日子。達芙妮受到阿波羅的熱烈追求，她拼命閃躲逃避，卻跑不過乘著太陽車的阿波羅。走投無路的達芙妮，為了守住自己的貞潔，懇求她的河神父親將她幻化為月桂樹。

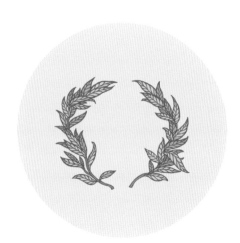

象徵榮耀的月桂冠

哀傷的河神禁不住女兒的苦苦哀求，只好實現女兒的願望。最後在阿波羅追上達芙妮的那一刻，達芙妮的雙腿深入大地化為樹根、秀髮化為樹葉、雙臂化為枝幹，永生永世成為月桂樹。

阿波羅傻愣住了，他不知道達芙妮居然那麼倔強，寧願變成樹也不願與他長相廝守，傷心欲絕的阿波羅後悔無比，卻也挽回不了達芙妮的堅決。為了追思摯愛，阿波羅採摘月桂樹的枝葉，交織成頭冠戴上，只願與伊人相伴左右。

此後，月桂變成太陽神阿波羅的代表，月桂冠在古希臘中，只有皇帝與奧林匹克競賽獲勝者才有資格配戴，以匹配太陽神至高無上的榮譽；而在現代則是文藝領域的精粹英才，能被授予桂冠的榮耀。

月桂的故事讓人明白愛情中的「執著」，若深陷於愛情中無法自拔時，能使用月桂精油斬斷藕斷絲連的情況，斷捨離腦海中不必要的雜思念想，恢復以往的清明神智。此外，月桂精油也能打破固執僵硬的教條，提供創新思維，適合用在需要靈感泉湧的事務上。在才思枯竭的情況下，薰著月桂精油，將自身化為專精於音樂、文學的阿波羅，充滿遼闊的想像力，開創無限的可能性。

了解月桂的「執著」後，另一個與阿波羅有關的植物是象徵「放手」的絲柏。傳說米西亞國王之子庫帕里修斯

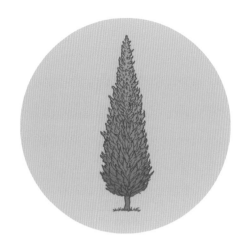

具有「悼念」涵義的絲柏樹

（Cyparissus）有著俊美的外貌，戀上庫帕里修斯的阿波羅贈予他一頭神鹿，作為兩人相愛的信物。庫帕里修斯極其喜愛神鹿，當阿波羅不在身邊時，便將神鹿視為阿波羅的分身，相伴左右以寬慰殷切思念。

為了效仿擅於箭術的阿波羅，庫帕里修斯時常帶著神鹿狩獵於山林間。某天午後，庫帕里修斯盯著自己的獵物，箭無虛發直接命中目標，他興高采烈的走向獵物，打算向阿波羅展現成果。豈知翻開掩蓋的落葉枝條後，庫帕里修斯才驚覺這根本不是什麼獵物，而是那頭與自己相依偎的神鹿。

神鹿不只是他對阿波羅思念的慰藉，也是能與阿波羅相連的愛情信物，這一箭不僅奪走神鹿的命，也意謂他親手踐踏阿波羅對自己的愛。庫帕里修斯為此哀慟不已，終日以淚洗面卻再也喚不回神鹿逝去的生命。得知消息的阿波羅驅車趕往庫帕里修斯身旁，卻見伊人消瘦，面黃枯槁毫無生氣。

眼見愛人前來的庫帕里修斯，早已失去原先的濃情烈火，一頭沉浸在神鹿逝去的苦海中，他懇求阿波羅賜予解脫，讓他與神鹿一同逝去，彌補自己的錯誤。阿波羅雖愛著庫帕里修斯，卻也不捨愛人失魂落魄的活下去，於是單手一揮，耀眼的光輝撒落在庫帕里修斯身上，使他最後化為一棵長年青綠的柏樹，相伴於神鹿旁。

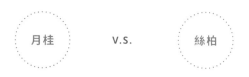

月桂　　　　V.S.　　　　絲柏

消除內心的雜思念想，
恢復以往的清明神智。

情感收放自如，不再
為他人迷失自我。

絲柏（Cypress）源自於庫帕里修斯的哀慟，也因此被視為「哀樹」，常見於墓地。絲柏有著強大的「收斂」功效，意謂著阿波羅要庫帕里修斯收起雙頰的淚水，別再為了逝去的神鹿哭泣。長年青綠的絲柏，也是阿波羅不捨庫帕里修斯面黃肌瘦，希望他恢復往常的神態，永保青春。

因愛情而受創的人，深陷於痛苦而無法自拔時，適合使用絲柏精油止住傷痛。在感情的課題中，我們終究得學會收放自如，當感情收不回來時，絲柏精油會從旁協助收斂潰堤的淚水，並陪伴我們恢復應有的生活，就像長年青綠的絲柏樹，不隨四季變換而改變自己的型態，感情中唯有學會收斂，才能懂得放手的珍貴，最終知曉自己真實的模樣而常保初心。

乳香與沒藥的生離死別：上帝的眼淚與血液

在芳療中，乳香與沒藥宛如雙胞胎的存在，提到乳香便會想到沒藥；提到沒藥便會想到乳香，就連許多芳療配方也常將兩者並用，達到效果加乘的作用。它們誰也離不開誰，如同東方太極緊緊相依，彼此主掌陰陽、生死與天地兩界。它們神聖尊貴的地位，並非凡夫俗子所能擁有，只有崇高之人才有資格獲得它們。

古時候，乳香與沒藥的尊貴程度媲美黃金，唯有王公貴族、達官顯要才能持有，其神聖的地位被認為是**「最接近神的香氣」**，能淨化身心汙穢，引渡靈魂達到永生。甚至在古埃及，只有地位崇高的法老與祭司才能使用。

1922年，考古學家在埃及法老王圖坦卡門的金字塔陵墓中，發現其中一個陶罐陪葬品，裡頭封存距今三千年的乳香軟膏。這乳香軟膏不僅是現代歷史的大發現，更有著超越時空限制的象徵，也因此乳香與沒藥常被身心靈界用來引導**「神性」**，能夠協助內在自我擺脫凡塵俗世的紛擾，使物質與靈性平衡，達到宇宙合一的境界。

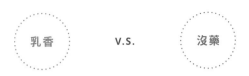

| 乳香 | V.S. | 沒藥 |

敞開心胸，聽從上天靈性的指引；擺脫汙穢的負能量，連結滋養內心。

克己復禮，體會世間苦難都是磨練心性的機會。

提到乳香與沒藥，最為人所熟知的便是《三賢獻禮》的故事。馬太福音 2:1,11 記載，有三位東方賢士受伯利恆之星的引導，前往耶穌降生之地。

三賢士透過觀察星象，在猶大的伯利恆找到聖母瑪麗亞與甫出生的耶穌基督，他們先是俯伏朝拜，緊接拿出精雕細琢的寶盒，將盒中珍貴的黃金、乳香、沒藥作為慶祝耶穌降世的獻禮。這三項禮物足以顯現耶穌的不凡，也諭示耶穌往後將遭遇的苦難。

黃金，是人世間尊貴的金屬，象徵王者的尊貴與財富，代表耶穌是神顯露人間的光輝，領悟「智慧」；乳香，是神賜予人間的香氣，象徵王者的新生與神聖，代表耶穌將成為神性合一之人，領悟「覺知」；沒藥，是連接現世與彼世的橋樑，代表王者的永恆不朽，象徵耶穌殉道犧牲的偉大，領悟「永生」。

耶穌降世後，拯救萬民於水火之中，帶領人們一同焚燒乳香祭神，並宣揚教義。耶穌殫精竭慮完成使命，但終歸逃不過釘十字架受刑的宿命。在耶穌死前那一刻，兵丁拿碗摻了沒藥的酒給他，這杯酒能使人身體麻醉，減輕受刑的痛苦，然而耶穌婉拒了這杯酒，他願接受所有苦痛，徹底為人們承擔罪孽。

乳香與沒藥在《聖經》被提及近三十次，次數之多足以顯現其對基督教的重要性。乳香，是耶穌感嘆人民苦痛的淚水，因此被稱作「上帝的眼淚」；沒藥，是耶穌為了人們贖罪殉道，受刑流出的血液，同時也是瑪麗亞悲痛欲絕流出的血淚，因此沒藥又稱作「上帝的血液」或「聖母瑪麗亞的寶血」。

在喧囂嘈雜的社會中，容易讓人迷失自我，沾染不必要的負面能量，使生活過得心力交瘁。曾幾何時我們任憑內在小孩聲嘶力竭的哭喊，選擇視而不見、聽而不聞，

繼續過著行屍走肉般的生活？若你感到身心分離、日子枯燥乏味，甚至認為人生沒有意義繼續下去時，使用乳香與沒藥再適合不過了。

人類是群體動物，透過相互合作才得以在地球生存下去。然而在現代社會中不僅得相互合作，有時也會遭小人暗算，使我們對人性感到絕望，甚至想逃避人群的接觸。遇到這種情形時，乳香有著**連結**與**覺知**的能力，能夠淨化周圍的負能量，讓人得到精神的解放，並深入探索內在真實的需求。當負能量清除後，便會發現其實我們並非真的想追求孑然一身，而是渴望受到他人關愛與尊重，能盡情展現真實的自我。

另一種情形則是過度連結，使自身處於混亂的狀態。當關係過於緊密，缺乏適當的距離會讓人感到窒息，甚至迷失自我。遇到這種情形，沒藥有著**超凡脫俗**與**永生**的作用，能斬斷自身的物質依戀(念舊)與他人的情感勒索，擺脫肉體桎梏與思維囹圄，達到「一為全、全為一」的境界。莊子云：「獨與天地精神往來」，意指唯有獨處時，才能專心致志去體悟宇宙的真理，達到靈魂永生的境界。

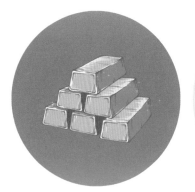
黃金

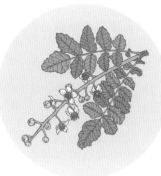
乳香

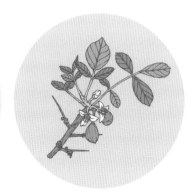
沒藥

東方三賢慶祝耶穌降世的獻禮。

1.3

撫慰身心的香氛保養油

觸覺與身心療癒

人類透過五感來感知世界，這五感包含了用眼睛環視的「視覺」、用耳朵聆聽的「聽覺」、用鼻子嗅吸的「嗅覺」、用舌頭品味的「味覺」，和用皮膚接觸的「觸覺」，這當中**人體最早發展的感覺器官便是「觸覺」**。早在胎兒時期，人類在母體子宮內便能感受外界的碰觸，並做出反應，像是孕婦摸著隆起的肚皮，寶寶便出現踢肚子的動作。

觸覺對於人體的重要性，除了探索世界外，同時也影響情緒、自信與安全感。美國心理學家 Harry F. Harlow 在 1950 年代發表論文《愛的本質》（The Nature of Love），其中的「恆河猴實驗」震撼世人。Harlow 透過與人類血緣相近的猴子，探討人類依附行為的產生，除了生理需求的「飢餓」因素外，是否還有其他可能性？

在研究中，他將剛出生的幼猴抱離母猴，放在一個隔離籠養育。隔離籠內除了幼猴外，另有兩個「代理媽媽」，分別是由鐵絲製成，提供奶水的鐵絲猴；與包覆絨布，沒有奶水的絨布猴。

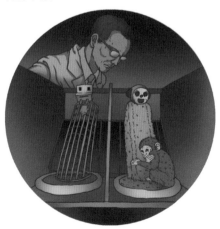

幼猴喜愛絨布媽媽，並排斥接觸鐵絲媽媽。

研究結果發現，幼猴僅在飢餓時去找鐵絲猴吸吮奶水，平時則依附在絨布猴身上，而當研究人員驚嚇幼猴時，恐慌的幼猴只會躲在絨布猴後方尋求保護與安全感。此外，研究也發現若將幼猴養育在只有鐵絲猴的環境下，幼猴的情緒低落、攻擊反應與反社會傾向，會比養育在絨布猴環境的猴子來得明顯，面對危險環境時傾向獨自縮在籠內一角，而非依附在鐵絲猴身上。

透過這項研究可以得知，溫暖與愛的接觸具有撫慰身心的效果，甚至比滿足食慾更容易讓人產生依附行為。這也間接證明單純滿足生理需求並不會產生依附行為，溫暖的身體接觸才是滿足人類愛與歸屬需求的重要因素。

在身心療癒的路程上，溫暖的身體接觸也相當重要。皮膚是接觸外界的主要器官，皮膚狀態的好壞會反映內心的真實狀態，也象徵內在與外在的界線。當界線出了問題，皮膚也會跟著狀況百出，像是敏感肌膚正是**「拒絕接觸」**的表徵，痘痘肌膚則是**「壓抑憤怒」**的表徵；而身體的肌肉與筋膜，則是**「伸縮與彈性」**的象徵，僵硬緊繃的肌筋膜是武裝心靈的鎧甲，不僅讓身體失去柔軟性，也失去對事物的應變能力。

在芳香療法裡，身體按摩不僅能放鬆肌筋膜，也能讓人卸下武裝的心房。透過療癒心靈的芳香精油，搭配人與人間溫暖的身體接觸，能夠平衡焦慮不安的情緒，同時恢復自信與安全感，找回身心的自癒力。

撫觸的
重要性

>> 情感連結（關懷同理）

>> 提升自信（自我認同）

>> 安撫情緒（放鬆身心）

>> 建立關係（正向連結）

>> 愛與歸屬（精神需求）

調油公式與步驟 |

小提醒 |
試用後出現刺痛感，可能是因為濃度過高；此時盡快用基底油塗抹肌膚，稀釋肌膚表層的精油濃度，便可降低刺痛不適。

但若出現紅腫、疹子，可能是因為過敏；此時務必停止塗油，先用面紙輕壓肌膚的不適處，讓表層的調合油被吸收乾淨後，再用純基底油（ex. 甜杏仁油、金盞花浸泡油）塗抹，並盡快就醫。

Step01

確認目的 _
肌膚保養（ex. 痘痘、乾癢、敏感）
生活困擾（ex. 失眠、疲乏、胸悶）

Step02

使用時段 _
白天使用須注意精油的光敏性
夜晚使用須避開提神或促進代謝與循環的精油

Step03

使用對象 _
身體狀態（ex. 懷孕、哺乳、高低血壓、婦科症狀、長期服藥）
年齡對象（ex. 嬰兒、孩童、長者）

Step04

挑選配方 _
精油 請參考 P.48 第二章 認識芳香精油
基底油 請參考 P.282 附錄 常用各式基底油介紹

Step05

決定容量 _
臉部小範圍：基底油用量較少，建議挑選 5 ～ 10mL 按摩油瓶
身體大範圍：基底油用量較大，建議挑選 30 ～ 50mL 按摩油瓶

Step06

決定濃度 _
臉部：皮膚較薄，建議調配 1% ～ 3% 濃度
身體：皮膚較厚，建議調配 3% ～ 10% 濃度

Step07

mL 換算 _
1mL 精油可以滴出 20 滴
一滴精油等於 0.05mL

Step08

算總滴數 _
容量（mL）× 精油濃度（%）× 20 = 精油總滴數
有些精油具有光敏性 (ex. 柑橘類精油)、神經毒性 (ex. 艾草、鼠尾草等)、皮膚刺激性 (ex. 丁香、肉桂等)，調配時請留意滴數比例。

Step09

加基底油 _
將精油滴進按摩油瓶，接著將基底油裝填至按摩油瓶肩膀處
請避免將基底油添加至滿瓶，避免放入瓶塞或滴管後溢出

Step10

混勻試用 _
將調配好的按摩油瓶順時鐘旋轉，直到精油與植物油均勻混合
將按摩油塗抹在手腕內側處，檢查是否會產生敏感反應（紅腫癢）

1.4

調製療癒的香氣魔法

調香是一門學問,也是芳療的魔法,讓精油除了功效外,更能兼具香氣感受。對於「只求功效、不求香氣」的人而言,Google 找一找,相同功效的精油全加一起,就是最好的大補帖;但對於香氣感受較敏銳的人,不能接受的香氣,用過一次便不會再用,功效還沒體會到,精油就被打入冷宮,永不見天日。

在調配身心香氣配方時,香氣喜好相當重要。和諧的香氣能提高接受度與使用頻率,也能讓人恢復情緒平衡,達到「身心合一」的境界。精油調香通常根據以下四個方式進行調配:香氣層次、整體和諧、情境營造、心靈意義。

香氣層次

香氣依「留存時間」、「嗅覺感受」分為高音調、中音調、低音調,或是被稱為前調、中調、後調。細分音調特色如下:

高音調(前調):持續時間半小時到一小時,香氣輕盈爽朗,多為柑橘類、葉片類精油,揮發速度最快,但後勁不足、延續時間較短,屬田徑短跑型選手。

中音調(中調):持續時間一小時到三小時,香氣飽滿圓融,多為香料類、花朵類、藥草類、樹木類精油,揮發速度居中,進退得宜的特點適合銜接前後調,屬半程馬拉松型選手。

低音調(後調):持續時間三小時以上,香氣沉穩厚實,多為樹脂類、草根類精油,揮發速度最慢但綿延不絕,屬全程馬拉松型選手。

高音調、中音調、低音調以 3:2:1 的比例或 4:2:1 的比例下去調配,便能完成香氣層次感,讓人能循序漸進,享受氣味之間的抑揚頓挫,欣賞香氣譜出的樂曲。

前調

柑橘類（檸檬、甜橙）
葉片類（尤加利、迷迭香）

比例最高

中調

香料類（肉桂、丁香、茴香）花朵類（玫瑰、茉莉）
藥草類（薰衣草）樹木類（絲柏）

比例中等

  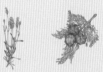

後調

樹脂類（沒藥）
草根類（岩蘭草）

比例最低

 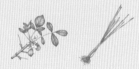

依據香氣的時間延續性，能將香氣分成上層、中層、底層，這就是「香氣金字塔」。沉穩厚實的香氣，通常作為「奠基」，能撐起整體香氣，並延續整體香氣的時間，因此位於金字塔底層；飽滿圓融的香氣，通常作為「銜接」，能串起底層和上層的香氣，並截長補短，因此位於金字塔中層；輕盈爽朗的香氣，通常作為「第一印象」，能迅速散發香氣，並縈繞在周圍環境，因此位於金字塔上層。

整體和諧

每種精油都有專屬的氣味,以「氣味相似度」區分,通常分為八種香調,分別是香料調(包含香料類和種子類)、柑橘調、花香調、藥草調、葉片調、樹木調、草根調、樹脂調。同類型的香氣調合在一起,便不會產生突兀的感受。同香調的精油會截長補短,磨平尖銳的刺激味、填補凹陷的空乏感,襯托出各自的芬芳與特點,使整體氣味更加圓融飽滿。

除了調合相同香調的精油,也可以參考右頁的「**精油香氣環**」。調合左右香調,能增添協同感,擴展香氣廣度,像是肉桂(香料調)搭配甜橙(柑橘調),會產生歐美聖誕節香料熱紅酒的氣息;調合對向香調,能增添層次感,延伸香氣深度,像是玫瑰(花香調)搭配檀香(樹木調)會讓香氣柔美卻不失沉穩。

精油香氣環的分類,以萃取部位和香氣感受作為參考,將精油歸納出八種不同的香調,但也有一些例外,像是迷迭香精油萃取自開花頂端,在生活中卻不被當成花朵,而是食用香料和藥用香草;天竺葵精油萃取自葉片,卻有著濃郁的玫瑰花香,經常與其他花朵搭配調香;而苦橙葉精油萃取自葉片,但香氣卻不似葉片清新俐落,而是有著柑橘的甜美厚韻。

此外,透過精油香氣環的調香搭配,也能訓練嗅覺的靈敏度與辨識能力,像是對向香調能感受香氣的層次變化、左右香調能區辨香氣的細微差異。作為調香入門參考的精油香氣環,能提供初學者調香方向與搭配方式,讓初學者不必擔心調出突兀怪誕的香氣,同時還能奠定調香的基石,在調香時有基本的配法可以參考。

精油香調的分類 |
精油香調的分類有很多種,除了以萃取部位和香氣感受作為區分外,也有將香氣特色更加細分的分類法,像是藥草調分為甜美(薰衣草)與清新(薄荷)、香料調分為辛辣(肉桂)與溫潤(薑)、樹木調分為陽剛(歐洲赤松)與陰柔(花梨木)等等。讀者也可以試著記錄自己的香氣感受,創造專屬的精油香氣環。

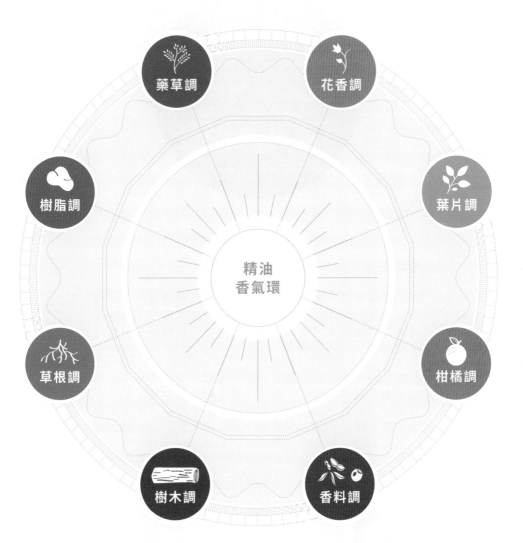

精油
香氣環

藥草調｜ 2-1 藥草類－生理「整體」與心靈「療癒」
花香調｜ 2-2 花朵類－生理「婦科」與心靈「自信」
葉片調｜ 2-3 葉片類－生理「肺部」與心靈「接納」
柑橘調｜ 2-4 果實類－生理「幼兒」與心靈「純真」
香料調｜ 2-5 種子類－生理「臟器」與心靈「淨化」
　　　　　 2-6 香料類－生理「腸胃」與心靈「自我」
樹木調｜ 2-7 木質類－生理「軀幹」與心靈「穩固」
草根調｜ 2-8 根部類－生理「循環」與心靈「滋養」
樹脂調｜ 2-9 樹脂類－生理「皮膚」與心靈「界線」

左右香調，能增添協同感，擴展香
氣廣度；對向香調，能增添層次感，
延伸香氣深度，也可以同時調合多
種香調，打造獨特的香氣氛圍。

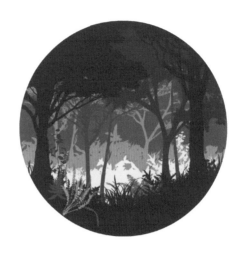

享受芬多精洗禮的森林香調

情境營造

構思香氣想要打造的情境，找出情境的關鍵氣味，調合在一起便能營造出場景，讓人彷彿身歷其境。常見的情境有森林、草原、海洋，讓我們一步一步解析，帶領大家練習。

想調出「熱帶森林香氛」，先想想森林有什麼重要的關鍵元素？樹木、葉子、清風？找出關鍵元素後，對應有相符感受的精油，打造精油情境。樹木可以找樹木類精油、葉子可以找葉片類精油，至於清風呢？可以參考氧化物類精油，像是常見的尤加利精油、迷迭香精油等。芳香分子的氧化物具有通透帶勁的香氣，彷彿風掠過鼻腔的感受，可以模擬出風的味道！

樹木	葉子	清風
青春活力的木質味	颯爽俐落的葉片味	**清新帶勁的強風味**
黑雲杉、歐洲赤松	茶樹、月桂	尤加利、綠花白千層
穩靜睿智的木質味	微帶果香的葉片味	**朝陽和煦的暖風味**
檀香、檜木	苦橙葉、檸檬馬鞭草	紅香桃木、古巴香脂

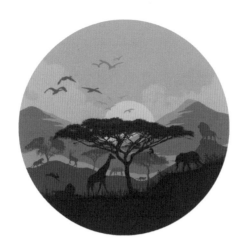

炙熱草原的狂野香調

再來是「非洲草原香氛」，關鍵元素有青草、野生動物及暖陽。

青草味可以使用馬鞭草酮迷迭香精油搭配荳蔻精油，馬鞭草酮迷迭香擁有清新的草味，再藉著荳蔻暖呼呼的味道帶出豔陽曝曬下的草原素樸味；而草原上有著打呼嚕的獅群、聲音滑稽的鬣狗和可愛的狐獴，使用快樂鼠尾草精油搭配檀香精油，剛好讓野生動物的渾厚天然騷味飄逸而出；至於抽象的朦朧暖陽氣味，可以使用香氣淡雅，被賦予「玻璃般的香氣」之稱的古巴香脂精油，讓若有似無的香氣烘托出非洲草原的意境，為整體香氛增加層次感。

草原

太陽曬過的草皮
荳蔻＋迷迭香
雨過天晴的草皮
穗花薰衣草＋岩蘭草

動物

渾厚粗獷的悶騷味
快樂鼠尾草＋檀香
草皮打滾的暖陽味
廣藿香＋西班牙馬鬱蘭

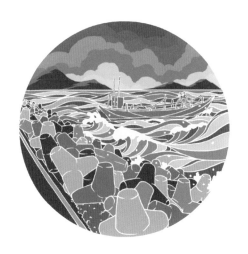

港灣與浪花交織的海洋香調

最後是「漫步海洋香氛」，關鍵元素有海水、舢舨船、防波堤的浪花。海水可使用有著獨特鹹味的濱海松精油，揣摩海水的鹹黏氣味；舢舨船的氣味如同杜松枝精油，帶有長期泡海水的陳年木頭香韻；至於具有動態感、濺灑於防波堤的浪花，可以使用月桂精油搭配土木香精油，月桂精油沁涼香氣直衝而上，卻戛然而止被土木香精油拽下，深入直達肺腑。曇花一現的浪花，留給人綿延的美好。

海洋

狂風暴雨的海洋
胡椒薄荷＋大西洋雪松
波光潋灩的海洋
濱海松＋歐洲冷杉

木船

隨波逐流的輕舟
大西洋雪松、杜松枝
乘風破浪的漁船
歐洲赤松、檜木

浪花

風起雲湧的海嘯
月桂＋土木香
暗潮洶湧的浪潮
沒藥＋羅文莎葉

心靈意義

調香不僅解決生理困擾，也能兼顧心靈層面的療癒。每種植物都有不同的自然能量，能帶給人們心靈療癒。這些自然能量，通常來自於植物的外型、生長環境、萃取部位、芳香分子、五行生剋、脈輪能量，其中也有一些神話故事描述植物的自然能量。

熟悉每一種植物，在調香時將植物能量納入參考，更能增強香氣的心靈療癒。舉例來說，玫瑰象徵**愛與接納**，適合給予自尊過低、認為自己不值得被愛的人；穗甘松象徵**原諒與放下**，適合充滿執念、緊抓不放的人；乳香與沒藥則分別象徵**生與死、精神性與物質性**，適合給予物欲過高，或見樹不見林的人。

心靈意義的調香，追求身心靈的平衡，恢復整體和諧。對於能量、頻率較敏感的人，握著一瓶精油便能感受出植物的豐沛能量。雖然多數人對能量、頻率如麻瓜般，感受不出其中差異，但香氣嗅覺卻是會隨人、事、時、地、物而改變。舉例來說，不喜歡薰衣草精油香氣的人，通常對自我要求較高，無法接受自己放鬆下來，認為自己是保護者，而非受保護者；喜歡柑橘香氣的人，通常個性較為孩子氣、思想天真無邪，不受社會框架綑綁，相信樂天童趣常存人心。

透過心靈意義的調香方式，能夠找出專屬自己的香氣，調香方式與前述有著標準答案的調香迥異。一般而言，像是層次跟調性通常有固定配法，情境營造也會遵循常理的搭配(像是大海會有海水、船槳，但不會有充滿騷味的獅子)，但心靈意義的調香卻能超乎常理的應用，沒有對與錯，只依照個人的需求。

香氣喜好沒有絕對，每個人對於香氣賦予的意義截然不同，像是茉莉原精特有吲哚芳香分子，對某些人而言是茉莉花香，卻也有人覺得是糞便味。若是調出來的香氣真的無法接受，建議可加入「高地真正薰衣草精油」或是「檸檬香桃木精油」，這兩種香氣具有絕佳的協調性，舉凡花朵類、葉片類、柑橘類、香料類、樹木類、草根類、藥草類、樹脂類精油，皆能與之相互交融，綜融香氣間的矛盾衝突、混濁模糊。

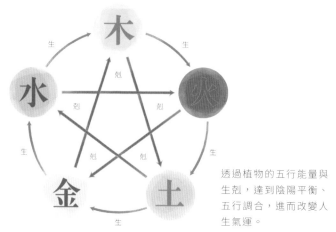

透過植物的五行能量與生剋，達到陰陽平衡、五行調合，進而改變人生氣運。

>> 五行能量

在東方醫學中，經常會使用五行的概念，調理人的身體、心理、精神，使身心靈恢復平衡。而在芳療的領域，精油也能劃分出五行，並透過五行精油相互搭配，協助使用者平衡自身的能量。依照五行的特色，分別介紹如下：

【金】有著堅固剛硬的特性，能幫助人英明果斷，排除混亂矛盾。由於金對應的器官為肺臟、情緒為傷悲，因此具有養健肺臟、清空思緒的茶樹、尤加利等，屬於金屬性的精油。

【木】有著平靜穩定的特性，能幫助人堅定意志，繼續朝目標前進。由於木對應的器官為肝臟、情緒為憤怒，因此能養肝排毒、化解怒氣的佛手柑、洋甘菊等，屬於木屬性的精油。

【水】有著柔軟流動的特性，能幫助人靈活變通，享受轉變帶來的美好。由於水對應的器官為腎臟、情緒為恐懼，因此能排水代謝、淨化身心的杜松、絲柏等，屬於水屬性的精油。

【火】有著熱情振奮的特性，能幫助人充滿活力，使身心感到豐沛。由於火對應的器官為心臟、情緒為歡喜，因此可提升情緒、增加自信的玫瑰、肉桂等，屬於火屬性的精油。

【土】有著包容接納的特性，能幫助人穩定心神，理解宇宙萬物的變化。由於土對應的器官為脾胃、情緒為憂思，因此可安穩心神、沉著穩定的岩蘭草、廣藿香等，屬於土屬性的精油。

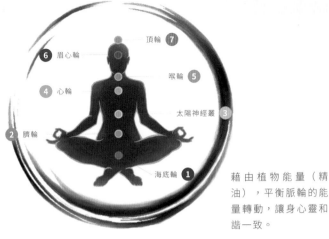

圖中標示：
頂輪 7
眉心輪 6
喉輪 5
心輪 4
太陽神經叢 3
臍輪 2
海底輪 1

藉由植物能量（精油），平衡脈輪的能量轉動，讓身心靈和諧一致。

>> 七大脈輪

在印度的阿育吠陀療法（Ayurveda）中，脈輪（Chakra）是指身體的能量中心，由下至上分別有七個脈輪，每個脈輪掌管不同的身心能量。當能量失衡時，身心也會跟著受影響。依照脈輪的特色，分別介紹如下：

【第❶脈輪／海底輪】
梵文 Mūlādhāra，位於會陰處，主要掌管生存需求。當脈輪能量平衡時，能讓我們不再為了生存而感到焦慮，具有強烈的安全感。代表精油為岩蘭草、廣藿香。

【第❷脈輪／臍輪】
梵文 Svādhisthāna，位於下腹部，主要掌管關係與創造。當脈輪能量平衡時，能讓我們平衡的與外界互動，不必妥協或出賣自己。代表精油為依蘭、茉莉。

【第❸脈輪／太陽神經叢輪】
梵文 Manipūra，位於上腹部，主要掌管自信與尊嚴。當脈輪能量平衡時，能讓我們懂得敬重自己，賦予自我存在的價值。代表精油為肉桂、甜橙。

【第❹脈輪／心輪】
梵文 Anāhata，位於胸部，主要掌管包容與接納。當脈輪能量平衡時，能讓我們學會愛與接納，療癒自己或他人的傷痛。代表精油為花梨木、佛手柑。

【第❺脈輪／喉輪】
梵文 Viśuddha，位於喉嚨，主要掌管表達與意志。當脈輪能量平衡時，能讓我們為自己的意志發聲，堅定果決表達自我。代表精油為尤加利、香桃木。

【第❻脈輪／眉心輪】

梵文 Ājñā，位於眉心，主要掌管直覺與覺察。當脈輪能量平衡時，能讓我們理解萬物皆為自身的所思所想，並斷開腦海的雜思念想。代表精油為迷迭香、快樂鼠尾草。

【第❼脈輪／頂輪】

梵文 Sahasrāra，位於頭頂，主要掌管靈性與領悟。當脈輪能量平衡時，能讓我們理解宇宙的廣闊與渺小，了解自身的使命。代表精油為薰衣草、乳香。

調香公式與步驟 |

Step01

確認目的 _
展現自我（ex. 精明幹練、溫柔可人、俏皮可愛）
生活困擾（ex. 空氣淨化、身體異味、驅蚊除蟲）
心靈療癒（ex. 靜心冥想、身心紓壓、情境營造）

Step02

使用時段 _
開車駕駛：避開強力放鬆的香氣，以免影響行車安全
入睡前：避開提神醒腦的香氣，以免影響睡眠品質
周邊有嗅覺敏感、代謝能力不佳、體質差異者（ex. 嬰幼兒、高齡者、寵物）：
請降低香氣調配濃度

Step03

使用對象 _
高血壓者：避免長時間、高濃度嗅聞迷迭香、尤加利等加速血液循環的精油
低血壓者：避免長時間、高濃度嗅聞依蘭、薰衣草等減緩血液循環的精油
飲酒者：避免使用快樂鼠尾草，此精油可能會加強醉酒的副作用

Step04

挑選香氣 _
精油 請參考 第二章 認識芳香精油
自選搭配 請參考 第一章 第四節 調製療癒的香氣魔法
固定搭配 請參考 第三章 專屬身心配方

Step05

決定容量 _
個人香水使用範圍小：建議挑選 10 ～ 20mL 玻璃噴瓶
空間薰香使用範圍大：建議挑選 30 ～ 50mL 玻璃噴瓶

Step06

決定濃度 _
會碰觸到肌膚：建議調配 1% ～ 3% 濃度
環境空間使用：建議調配 5% ～ 10% 濃度
特定用途（ex. 驅蚊蟲）：建議調配 20% ～ 30% 濃度，局部範圍使用

Step07

酒精選擇 _
75% 酒精特點：抗菌清潔、酒精味較不會蓋過香氣，但不易溶解精油
95% 酒精特點：揮發速度快、酒精味較強烈明顯，但容易溶解精油
食用酒精（ex. 白蘭地、伏特加）特點：獨特的酒香能增添香氣風味

Step08

算總滴數 _
容量（mL）× 精油濃度（%）× 20 = 精油總滴數
質地較黏稠的精油平時可先用酒精稀釋，避免過於黏稠乾硬而無法使用

Step09

加進酒精 _
酒精請少量多次添加，能提升精油溶解度，減少混濁雲霧的情況產生
可另外添加液體色素，讓香水的顏色多彩繽紛

Step10

靜置沉澱 _
香水請靜置於**常溫陰涼處**，或是能量水晶、木盒、紫晶瓶中，讓香氣盈
滿能量。香水氣味會隨時間而均勻融合，建議靜置**兩星期至半年**，讓香
氣定調

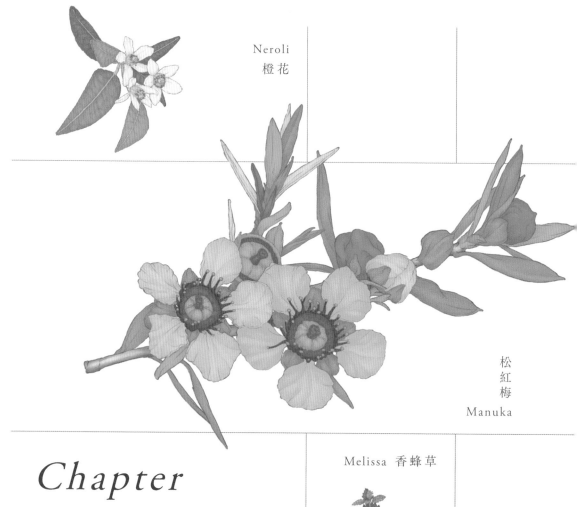

Neroli
橙花

松
紅
梅
Manuka

Melissa 香蜂草

Chapter
2 認識芳香精油

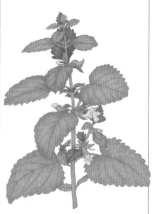

Tea Tree
茶
樹

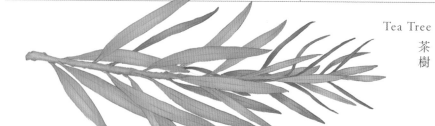

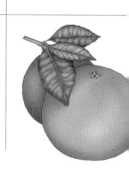

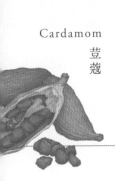

Cardamom
荳蔻

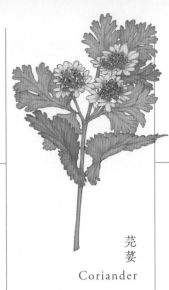

Mugwort
艾草

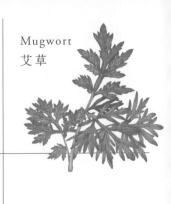

芫荽
Coriander

中世紀時，植物醫學的「藥效形象說」（Doctrine of signatures）相當盛行。當時的人們利用植物作為治療疾病的藥材，並認為植物的外型、氣味、生長方式、種植環境等，與療效具有相當大的關聯。意即透過觀察植物的型態，便能得知該植物的藥用價值、應用的人體部位及自然的心靈能量。

本章節將帶領讀者從植物的「萃取部位」認識 124 種精油，並藉由「藥效形象說」的概念，了解植物的生存型態，進而延伸精油所對應的身心功效。

當我們理解植物之於人體、身體之於心靈的概念時，便能將各種精油運用自如。這對一般使用者、芳療初學者而言，無疑是最簡單、最快速、最輕鬆的入門學習法！

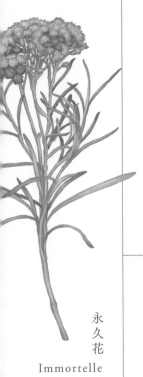

永久花
Immortelle

Grapefruit
葡萄柚

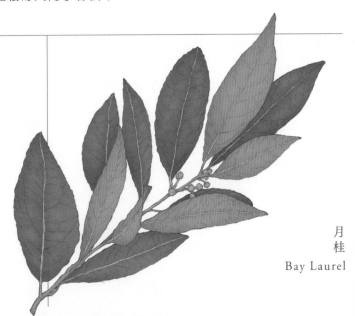

月桂
Bay Laurel

2.1
藥草類

生理「整體」與
心靈「療癒」

自古以來，人類便懂得利用植物的特性，作為治癒身體的藥物，或療癒心靈的魔法。而在芳香療法使用的精油種類中，又以「整株藥草」萃取的精油占大多數，像是廣為人知的薰衣草、薄荷便屬於此分類。

不同於後續章節以部位特性作分類，藥草類通常整株植物具藥用性，同時又可以透過交種或改變生長環境的方式，發展出新的品種或型態。例如醒目薰衣草是由真正薰衣草與穗花薰衣草交種而來，就像是與自己有著相近血緣，卻是不同個體的家人；或是百里香因生長環境差異，而衍生出不同藥性，如同分布世界各地的人類，演化出不同文明。

由於藥草類具有「多變」（像是薰衣草的不同交種）及「全面」（像是百里香兼顧不同藥性）的特性，因此廣泛應用在整體的生理治癒與心理療癒，其最終目的便是達到**身心合一**。若以職業形容，藥草類就像社工師，針對個案外在問題，連結資源解決困難；針對內在困擾，進行心理評估與處置，最終讓個案恢復其社會功能，回到一般的生活。

適合處理全方位的身心症狀

精油的完整成分 >>

藥草的功效除了依靠前人傳承的智慧外，現代也會透過氣相層析質譜儀（GC／MS）分析精油成分。

但由於植物的多樣性與變化性，即便透過機器解析，也鮮少能完整分析出100％的精油成分，這也顯示精油仍有許多未知的可能性。這種特性如同剖析人類，即便知道肉體肌理、神經系統等，卻沒辦法複製出具有相同身心靈的個體。

在眾多的精油分類裡，藥草類乍看之下似乎顯得平庸柔弱，沒有花朵的嬌艷美麗、沒有種子的蘊藏潛力、沒有葉片的俐落灑脫、沒有果實的樂觀開朗、沒有木質的巍峨壯闊、沒有香料的活力衝勁、沒有根部的沉靜穩重、沒有樹脂的亙古通今。

但仔細觀察，便會發現身段柔軟的藥草，有著堅定強韌的意志，與海納百川的氣度，幾乎分布在世界各地，在不同的環境都能生存。藥草彷彿是環遊世界的旅行家，帶領我們脫離原有的舒適圈，看到更廣闊的世界，陪伴我們走過人生的旅程。

由於藥草類精油使用相當廣泛，因此適合處理全方位的身心症狀，從頭到腳、從身到心，幾乎所有的身心症狀都能使用藥草類精油處理。當身體與心理出現困擾，不知道該如何處理，甚至連什麼狀況都弄不清楚時，不妨考慮直接使用藥草類精油，讓藥草類精油帶給我們全面性的身心療癒。

平衡身心，展現完整的自己

根據《藥事法》對於藥品的認定，須經中央衛生主管機關認定，或使用於診斷、治療、減輕或預防人類疾病，並足以影響人類身體結構及生理機能，才能被稱之為藥，這種藥著重於生理層面的疾病。

而在《精神疾病診斷與統計手冊》（DSM）則定義精神疾病為認知、情緒調控或行為上有顯著的障礙，著重於心理層面的疾病。

雖然藥草有著藥字，但與我們認知傳統醫學上醫治疾病的藥，有著本質上的不同。藥草不僅具有生理治癒的功效，同時也能達到心理療癒，並讓身心回歸平衡狀態，展現靈魂的獨特光采。

藥草與萃取自特定部位的精油不同，它囊括整體部位，從下而上，從外而內，是個完整的個體。舉例來說，想到玫瑰，我們腦海便浮現花的美貌；想到甜橙，便想到果實；想到雪松，便想到木頭，但提到藥草類的薰衣草或薄荷，通常不會想到特定部位，而是植物整體的型態，如幅員廣闊的薰衣草花海、蔥蔥鬱鬱的薄荷園，或是鄉野間的艾草株。

藥草是一種「完整」的象徵，若是身心感到失衡，或是連自己都理不清究竟少了些什麼，試著使用藥草類精油，它能引領你找回完整的自己。

通常人們對於精油療效，會抱持著極大的期待，像是病患會期待使用精油後，變得像金庸筆下百毒不侵的武俠；或是剛硬強勢的人，會期待變得像《紅樓夢》中惹人憐愛的林黛玉。

然而精油並不能將一個極端變成另一個極端，或是讓匱乏變成滿溢，過剩變衰敗；精油是讓失衡的身心恢復平衡，維持和諧平靜的身心狀態。

本篇介紹的「藥草類」精油 >>

香茅	Citronella	艾草	Mugwort
一枝黃花	Goldenrod	香青蘭	Moldavian Dragonhead
土木香	Inula	玫瑰草	Palmarosa
格陵蘭喇叭茶	Labrador Tea	廣藿香	Patchouli
薰衣草	Lavender	快樂鼠尾草	Clary Sage
馬鬱蘭	Marjoram	百里香	Thyme
香蜂草	Melissa	聖約翰草	St. John's Wort
薄荷	Mint	西洋蓍草	Yarrow

香茅
Citronella

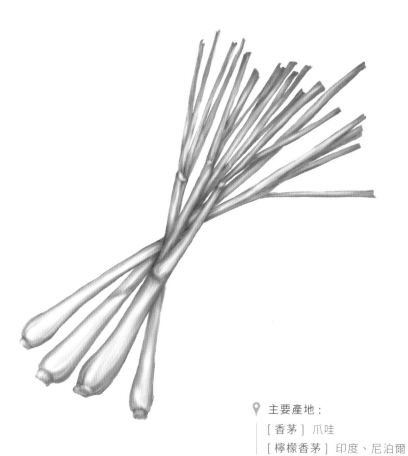

📍 主要產地：
[香茅] 爪哇
[檸檬香茅] 印度、尼泊爾

香茅　　　　　　　Citronella（*Cymbopogon winterianus*）
檸檬香茅　　　　　Lemongrass（*Cymbopogon flexuosus*）

Introduction >>

在芳療中，常見的香茅精油有兩種，分別為**香茅**與**檸檬香茅**。雖然都屬於香茅家族，但卻是不同品種。兩者功效相似，皆擅長處理**肌肉**與**腸胃**的問題，像是肌肉痠痛、肩頸僵硬、腸胃絞痛、消化不良等。

兩者差別在於醛類成分的不同，香茅的醛類分子為**香茅醛**，具有濃厚樸實的香茅味，經常被用於驅蚊防蟲；檸檬香茅的醛類分子則為**檸檬醛**，具有濃郁的檸檬酸香，因此又被稱為檸檬草，經常被用於餐食料理增添風味。

民國 40 年代，香茅為臺灣主要外匯經濟作物之一；直到民國 57 年，人工合成的香茅油崛起，逐漸取代天然香茅油，香茅種植漸趨沒落。早期的香茅油價值不斐，因此又有一桶香茅油換一間房的說法。

◎ 對應脈輪：
第 ❸ 脈輪

保存期限	三年	**科 屬**	禾本科香茅屬				
萃取方式	蒸餾	**萃取部位**	整株植物	**香氣速度**	前調	**香氣調性**	藥草調

香氣應用	香茅 _ 熟悉的防蚊噴霧味，適合與玫瑰草、檸檬尤加利、天竺葵搭配。 檸檬香茅 _ 令人食指大動的泰式酸辣湯味，適合與山雞椒、葡萄柚、檸檬香桃木搭配。

主要成分	[香茅] 26 － 46%　香茅醛（citronellal） 16 － 30%　香葉醇（geraniol） 7 － 18%　香茅醇（citronellol） ≦　8%　乙酸牻牛兒酯 　　　　　（geranyl acetate） ≦　8%　欖香脂醇 　　　　　（elemol）	[檸檬香茅] 60 － 87%　檸檬醛（citral） ≦ 15%　月桂烯（myrcene） ≦ 10%　香葉醇（geraniol） ≦　8%　乙酸牻牛兒酯（geranyl acetate） ≦　6%　6- 甲基 -5- 庚烯 -2- 酮 　　　　　（6-methyl-2-hepten-5-one 2） ≦　5%　β－石竹烯（beta caryophyllene）

皮膚功效	蚊蟲叮咬、收斂毛孔、紓緩搔癢、頭皮護理（油性頭皮）、纖體雕塑。
生理功效	緩解腹痛（抗菌感染）、消炎止痛、紓緩痠痛（肌肉拉傷）、促進消化、消除水腫。
心靈功效	穩固扎根、堅定意志、心境轉換。
心理徵狀	敏感脆弱、萎靡不振、疏離逃避、欲望強盛、飄渺不定。
注意事項	檸檬香茅與香茅的醛類容易造成皮膚刺激，建議稀釋成 3% 以下濃度。

一枝黃花
Goldenrod

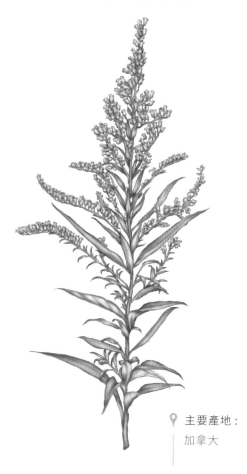

📍 主要產地：
加拿大

一枝黃花　　　　　Goldenrod（*Solidago canadensis*）

Introduction >>

在芳療中，一枝黃花具有**養肝排毒、提升免疫、穩定心緒**的功效，適合長期熬夜、工作應酬、日夜顛倒的人使用。若是因工作壓力導致長期失眠，可以試著將一枝黃花調成 3% 的按摩油，睡前塗抹在右上腹(肝臟處)，能幫助身心進入深度休眠。

一枝黃花的香氣與普洱茶相似，具有沁人心脾的舒爽感，加上菊科植物的**消炎**特性，可以用來處理身心上火的狀態，像是喉嚨乾啞、煩悶暴躁；而美洲原住民也經常嚼食一枝黃花的葉片，用來**紓緩呼吸道的不適**，像是抑鬱胸悶、喘不過氣等狀況。一枝黃花正如其名，有著茂密繁盛的黃色花穗，由於其外型如同一根金色的(Golden)棍子(Rod)，因此英文名稱為 Goldenrod。

◎ 對應脈輪：

第 ❸ ❹ 脈輪

保存期限	三年	科 屬	菊科一枝黃花屬				
萃取方式	蒸餾	萃取部位	開花頂端	**香氣速度**	中調	**香氣調性**	藥草調
香氣應用	溫潤淳樸的普洱茶香，適合與天竺葵、檸檬馬鞭草、迷迭香搭配。						
主要成分	20 – 35%　D 型大根老鸛草烯 (germacrene D) 10 – 20%　α－蒎烯 (alpha pinene) 7 – 11%　月桂烯 (myrcene) 2 – 11%　右旋檸檬烯 (D-limonene)						
皮膚功效	少用於美容保養。						
生理功效	肝臟養護、提升免疫、平衡神經、提升性慾、降低血壓。						
心靈功效	激勵振奮、穩固扎根、身體力行。						
心理徵狀	身心失衡、萎靡不振、心力交瘁、拖延懶散、掌控占有。						
注意事項	無						

土木香
Inula

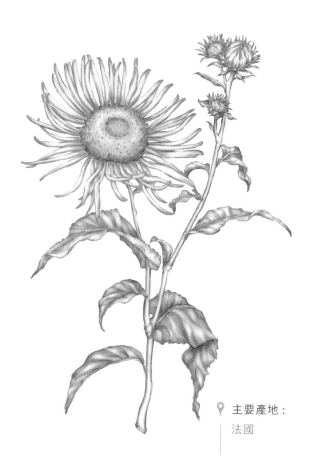

📍 主要產地：
法國

土木香   Inula（*Inula graveolens*）

Introduction >>

在芳療中，土木香擅長處理**呼吸道問題**，具有消解黏液、化解阻塞的功效，專門處理陳年老痰、黏稠鼻涕所帶來的困擾，讓呼吸道恢復原先的通暢舒適。由於土木香的功效強大，有些個案使用後會出現劇烈的好轉反應（如強力咳嗽），這個現象又被稱為「土木香驚嚇」（Inula Shock）。

土木香的花型有如熠熠生輝的小太陽，充滿朝氣的綻放在大地上。當我們的心靈被黑暗壟罩，或是被生活壓得喘不過氣時，不妨使用土木香精油，它能幫助身心一掃陰霾，重新綻放內在力量。

● 對應脈輪：
第 ❺ 脈輪

土木香精油為罕見的翡翠綠色，但有時因生長環境、採收季節、萃取方式不同，會出現淡黃色的土木香精油。雖然顏色不同，但功效差異不大，選擇喜歡的香氣即可。

保存期限	三年	科　屬	菊科旋覆花屬				
萃取方式	蒸餾	萃取部位	整株植物	香氣速度	中調	香氣調性	藥草調

香氣應用	花東林岸交接處的浪花氣息，適合與月桂、茶樹、紅橘搭配。

主要成分	37 — 68%　乙酸龍腦酯（bornyl acetate） 8 — 26%　龍腦（borneol） 4 — 10%　樟烯（camphene）

皮膚功效	少用於美容保養。
生理功效	化解鼻涕痰液、鼻塞暢通、改善鼻過敏、抗痙攣、緩解咳嗽（調整呼吸節奏）。
心靈功效	自我覺察、心境轉換、客觀理性。
心理徵狀	鬱悶煩躁、委屈心酸、忍耐壓抑、憤恨不滿、疏離逃避。
注意事項	土木香對於呼吸道的療效強大，為避免過度刺激支氣管，建議稀釋成 1% 以下濃度。

格陵蘭喇叭茶
Labrador Tea

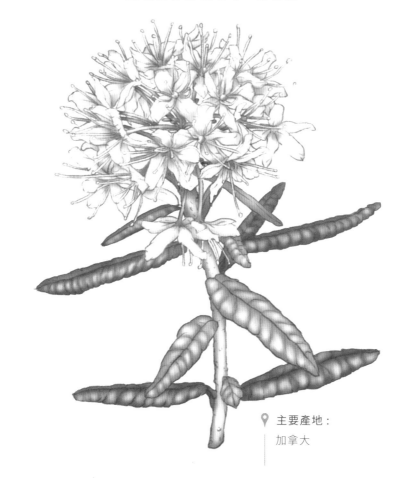

主要產地：
加拿大

格陵蘭喇叭茶　　　　Labrador Tea（*Ledum groenlandicum*）
　　　　　　　　　　　　　　　　（*Rhododendron groenlandicum*）

在芳療中，格陵蘭喇叭茶香氣類似中藥材，經常用於**肝臟保健、化解呼吸道阻塞不通**的狀況，幫助身體排毒並恢復輕盈的感受。在北美傳統用法中，當地原住民會摘取葉片泡茶飲用，不僅能強健身體、養護心靈，還能改善失眠的困擾。

格陵蘭喇叭茶又稱「杜香」、「拉布拉多茶」、「格陵蘭苔」，其發源地為加拿大的紐芬蘭與拉布拉多省（Newfoundland and Labrador）。雖然生長在潮濕冷冽的沼澤地，卻開著高潔優雅的小白花。

生存條件艱困，讓格陵蘭喇叭茶有著強大的韌性。外表柔和內在剛強的特性，經常應用在「逆境中求生存，仍保持出淤泥而不染」的情況，特別適合**熬夜加班、暴飲暴食、體虛無力**，長期處於高壓的對象，給予強而有力的身心支持。

● 對應脈輪：
第 ❺ ❻ ❼ 脈輪

Chapter 2 認識芳香精油‧藥草類

保存期限	三年	**科 屬**	杜鵑花科杜鵑花屬				
萃取方式	蒸餾	**萃取部位**	整株植物	**香氣速度**	中調	**香氣調性**	藥草調
香氣應用		苦澀回甘的中藥養肝茶，適合與歐白芷根、日本檜木、高地杜松搭配。					
主要成分		4 − 33%　檜烯（sabinene） 4 − 20%　β−蛇床烯（beta selinene） ≦ 15%　右旋檸檬烯（D-limonene） ≦ 13%　β−沒藥烯（beta bisabolene） 2 − 10%　α−蒎烯（alpha pinene） 2 − 10%　β−蒎烯（beta pinene）					
皮膚功效		少用於美容保養。					
生理功效		肝臟養護、提升免疫、幫助睡眠（淺眠）、緩解咳嗽（溼咳）、安撫神經。					
心靈功效		身體力行、堅定意志、心境轉換。					
心理徵狀		萎靡不振、心力交瘁、軟弱無力、挫折失敗、憤恨不滿。					
注意事項		無					

薰衣草
Lavender

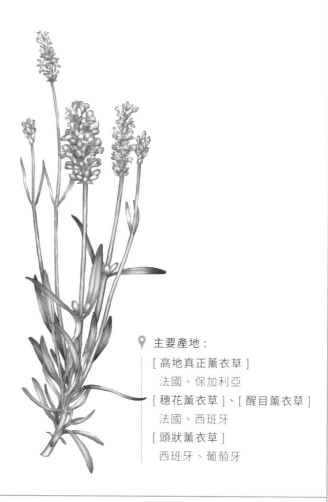

主要產地：

[高地真正薰衣草]

法國、保加利亞

[穗花薰衣草]、[醒目薰衣草]

法國、西班牙

[頭狀薰衣草]

西班牙、葡萄牙

高地真正薰衣草	Lavender Vera（*Lavandula angustifolia*）
穗花薰衣草	Lavender Spike（*Lavandula latifolia*）
醒目薰衣草	Lavandin（*Lavandula x burnatii*）
頭狀薰衣草	Lavender Stoechas（*Lavandula stoechas*）

Introduction >>

在芳療中，常見的薰衣草精油有四種，分別為**高地真正薰衣草、穗花薰衣草、醒目薰衣草及頭狀薰衣草**。雖然都屬於薰衣草家族，但卻是不同品種，功效也不相同。

高地真正薰衣草氣味甜美，能讓**身心放鬆**，處理緊繃焦慮的狀態；穗花薰衣草氣味爽朗，能讓**身心振奮**，處理精神萎靡的狀態；醒目薰衣草則為高地真正薰衣草與穗花薰衣草的交種，氣味輕柔，能綜合兩種薰衣草的功效；至於頭狀薰衣草則比較特別，氣味衝鼻，擅長處理**身心凝滯**，處理體液過多與經期不至的困擾。

薰衣草之所以廣為人知，要從一個故事說起：法國化學家雷內·摩利斯·蓋特佛塞(Rene Maurice Gattefosse)曾在某次實驗中燙傷，他在接受專業醫療程序時，搭配薰衣草精油處理傷口。結果發現薰衣草精油不僅能紓緩疼痛感，也沒有在皮膚留下疤痕，這讓蓋特佛塞驚奇不已。之後蓋特佛塞致力精油研究，並創造「Aromatherapy」(芳香療法)一詞，更被後世譽為「現代芳香療法之父」。

● 對應脈輪：
　第 **7** 脈輪

保存期限	三年	科　屬	唇形科薰衣草屬			
萃取方式	蒸餾	萃取部位	開花頂端	香氣速度	前中調	香氣調性　藥草調

香氣應用	高地真正薰衣草 _ 清幽恬雅的花草香，適合與任何精油搭配。 穗花薰衣草 _ 清新爽朗的樟腦香，適合與迷迭香、樟樹、尤加利搭配。 醒目薰衣草 _ 清甜柔美的花草香，適合與檸檬、天竺葵、甜馬鬱蘭搭配。 頭狀薰衣草 _ 繞轉又衝鼻的乾燥花香，適合與艾草、肉豆蔻、鼠尾草搭配。

主要成分	[高地真正薰衣草] 30 — 41%　乙酸沉香酯 　　　　　　　(linalyl acetate) 22 — 36%　沉香醇 (linalool) 　　≦　9%　順式β羅勒烯 　　　　　　　(cis beta ocimene) 　1 —　9%　萜品烯-4-醇 (terpinen-4-ol) [穗花薰衣草] 25 — 51%　沉香醇 (linalool) 15 — 32%　1,8- 桉油醇／桉樹油 　　　　　　　(1,8-cineole／eucalyptol) 　8 — 20%　樟腦 (camphor)	[頭狀薰衣草] 20 — 43%　茴香酮 (fenchone) 10 — 28%　樟腦 (camphor) 　6 — 22%　1,8- 桉油醇／桉樹油 　　　　　　　(1,8-cineole／eucalyptol) 　　≦14%　沉香醇 (linalool)) 　　≦12%　α－蒎烯 (alpha pinene) [醒目薰衣草] 24 — 49%　乙酸沉香酯 (linalyl acetate) 27 — 46%　沉香醇 (linalool) 　2 —　7%　樟腦 (camphor)

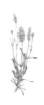

薰衣草
Lavender

皮膚功效	高地真正薰衣草 _ 傷口癒合、淡化疤痕、紓緩搔癢、保濕鎖水、紓緩敏感。 穗花薰衣草 _ 傷口癒合、淡化疤痕、控油抗痘、收斂毛孔、蚊蟲叮咬。 醒目薰衣草 _ 綜合高地真正薰衣草與穗花薰衣草的功效。 頭狀薰衣草 _ 較少用於美容保養。
生理功效	高地真正薰衣草 _ 消炎止痛、安撫神經、降低血壓、緩解頭痛、咳嗽（乾咳）。 穗花薰衣草 _ 消炎止痛、化解鼻涕痰液、提神醒腦、鼻塞暢通、 　　　　　　紓緩痠痛（肌肉拉傷）。 醒目薰衣草 _ 綜合高地真正薰衣草與穗花薰衣草的功效。 頭狀薰衣草 _ 消炎止痛、子宮調理（活血通經）、化解鼻涕痰液、鼻塞暢通、 　　　　　　抗痙攣。
心靈功效	緩解焦慮、包容接納、癒合心靈。
心理徵狀	憂鬱惆悵、焦慮不安、謹慎防備、敏感脆弱、否定批判。
注意事項	1. 穗花薰衣草的樟腦成分，孕婦及嬰幼兒不適用。 2. 頭狀薰衣草的酮類成分，孕婦及嬰幼兒不適用。

馬鬱蘭
Marjoram

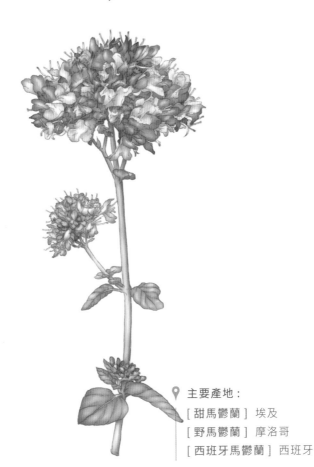

主要產地：
[甜馬鬱蘭] 埃及
[野馬鬱蘭] 摩洛哥
[西班牙馬鬱蘭] 西班牙

甜馬鬱蘭	Sweet Marjoram (*Origanum majorana*)
野馬鬱蘭	Oregano (*Origanum compactum*)
西班牙馬鬱蘭	Spanish Marjoram (*Thymus mastichina*)

在芳療中，常見的馬鬱蘭精油有兩種，分別為**甜馬鬱蘭、野馬鬱蘭**，雖然都屬於馬鬱蘭家族，但卻是不同品種，功效也不相同。除了上述兩種馬鬱蘭精油外，還有一支不屬於馬鬱蘭家族的**西班牙馬鬱蘭**。

甜馬鬱蘭氣味辛甜，擅長**平衡身心**，能夠調理身心失衡的狀態；野馬鬱蘭氣味衝鼻，擅長**振奮身心**，是身體免疫與生活環境的抗菌高手；至於西班牙馬鬱蘭則比較特別，雖有馬鬱蘭的名稱，但卻是屬於百里香家族的**熏陸香百里香**，擅長**溫和抗菌**，像是化解鼻涕痰液與鼻塞暢通。

在希臘神話中，馬鬱蘭是愛神阿芙蘿黛蒂（Aphrodite）代表植物之一，象徵愛、榮譽與喜悅。相傳馬鬱蘭是由愛神所種下，當愛神碰觸馬鬱蘭的花朵時，香氣瞬間瀰漫開來；因此，馬鬱蘭的香氣經常被用作愛情靈藥配方之一，同時也具有「守護愛情」、「幸福美滿」的意義。

◎ 對應脈輪：
第 ❸ ❺ 脈輪

保存期限	三年	科 屬	甜馬鬱蘭與野馬鬱蘭同為唇形科牛至屬；西班牙馬鬱蘭為唇形科百里香屬。		
萃取方式	蒸餾	萃取部位	開花頂端	香氣速度 前中調	香氣調性 藥草調

香氣應用	甜馬鬱蘭 _ 甜美辛辣的藥草香，適合與天竺葵、安息香、岩蘭草搭配。 野馬鬱蘭 _ 搖滾美式的披薩味，適合與百里香、迷迭香、月桂搭配。 西班牙馬鬱蘭 _ 甜甜涼涼的草皮香，適合與迷迭香、荳蔻、樟樹搭配。

主要成分

[甜馬鬱蘭]

18 — 33%　萜品烯 -4- 醇（terpinen-4-ol）
5 — 25%　順式側柏醇（cis 4-thujanol）
8 — 20%　γ－萜品烯（gamma terpinene）
2 — 12%　α－萜品烯（alpha terpinene）
4 — 10%　檜烯（sabinene）

[野馬鬱蘭]

21 — 58%　香芹酮（carvone）
8 — 28%　百里酚（thymol）
9 — 26%　γ－萜品烯
　　　　　（gamma terpinene）
6 — 20%　對繖花烴（para cymene）

[西班牙馬鬱蘭]

40 — 61%　1,8- 桉油醇／桉樹油
　　　　　（1,8-cineole ／ eucalyptol）
4 — 26%　沉香醇（linalool）
≦　6%　β－蒎烯（beta pinene）
≦　6%　α－萜品醇（alpha terpineol）

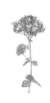

馬鬱蘭
Marjoram

皮膚功效	甜馬鬱蘭＿控油抗痘、紓緩敏感、傷口癒合、纖體雕塑、頭皮護理（油性頭皮）。 野馬鬱蘭＿少用於美容保養。 西班牙馬鬱蘭＿控油抗痘、紓緩搔癢、蚊蟲叮咬、修復面皰、私處保養（感染）。
生理功效	甜馬鬱蘭＿緩解頭痛、心臟養護、紓緩痠痛（肌肉拉傷）、平衡神經、 　　　　　緩解咳嗽（調整呼吸節奏）。 野馬鬱蘭＿消炎止痛、提升免疫、紓緩痠痛（肌肉拉傷）、抗黴菌、抗病毒。 西班牙馬鬱蘭＿提升免疫、化解鼻涕痰液、鼻塞暢通、緩解咳嗽（溼咳）、 　　　　　　　抗病毒。
心靈功效	鎮定冷靜、緩解焦慮、消除欲望。
心理徵狀	焦慮不安、欲望強盛、狂熱上癮、痛心疾首、情緒不穩。
注意事項	野馬鬱蘭的酚類容易造成皮膚刺激，建議稀釋成 1% 以下濃度。

香蜂草
Melissa

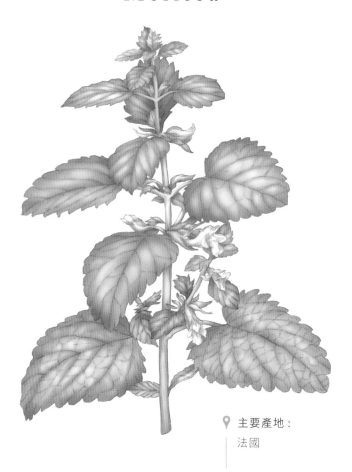

📍 主要產地：
法國

香蜂草　　　　　　Melissa（*Melissa officinalis*）

在芳療中，香蜂草的香氣如同蜂蜜檸檬飲品，具有**紓緩鎮靜**的功效，能**平撫焦躁不安的情緒**，與紓緩敏感肌膚的不適感。此外，香蜂草對於改善兒童注意力缺失(ADD)與注意力不足過動症(ADHD)的症狀，有著正面的臨床效果。

香蜂草的學名 Melissa 有著蜜蜂的涵義，因此又被稱為「蜜蜂花」，搓揉葉片能聞到清甜的檸檬蜜香，是花草茶的主要植物之一，能放鬆緊繃壓抑的身心。

在希臘神話中，小愛神厄洛斯(Eros)的母親愛神阿芙蘿黛蒂(Aphrodite)長期躲避丈夫火神赫菲斯托斯(Hephaestus)，導致年幼的厄洛斯無人照顧。蜜蜂見可憐的厄洛斯飽受飢餓，於是吸取香蜂草的花蜜餵食厄洛斯，使他健康成長。因此，香蜂草又被視為溫和安全的兒童用油之一，舉凡兒童生理與心理的不適，皆能使用香蜂草溫柔處理。

◉ 對應脈輪：
第 ❸ ❹ 脈輪

保存期限	三年	**科 屬**	唇形科蜜蜂花屬					
萃取方式	蒸餾	**萃取部位**	整株植物	**香氣速度**	前調	**香氣調性**	藥草調	
香氣應用	少冰微糖的檸檬蜂蜜味，適合與萊姆、天竺葵、銀合歡搭配。							
主要成分	15 − 71% 檸檬醛 (citral) 5 − 30% β－石竹烯 (beta caryophyllene) ≦ 20% D 型大根老鸛草烯 (germacrene D) 2 − 9% 香茅醛 (citronellal)							

皮膚功效	紓緩敏感、氣色紅潤、蚊蟲叮咬、私處保養（感染）、修復面皰。
生理功效	心臟養護、緩解頭痛、促進泌乳、提升免疫、安撫神經。
心靈功效	赤子之心、緩解焦慮、癒合心靈。
心理徵狀	憂鬱惆悵、痛心疾首、鬱悶煩躁、憤怒抓狂、敏感脆弱。
注意事項	香蜂草的醛類容易造成皮膚刺激，建議稀釋成 1% 以下濃度。

薄荷
Mint

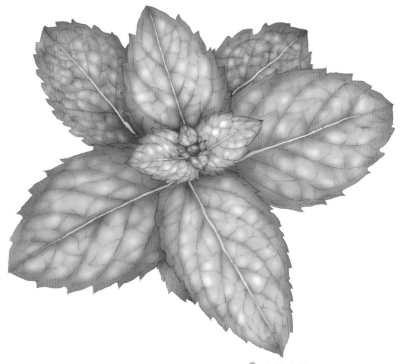

主要產地：

[胡椒薄荷] 法國
[綠薄荷] 印度、摩洛哥
[冬季香薄荷] 阿爾巴尼亞、
　　　　　　西班牙

胡椒薄荷	Peppermint（*Mentha x piperita*）
綠薄荷	Spearmint（*Mentha spicata*）
冬季香薄荷	Savory（*Satureja montana*）

Introduction >>

在芳療中，常見的薄荷精油有兩種，分別為**胡椒薄荷**、**綠薄荷**。除了上述兩種薄荷精油外，還有一支不屬於薄荷家族，而是屬於香薄荷家族的**冬季香薄荷**。

胡椒薄荷氣味清涼，擅長處理**腸胃不適**，像是腹痛與脹氣；綠薄荷氣味甜美，擅長處理**腸胃消化**，像是積食與便秘；至於冬季香薄荷則比較特別，氣味辛辣，擅長**陽性滋補**，像是壯陽與補身。

在希臘神話中，水精靈門塔（Mentha）愛上冥王黑帝斯（Hades），於是冥后普西芬妮（Persephone）一氣之下，將門塔變成不起眼的小草，讓人隨意踩踏卻又不會輕易死去。雖然失去美麗的外貌，但門塔卻沒有因此受挫，反而散發出清新的香氣，讓人對她甚是喜愛，而這株小草就是廣為人知的薄荷（Mint）。儘管薄荷身形矮小，但卻有著蓬勃的生命力，被人踩踏反而更能散發香氣，因此有著「不屈於環境，悠然展現自我」的象徵意義。

◎ 對應脈輪：
  第 **3** 脈輪

保存期限	三年	科　屬	胡椒薄荷與綠薄荷為唇形科薄荷屬；冬季香薄荷為唇形科香薄荷屬。			
萃取方式	蒸餾	萃取部位	整株植物	香氣速度	前中調	香氣調性 藥草調

（香氣調性）藥草調

香氣應用	胡椒薄荷 _ 清涼舒爽的藥草香，適合與檸檬、羅勒、薰衣草搭配。 綠薄荷 _ 熟悉的薄荷口香糖味，適合與綠香桃木、萊姆、尤加利搭配。 冬季香薄荷 _ 辛辣衝鼻的火焰感 ，適合與肉桂、百里香、野馬鬱蘭搭配。

主要成分

[胡椒薄荷]

30 — 58%	薄荷腦（menthol）
11 — 36%	薄荷酮（menthone）
1 — 10%	異薄荷酮（isomenthone）
1 — 8%	1,8- 桉油醇／桉樹油（1,8-cineole／eucalyptol）
2 — 8%	乙酸薄荷酯（menthyl acetate）
≦ 8%	新薄荷腦（neomenthol）

[綠薄荷]

45 — 76%	香芹酮（carvone）
12 — 25%	右旋檸檬烯（D-limonene）
≦ 7%	香芹醇（carveol）

[冬季香薄荷]

25 — 51%	香荊芥酚（carvacrol）
5 — 25%	γ－萜品烯（gamma terpinene）
5 — 25%	對繖花烴（para cymene）
≦ 15%	百里酚（thymol）

薄荷
Mint

皮膚功效	胡椒薄荷 _ 頭皮護理（油性頭皮）、紓緩搔癢、蚊蟲叮咬、改善體味、控油抗痘。 綠薄荷 _ 頭皮護理（油性頭皮）、改善體味、纖體雕塑、緊緻拉提、軟化橘皮。 冬季香薄荷 _ 少用於美容保養。
生理功效	胡椒薄荷 _ 消除脹氣、緩解頭痛、紓緩痠痛（肌肉拉傷）、提神醒腦、消炎止痛。 綠薄荷 _ 消除脹氣、抗痙攣、化解鼻涕痰液、鼻塞暢通、促進消化。 冬季香薄荷 _ 提升雄風、消炎止痛、紓緩痠痛（肌肉拉傷）、補充元氣（強勁）、 　　　　　　抗病毒。
心靈功效	凝神專注、鎮定冷靜、激勵振奮。
心理徵狀	鬱悶煩躁、萎靡不振、忍耐壓抑、軟弱無力、憤怒抓狂。
注意事項	1. 胡椒薄荷與綠薄荷的酮類成分，孕婦及嬰幼兒不適用。 2. 胡椒薄荷含有薄荷腦，蠶豆症患者不適用。 3. 冬季香薄荷的酚類容易造成皮膚刺激，建議稀釋成 1% 以下濃度。

艾草
Mugwort

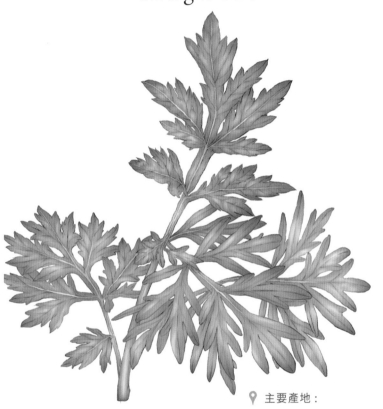

📍 主要產地：
[艾草] 摩洛哥
[龍艾] 法國

艾草	Mugwort （*Artemisia herba-alba*）
龍艾	Tarragon （*Artemisia dracunculus*）

在芳療中，常見的艾草精油有兩種，分別為**艾草**與**龍艾**。艾草與龍艾都屬於陰性之草，擅長處理**婦科問題、身心與環境淨化**。艾草氣味衝鼻，含有較高比例的酮類成分，擅長**疏通化解**，適合經期紊亂、經血量偏少的女性；龍艾則是含有較高比例的醚類成分，具有**強力放鬆**的功效，能釋放過於強盛的陽性特質，輔以陰性能量協助身心平衡。

在希臘神話中，艾草是月神阿提密絲(Artemis)代表植物之一，象徵永保貞潔與陰性覺醒，同時守護婦女生育。有著強大陰性能量的艾草，適合平衡過強的陽性能量，讓大腦冷靜下來，恢復清晰明智。

艾草在東方也具有重要地位。相傳在唐朝末年黃巢領兵造反，途中遇到孝順的窮苦婦女，為了避免自己的士兵誤殺百姓，於是告訴婦女在家門掛上艾草，可避免殺身之禍。婦女將此事告知全村人，村民紛紛在門口掛上艾草，當士兵經過村莊時，果真避開掛上艾草的房舍。於是，艾草便有了驅邪避煞的說法。因此，若需出入殯葬場所，或是參加喪禮時，不妨放束艾草在口袋，並在離開時扔掉，即可避免沾染到不屬於自身的能量。

◎ 對應脈輪：
　第 ❻ 脈輪

保存期限	三年	**科 屬**	菊科艾屬				
萃取方式	蒸餾	**萃取部位**	開花頂端	**香氣速度**	前中調	**香氣調性**	藥草調

香氣應用

艾草 _ 六月端午燒艾香，適合與大西洋雪松、鼠尾草、杜松搭配。
龍艾 _ 綜合中藥滷包味，適合與肉豆蔻、荳蔻、甜茴香搭配。

主要成分

[艾草]

30 － 45%	α－側柏酮 (alpha thujone)
20 － 34%	樟腦 (camphor)
2 － 12%	β－側柏酮 (beta thujone)
≦ 8%	1,8- 桉油醇／桉樹油 (1,8-cineole ／ eucalyptol)

[龍艾]

60 － 87%	甲基醚蔞葉酚 (methyl chavicol ／ estragole)
2 － 14%	反式β羅勒烯 (trans beta ocimene)
≦ 11%	順式β羅勒烯 (cis beta ocimene)

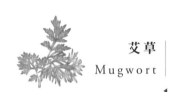

艾草
Mugwort

皮膚功效	私處保養（感染）、蚊蟲叮咬、淡化疤痕、傷口癒合、軟化橘皮。
生理功效	艾草 _ 子宮調理（活血通經）、化解鼻涕痰液、子宮調理（經痛）、幫助分娩、安撫神經。 龍艾 _ 抗痙攣、緩解咳嗽（乾咳）、子宮調理（經痛）、消除脹氣、緩解腹痛（焦慮緊張）。
心靈功效	連結神性、增強直覺、消除恐懼。
心理徵狀	驚嚇恐慌、情緒不穩、狂熱上癮、否定批判、委屈心酸。
注意事項	1. 艾草的酮類成分，孕婦及嬰幼兒不適用。 2. 艾草含有側柏酮的成分，癲癇患者不適用。 3. 龍艾的醚類成分，可能會造成迷幻效果，建議稀釋成 1% 以下濃度；孕婦及嬰幼兒不適用。

香青蘭
Moldavian Dragonhead

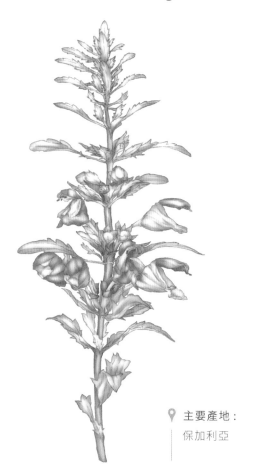

主要產地：

保加利亞

香青蘭   Moldavian Dragonhead
(*Dracocephalum moldavica*)

Introduction >>

在芳療中，香青蘭與香蜂草兩者功效相似，皆具有**抗菌**、**提升免疫**、**心臟養護**的效用，適合作為平時保養身心的精油。雖然兩者功效類似，但香青蘭的皮膚刺激程度卻比香蜂草來得低，氣味也相對甜美，價格更是實惠，建議可與香蜂草精油交替使用。

香青蘭是由醛類（能量充沛）與酯類（溫柔舒緩）為主的精油，適合處理**心因性**引發的生理困擾，像是緊張引起的腹痛、壓力引起的頭痛、焦慮引起的亢奮、控制慾引起的強勢等，香青蘭都能發揮不錯的效果。

○ 對應脈輪：
第 ❸ ❹ 脈輪

香青蘭的氣味與香蜂草相比，雖然兩者相似，但香青蘭卻多了些花蜜甜味，使得整體香氣有如香甜微酸的蜂蜜檸檬水，讓人感到清新醇美卻不甜膩，是支香氣層次豐富的精油。

保存期限	三年	**科 屬**	唇形科青蘭屬				
萃取方式	蒸餾	**萃取部位**	整株植物	**香氣速度**	前調	**香氣調性**	藥草調
香氣應用	龍眼花蜜檸檬飲品，適合與檸檬馬鞭草、天竺葵、羅馬洋甘菊搭配。						
主要成分	20 – 51% 檸檬醛（citral） 30 – 40% 乙酸牻牛兒酯（geranyl acetate） 10 – 25% 香葉醇（geraniol）						

皮膚功效	紓緩敏感、氣色紅潤、蚊蟲叮咬、私處保養（感染）、修復面皰。
生理功效	心臟養護、緩解頭痛、提升免疫、安撫神經、緩解腹痛（焦慮緊張）。
心靈功效	緩解焦慮、赤子之心、癒合心靈。
心理徵狀	憂鬱惆悵、痛心疾首、鬱悶煩躁、憤怒抓狂、敏感脆弱。
注意事項	香青蘭的醛類容易造成皮膚刺激，建議稀釋成 1% 以下濃度。

Chapter 2 認識芳香精油・藥草類

玫瑰草
Palmarosa

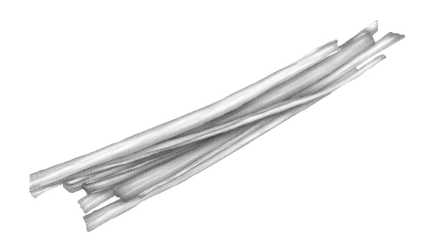

📍 主要產地：
尼泊爾、印度

玫瑰草　　　　　Palmarosa（*Cymbopogon martinii*）

在芳療中，玫瑰草具有**溫和抗菌**的功效，特別是針對黴菌引起的症狀，像是灰指甲與香港腳等；或是處理私密處的感染與搔癢，都能有不錯的效果。在使用上，也有許多配方會將玫瑰草與野馬鬱蘭（牛至）做搭配，使抗菌效果更為強大。

玫瑰草雖然有玫瑰二字，卻與玫瑰不同；它並不是生長在玫瑰旁的草，或是添加玫瑰精油的複方精油，而是一種帶著玫瑰香氣的植物，屬於香茅家族的成員。

由於玫瑰草含有高比例的**香葉醇**，這個芳香分子是玫瑰香氣的主要來源之一，使得玫瑰草有著近似玫瑰的香氣，因此又被稱為**印度天竺葵、窮人的玫瑰**。然而細細品味，便能發現玫瑰草帶有的草本氣息，與玫瑰的花香有所不同。

◉ 對應脈輪：
第 **2** 脈輪

保存期限	三年	**科　屬**	禾本科香茅屬				
萃取方式	蒸餾	**萃取部位**	整株植物	**香氣速度**	前調	**香氣調性**	藥草調

香氣應用	淳樸甜美的玫瑰香茅味，適合與天竺葵、花梨木、檸檬香茅搭配。
主要成分	66 － 85%　香葉醇（geraniol） ≦　4%　沉香醇（linalool） ≦　2%　檸檬醛（citral） ≦　2%　金合歡醇（farnesol） ≦　1%　檸檬烯（limonene）

皮膚功效	保濕鎖水、私處保養（感染）、紓緩搔癢、修復面皰、改善體味。
生理功效	抗黴菌、心臟養護、肝臟養護、提升免疫、消炎止痛。
心靈功效	穩固扎根、堅定意志、心境轉換。
心理徵狀	焦慮不安、敏感脆弱、謹慎防備、身心失衡、忍耐壓抑。
注意事項	無

廣藿香
Patchouli

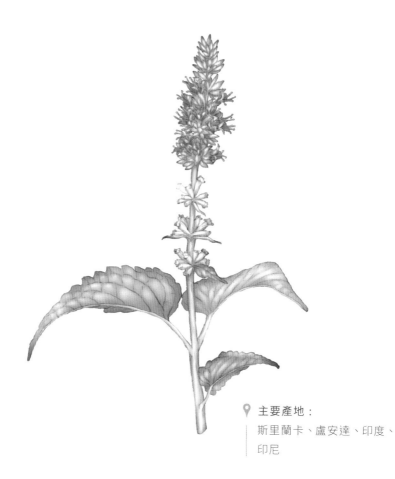

📍 **主要產地：**
斯里蘭卡、盧安達、印度、
印尼

廣藿香   Patchouli（*Pogostemon cablin*）

在芳療中，廣藿香氣味厚實，具有**強力止癢、抗菌及抗病毒**的功效，並且擅長處理**皰疹**症狀，像是唇皰疹、汗皰疹等。此外，廣藿香的氣味具有**防蚊蟲**用途，能讓飛蟲、蚊子避而遠之。

廣藿香的萃取方式相當特別，大部分精油是使用新鮮植物蒸餾後得到精油，然而廣藿香精油卻是葉片採收後，經過發酵再蒸餾萃取。剛蒸餾的廣藿香氣味濕黏衝鼻，帶著厚實泥土味，隨著時間流逝，氣味逐漸溫潤淳樸，變成宛如廟宇的煙燻藻井香氣，讓人感到心境平穩、超凡脫俗。

早期東方向西方國家輸出紡織品時，為了防止運輸途中綢緞遭蛀蟲啃食，商人會將廣藿香葉片夾入布料，用來驅除害蟲。由於廣藿香的氣息濃郁且特殊，薰染布料久久不散，因此被視為**東方的香調**之一。又因價格平易近人，許多精油香水會使用廣藿香替代檀香，作為**定香**用油。

◎ 對應脈輪：
第 **1** 脈輪

保存期限	可久放，越陳越香			科　屬	唇形科刺蕊草屬		
萃取方式	蒸餾	**萃取部位**	整株植物	**香氣速度**	後調	**香氣調性**	藥草調
香氣應用	厚實苦澀的中藥香，適合天竺葵、丁香、依蘭搭配。						
主要成分	20 – 38%　廣藿香醇（patchoulol） 9 – 24%　α－布藜烯（alpha bulnesene） 10 – 20%　α－癒創木烯（alpha guaiene） ≦ 16%　α－廣藿香烯（alpha patchoulene） ≦ 15%　賽席爾烯（seychellene）						
皮膚功效	紓緩搔癢、修復面皰、蚊蟲叮咬、改善體味、頭皮護理（髮量稀少）。						
生理功效	消除氣結、提升性慾、抑制食慾、消除水腫、促進淋巴循環。						
心靈功效	消除欲望、堅定意志、客觀理性。						
心理徵狀	憤恨不滿、焦躁亢奮、欲望強盛、憤怒抓狂、狂熱上癮。						
注意事項	無						

快樂鼠尾草
Clary Sage

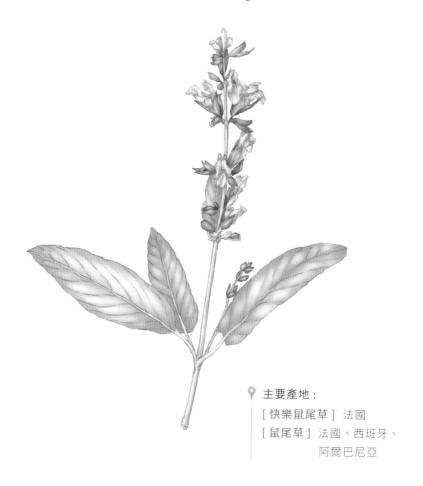

📍 主要產地：

[快樂鼠尾草] 法國
[鼠尾草] 法國、西班牙、
　　　　　阿爾巴尼亞

快樂鼠尾草　　　Clary Sage（*Salvia sclarea*）
鼠尾草　　　　　Sage（*Salvia officinalis*）

在芳療中，常見的鼠尾草精油有兩種，分別為**快樂鼠尾草**與**鼠尾草**。

快樂鼠尾草有著濃郁的草本麝香味，經常用於**改善婦科困擾**，像是經痛、經前症候群等；鼠尾草氣味如煙燻藥草，擅長**淨化能量**，適合容易沾染負能量的人使用，或是用於空間的磁場淨化。

鼠尾草的拉丁學名 salvia 源自拉丁文 salvare，具有拯救（save）的涵義。相傳聖母瑪莉亞（Mary）帶著耶穌（Jesus）躲避希律王（Herod the King）的追殺時，鼠尾草展開茂密的枝葉籠罩母子倆，才讓他們逃過一劫；因此鼠尾草又稱為聖母草，是呵護女性的植物之一。

◎ 對應脈輪：

第 ❷ ❻ 脈輪

保存期限	三年	科　屬	唇形科鼠尾草屬				
萃取方式	蒸餾	萃取部位	開花頂端	香氣速度	前中調	香氣調性	藥草調

香氣應用	快樂鼠尾草 _ 濃郁的草本麝香味，適合與羅馬洋甘菊、苦橙葉、檀香搭配。 鼠尾草 _ 氤氳瀰漫的藥草香，適合與龍艾、肉豆蔻、牛膝草（桉油醇型）搭配。

主要成分

[快樂鼠尾草]

40 − 79%	乙酸沉香酯（linalyl acetate）
6 − 50%	沉香醇（linalool）
≦ 14%	D 型大根老鸛草烯（germacrene D）

[鼠尾草]

22 − 39%	α−側柏酮（alpha thujone）		
2 − 24%	樟腦（camphor）	≦ 12%	β−石竹烯（beta caryophyllene）
5 − 18%	1,8- 桉油醇／桉樹油	≦ 11%	樟烯（camphene）
	（1,8-cineole／eucalyptol）	≦ 11%	β−蒎烯（beta pinene）
1 − 16%	β−側柏酮（beta thujone）	≦ 10%	α−蛇麻烯（alpha humulene）

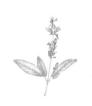

快樂鼠尾草
Clary Sage

皮膚功效	快樂鼠尾草 _ 私處保養（感染）、緊實豐胸、頭皮護理（髮量稀少）、修復面皰、控油抗痘。 鼠尾草 _ 頭皮護理（髮量稀少）、改善體味、淡化疤痕、私處保養（感染）、緊緻拉提。
生理功效	快樂鼠尾草 _ 子宮調理（經痛）、提升性慾、緩解咳嗽（調整呼吸節奏）、幫助睡眠（入睡困難）、緩解頭痛。 鼠尾草 _ 子宮調理（活血通經）、化解鼻涕痰液、提升免疫、改善多汗、子宮調理（調整經期）。
心靈功效	連結神性、增強直覺、消除恐懼。
心理徵狀	憂鬱惆悵、焦慮不安、麻木冷漠、情緒不穩、疏離逃避。
注意事項	1. 快樂鼠尾草具有類雌激素成分，婦科疾病患者不適用。 2. 鼠尾草的酮類成分，孕婦及嬰幼兒不適用。

百里香
Thyme

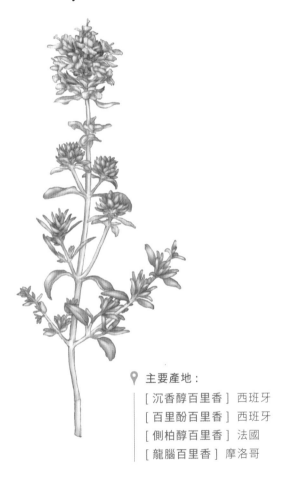

主要產地：

[沉香醇百里香] 西班牙
[百里酚百里香] 西班牙
[側柏醇百里香] 法國
[龍腦百里香] 摩洛哥

沉香醇百里香	Thyme Linalool (*Thymus vulgaris* ct. linalool)
百里酚百里香	Thyme Thymol (*Thymus vulgaris* ct. thymol)
側柏醇百里香	Thyme Thujanol (*Thymus vulgaris* ct. thujanol)
龍腦百里香	Thyme Borneol (*Thymus satureioides*)

在芳療中，常見的百里香精油有四種，分別為**沉香醇百里香**、**百里酚百里香**、**側柏醇百里香**及**龍腦百里香**。其中前三種百里香為相同品種，但因生長環境差異，各自衍生出不同型態，使得功效有所區別。最後一種龍腦百里香，雖然也屬於百里香家族，但卻是不同品種的百里香。

沉香醇百里香氣味清甜，具有**溫和抗菌**、**幫助免疫**的功效，擅長處理私密處搔癢或臉部面皰，也能夠對抗免疫低下引起的感冒症狀；百里酚百里香氣味辛辣，具有**強力抗菌**的功效，經常用於環境清潔與消毒；側柏醇百里香氣味辛甜，能夠**養護肝臟**，協助肝臟排毒，讓身體恢復元氣。至於龍腦百里香則比較特別，氣味類似中藥材，擅長**滋陰補陽**，適合長期氣虛無力或久病不癒的人使用。

◎ 對應脈輪：
第 **3** 脈輪

在希臘神話中，特洛伊王子帕里斯(Paris)與斯巴達王后海倫(Helen)私奔，引起特洛伊戰爭(Trojan War)。當特洛伊滅亡，帕里斯戰死的消息傳到海倫的耳中，海倫留下的淚珠化成百里香，其香氣激起士兵們的勇氣，誓死保護海倫，也因此讓百里香被喻為「勇氣」的象徵。

保存期限	三年	**科 屬**	唇形科百里香屬				
萃取方式	蒸餾	**萃取部位**	開花頂端	**香氣速度**	前調	**香氣調性**	藥草調

香氣應用	沉香醇百里香 _ 清新甜柔的藥草香，適合與花梨木、月桂、荳蔻搭配。 百里酚百里香 _ 輕盈辛辣的藥草香，適合與野馬鬱蘭、肉桂、尤加利搭配。 側柏醇百里香 _ 清甜略帶辛味的藥草香，適合與馬鞭草酮迷迭香、芹菜籽、永久花搭配。 龍腦百里香 _ 苦中帶辛的中藥材香，適合與廣藿香、歐白芷根、岩蘭草搭配。

主要成分

[沉香醇百里香]

30 － 86%	沉香醇 (linalool)
≦ 14%	萜品烯 -4- 醇 (terpinen-4-ol)
≦ 12%	側柏醇 (trans-4-thujanol)
≦ 12%	β-石竹烯 (beta caryophyllene)
≦ 10%	月桂烯 (myrcene)
≦ 9%	乙酸沉香酯 (linalyl acetate)
≦ 9%	γ－萜品烯 (gamma terpinene)

[百里酚百里香]

35 － 56%	百里酚 (thymol)
8 － 28%	對繖花烴 (para cymene)
6 － 14%	γ－萜品烯 (gamma terpinene)
≦ 14%	香荊芥酚 (carvacrol)

百里香
Thyme

主要成分	[側柏醇百里香]　　　　　　　　　　　　　[龍腦百里香]

主要成分

[側柏醇百里香]
12 － 43%　側柏醇（trans-4-thujanol）
≦ 30%　沉香醇（linalool）
3 － 20%　萜品烯 -4- 醇（terpinen-4-ol）
≦ 14%　月桂 -8- 烯醇（myrcen-8-ol）
3 － 12%　乙酸月桂 -8- 烯酯
　　　　　（myrcen-8-yl acetate）
≦ 11%　γ－萜品烯（gamma terpinene）

[龍腦百里香]
24 － 36%　龍腦（borneol）
3 － 15%　α－萜品醇
　　　　　（alpha terpineol）
≦ 12%　百里酚（thymol）
6 － 12%　樟烯（camphene）
2 － 11%　香荊芥酚（carvacrol）
2 －　9%　β－石竹烯
　　　　　（beta caryophyllene）

皮膚功效

沉香醇百里香 _ 紓緩搔癢、修復面皰、控油抗痘、收斂毛孔、改善體味。
百里酚百里香、側柏醇百里香、龍腦百里香 _ 少用於美容保養。

生理功效

沉香醇百里香 _ 消炎止痛、提升免疫、改善鼻過敏、補充元氣（溫和）、
　　　　　　　降低血壓。
百里酚百里香 _ 消炎止痛、紓緩痠痛（肌肉拉傷）、提升免疫、補充元氣（強勁）、
　　　　　　　抗病毒。
側柏醇百里香 _ 肝臟養護、提升免疫、補充元氣（溫和）、抗病毒、
　　　　　　　幫助睡眠（淺眠）。
龍腦百里香 _ 提升雄風、提升免疫、補充元氣（強勁）、子宮調理（暖宮）、
　　　　　　肝臟養護。

心靈功效

賦予勇氣、消除恐懼、堅定意志。

心理徵狀

敏感脆弱、萎靡不振、自卑退怯、挫折失敗、怠惰厭倦。

注意事項

百里酚百里香的酚類容易造成皮膚刺激，建議稀釋成 1% 以下濃度。

聖約翰草
St. John's Wort

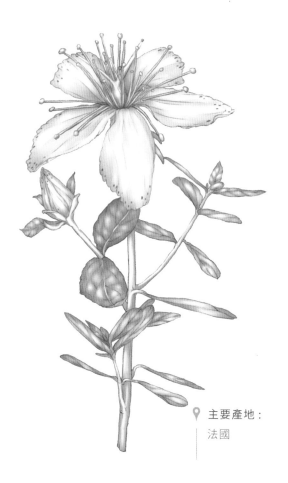

📍 主要產地：
法國

聖約翰草　　　　　St. John's Wort（*Hypericum perforatum*）

在芳療中，聖約翰草氣味似中藥材，具有**強健筋骨**與**活絡氣血**的功效。在古希臘，人們會將聖約翰草浸泡於橄欖油中，當成活絡筋骨的藥油。聖約翰草的花含有紅色汁液，搓揉後會沾黏於皮膚、衣物上，因此聖約翰草浸泡油的顏色也呈現獨特的鮮紅色。

聖約翰草浸泡油呈現紅色的主因，是因為聖約翰草具有金絲桃素（hypericin），此成分具有**抗憂鬱**的功效，因此經常出現在情緒調油的配方中。聖約翰草分別有精油、純露與浸泡油的型態，各自有不同的功效與使用方式，詳細資訊可以參考本書附錄。

關於聖約翰草的紅色汁液，相傳是施洗者聖約翰（St. John the Baptist）為耶穌施洗禮而遭到希律王（Herod the King）斬首，他流出的腥紅血液浸染一旁的花朵，此後該植物便名為「聖約翰草」，雖開著如光芒般的耀眼黃花，卻流出鮮血般的紅色汁液。

◎ 對應脈輪：

第 ❸ 脈輪

保存期限	三年	**科　屬**	金絲桃科金絲桃屬			
萃取方式	蒸餾	**萃取部位**	整株植物	**香氣速度**	中調	**香氣調性** 藥草調
香氣應用	清甜回甘的藥草茶香，適合與一枝黃花、永久花、檸檬馬鞭草搭配。					
主要成分	28 － 45%　2- 甲基辛烷（2 methyl octane） 11 － 36%　α－蒎烯（alpha pinene） 3 － 11%　β－蒎烯（beta pinene） 2 － 10%　壬烷（nonane） ≦ 10%　D 型大根老鸛草烯（germacrene D） 2 － 9%　2- 甲基壬烷（2 methyl nonane）					
皮膚功效	少用於美容保養。					
生理功效	提升免疫、消炎止痛、紓緩痠痛（肌肉僵硬）、抗黴菌、子宮調理（調整經期）。					
心靈功效	連結神性、消除恐懼、緩解憂鬱。					
心理徵狀	軟弱無力、負面悲觀、憂鬱惆悵、焦慮不安、委屈心酸。					
注意事項	聖約翰草口服容易與多種藥物進行交互作用，若有長期服藥需求，請避免口服含有聖約翰草的產品。					

西洋蓍草
Yarrow

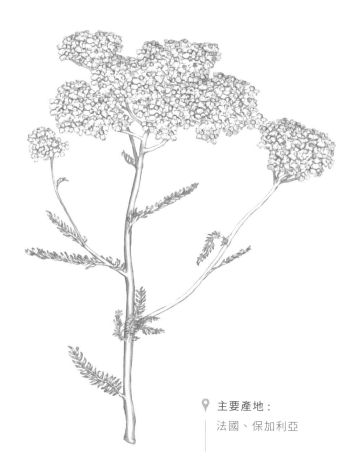

📍 主要產地：
法國、保加利亞

西洋蓍草　　　　　　Yarrow（*Achillea millefolium*）

Introduction >>

在芳療中，西洋蓍草氣味如筋骨藥膏，擅長處理**肌肉關節**與**皮膚敏感**的症狀，像是紓緩肌肉拉傷與皮疹的不適。由於精油內含有特殊的母菊天藍烴（chamazulene），因此精油顏色呈現罕見的寶藍色，是芳療中知名的四大藍精油之一（其餘為德國洋甘菊、摩洛哥藍艾菊與南木蒿）。

西洋蓍草有著羽狀深裂葉與頭狀小白花序，美麗的外型讓它被賦予「最美麗的外傷藥草」稱號，其拉丁學名 Achillea 便是取自希臘勇士阿基里斯（Achilles）。相傳在特洛伊戰爭爆發時，勇士阿基里斯被毒箭射傷腳踝，便是使用西洋蓍草作為止血解毒的敷料。此外，蓍草在古時候經常用於占卜，用來連接天地神靈；若是感到徬徨迷惘時，不妨使用西洋蓍草來揮別心中的陰霾，找出前進的道路。

○ 對應脈輪：
第 ❺ 脈輪

Chapter 2 認識芳香精油・藥草類

保存期限	三年	**科　屬**	菊科蓍屬				
萃取方式	蒸餾	**萃取部位**	開花頂端	**香氣速度**	中調	**香氣調性**	藥草調

香氣應用	甜甜的筋骨藥膏味，適合與膠冷杉、欖香脂、乳香搭配。

主要成分	2 － 29%　母菊天藍烴（chamazulene） 4 － 25%　D 型大根老鸛草烯（germacrene D） ≦ 25%　β－蒎烯（beta pinene） 3 － 23%　檜烯（sabinene） 3 － 20%　β－石竹烯（beta caryophyllene）

皮膚功效	舒緩敏感、紓緩搔癢、傷口癒合。
生理功效	改善鼻過敏、紓緩痠痛（肌肉拉傷）、消炎止痛、肝臟養護、子宮調理（活血通經）。
心靈功效	堅定意志、客觀理性、賦予勇氣。
心理徵狀	挫折失敗、憤恨不滿、忍耐壓抑、疏離逃避、自卑退怯。
注意事項	孕婦不適用。

2.2
花朵類

生理「婦科」與
心靈「自信」

花朵是植物的生殖器官，提供授粉場地並保護胚珠內的受精卵。花朵通常有著光鮮亮麗的外表、芬芳撲鼻的香氣，能夠吸引人類及昆蟲採集並散播，間接達成延續後代的任務。

花朵協助傳宗接代的功能，如同人類的生殖器官，因此花朵類精油通常具有**滋養婦科、調節荷爾蒙、提升情慾**的功效。

花朵除了是植物的生殖器官外，同時也是植物的「臉面」。越是嬌嫩欲滴的花朵，越容易引來蜂蝶採蜜，間接協助植物授粉，達到繁衍後代的目的。當我們看植物時，通常第一眼會被花朵所吸引，如同人類認識新對象，注意力首先集中在臉部。

因此，花朵類精油具有強大的**肌膚保養**功效，讓我們維持好看的「臉面」。畢竟好看的臉(花)，能吸引更多的競爭者(蜂蝶)，讓自己處於擇偶的優勢地位。

適合處理婦科的相關症狀

花朵類精油的功效，最終目的是為了**傳宗接代**。

女性的婦科構造，能夠孕育新生命，卻也成為許多女性的夢魘，像是常見的經痛、子宮肌瘤、更年期不適，甚至是乳癌、子宮頸癌等。此時花朵類精油將化身女性的守護者，陪伴女性度過婦科的各種難關。

花朵類精油對於婦科保養的效果甚好，卻也常被認為是影響賀爾蒙(特別是雌激素)的精油。關於精油影響賀爾蒙的論點眾說紛紜，有的學派認為玫瑰和天竺葵能調理賀爾蒙；有的學派則認為婦科疾病禁用精油。

其實，精油並不含雌激素，只是有著「類似雌激素」的成分，但這「類似雌激素」的成分並不會讓人體內的雌激素飆高，有時還能協助體內的賀爾蒙平衡。

而賀爾蒙是由下視丘所掌控，並且根據身心狀況、飲食習慣及生活型態等有所改變。若是生活過於高壓，導致賀爾蒙失調，花朵類精油反而能讓我們懂得「愛自己」，重新檢視我們對待自己的方式。

精油與女性賀爾蒙 >>

常被提及與女性賀爾蒙相關的精油，包含茉莉、絲柏、甜茴香、快樂鼠尾草，也有些論點會將天竺葵、岩蘭草、廣藿香、綠花白千層、大西洋雪松，或其他花朵類精油列入影響女性賀爾蒙的精油。

提升自信，展現迷人風采

花朵的綻放，是植物最美艷動人的時刻，這時的植物已為繁衍做好萬全的準備。植物的開花階段，如同人類的青春年華，已臻成熟的母體是孕育新生命的最佳時刻。然而人類與植物不同，植物只能藉著瑰麗的花朵，「被動」等待蜂蝶授粉；人類則是能「主動」出擊，挑選共度餘生的另一半。

在動物的擇偶策略中，越有自信展現自我的動物，在擇偶市場中更占優勢，像是公孔雀展現亮麗尾羽吸引雌孔雀的目光，或是軍艦鳥膨脹紅色喉囊向雌鳥示好。因此花朵類精油除了能保養肌膚（像花朵一樣標緻）外，也能提升內在的自信，勇於展現自我（像花朵一樣綻放）。

花朵類精油芬芳馥郁，在眾多香氣中一枝獨秀，通常是調香的主調首選；然而花朵植材價格高、萃油量低，使得售價居高不下。好在花朵類精油如老酒般，香氣隨時間的陳釀會更加香醇飽滿，比較不用擔心出現過期變質的窘況。

這種越沉越香的特質，如同自信的養成非一朝一夕，而是需要長期的培養鍛鍊。你對於花朵類精油的價格望而卻步嗎？別再猶豫了，挑一支喜歡的香氣買下去吧！當你開始對自己好一點、更愛自己時，自信便油然而生，最後終能成就絢爛的自我。

花朵類精油的
自信型態 >>

秀毓名門的高貴一玫瑰
國色天香的典雅一橙花
蕙質蘭心的謙讓一茉莉
風姿綽約的柔媚一依蘭
溫文爾雅的賢慧一永久花
天真可愛的樂觀一洋甘菊

本篇介紹的「花朵類」精油 >>

洋甘菊	Chamomile	銀合歡	Mimosa
天竺葵	Geranium	橙花	Neroli
永久花	Immortelle	玫瑰	Rose
茉莉	Jasmine	依蘭	Ylang Ylang
白玉蘭	Magnolia		

洋甘菊
Chamomile

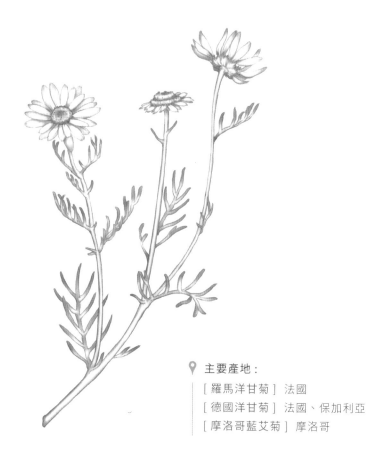

主要產地：

[羅馬洋甘菊] 法國

[德國洋甘菊] 法國、保加利亞

[摩洛哥藍艾菊] 摩洛哥

羅馬洋甘菊　　　Roman Chamomile（*Chamaemelum nobile*）

德國洋甘菊　　　German Chamomile（*Matricaria recutita*）

摩洛哥藍艾菊　　Blue Tansy（*Tanacetum annuum*）

在芳療中，常見的菊類精油有三種，分別為**羅馬洋甘菊、德國洋甘菊**及**摩洛哥藍艾菊**。

羅馬洋甘菊有著甜美的蜜蘋果香，具有**安撫心靈的**效果，像是穩定恐慌與回歸純真；德國洋甘菊則帶著蔥鬱的青草香，能釋放**憤怒抓狂**的情緒，像是情緒爆炸與氣到發抖。而洋甘菊匍匐於大地，散發著清甜的蘋果香，因此又被稱為「大地的蘋果」；其所到之處能治癒傷病植物，也被賦予「植物醫生」的殊榮。

另一個藍艾菊則經常與德國洋甘菊相提並論，兩者具有獨特的「母菊天藍烴」（chamazulene），功效類似自然界的「抗組織胺」（antihistamine）藥物，能紓緩過敏引起的不適。而具有母菊天藍烴的精油顏色大多為寶藍色，因此藍色的精油幾乎都具有這項成分。

○ 對應脈輪：
第 ❹ 脈輪

身為藍精油家族的藍艾菊有著輕柔的花蜜香，少了其他藍色家族成員特有的藥草味。與德國洋甘菊相比，藍艾菊成分更為溫和，效果卻沒因此減少。

保存期限	可久放，越陳越香		科　屬	羅馬洋甘菊為菊科春黃菊屬；德國洋甘菊為菊科母菊屬；摩洛哥藍艾菊為菊科菊蒿屬。		
萃取方式	蒸餾	**萃取部位**	花朵	**香氣速度**	中調	**香氣調性** 花香調
香氣應用	羅馬洋甘菊 _ 蜂蜜蘋果的甜膩花香，適合與紅橘、佛手柑、檸檬搭配。 德國洋甘菊 _ 蔥鬱青草的藥材香，適合與大西洋雪松、膠冷杉、荳蔻搭配。 摩洛哥藍艾菊 _ 清甜爽朗的草本喉糖，適合與羅文莎葉、穗花薰衣草、 　　　　　　　膠冷杉搭配。					

主要成分	[羅馬洋甘菊] 30 — 39%　當歸酸異丁酯（Isobutyl angelate） 10 — 22%　當歸酸異戊酯（Isoamyl angelate） 　6 — 12%　當歸酸甲烯丙酯（methylallyl angelate） [德國洋甘菊] 15 — 56%　β－金合歡烯（beta farnesene） 　1 — 45%　α－甜沒藥醇氧化物（alpha bisabolol oxide） 　≦ 18%　反式－α－金合歡烯（trans alpha farnesene） 　≦ 12%　α－甜沒藥醇（alpha bisabolol） 　≦ 10%　β－甜沒藥醇氧化物（beta bisabolol oxide）	[摩洛哥藍艾菊] 　7 — 27%　檜烯（sabinene） 　6 — 20%　樟腦（camphor） 　3 — 18%　母菊天藍烴 　　　　　　　（chamazulene） 　4 — 13%　月桂烯（myrcene） 　≦ 12%　β－蒎烯（beta pinene） 　3 — 　9%　α－水茴香萜 　　　　　　　（alpha phellandrene）

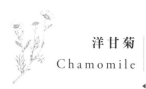

洋甘菊
Chamomile

皮膚功效	紓緩敏感、紓緩搔癢、私處保養（感染）、頭皮護理（敏感頭皮）、保濕鎖水。
生理功效	羅馬洋甘菊 _ 改善鼻過敏、抗痙攣、幫助睡眠（入睡困難）、緩解頭痛、安撫神經。 德國洋甘菊 _ 改善鼻過敏、抗痙攣、安撫神經、消炎止痛、子宮調理（經痛）。 摩洛哥藍艾菊 _ 改善鼻過敏、抗痙攣、消炎止痛、降低血壓、提升免疫。
心靈功效	赤子之心、包容接納、緩解焦慮。
心理徵狀	焦慮不安、驚嚇恐慌、敏感脆弱、心理創傷、徬徨無助。
注意事項	摩洛哥藍艾菊的樟腦成分，孕婦不適用。

天竺葵
Geranium

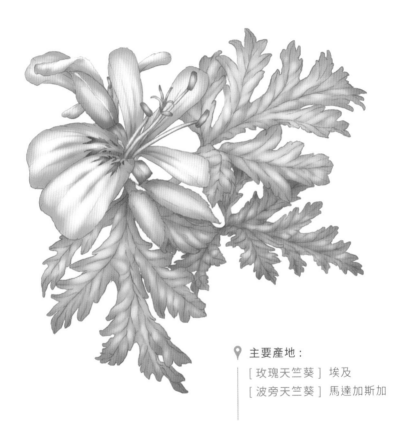

📍 主要產地：

[玫瑰天竺葵] 埃及

[波旁天竺葵] 馬達加斯加

玫瑰天竺葵　　　Geranium Rosat (*Pelargonium* x *asperum*)
波旁天竺葵　　　Geranium Bourbon (*Pelargonium* x *asperum*)

Introduction >>

在芳療中，常見的天竺葵精油有兩種，分別為**玫瑰天竺葵**與**波旁天竺葵**，兩者功效相似，皆擅長處理**婦科問題**與幫助**身心平衡**，像是經期不適、平衡賀爾蒙、瑜亮情結、認知失調等。當身心渾沌失衡，天竺葵能調理身心的陰陽能量，恢復原有的秩序狀態。

玫瑰天竺葵與波旁天竺葵因生長環境差異，以及天竺葵屬眾多雜交種，使得兩種天竺葵有著不同比例的芳香分子，香氣也有所差異，像是玫瑰天竺葵有著濃郁玫瑰花香，波旁天竺葵有著葉草香與茶香。

天竺葵精油雖然有著馥郁的花香，但萃取部位並非花朵，而是有著纖細柔軟絨毛的葉片。但由於天竺葵精油的功效和香氣與其他花朵類精油相似，因此許多資料或書籍習慣將天竺葵精油歸為花朵類。

在穆斯林的傳說中，天竺葵是上天為了感謝穆罕默德拯救世人而誕生的花朵。某天穆罕默德逃亡時，身心疲乏的他不經意睡著了，他起身後發現周圍開滿美麗的花朵，花朵的香氣具有驅除邪靈與驅趕蚊蟲的效用，保護穆罕默德不受侵擾，而這些花便是天竺葵。

◎ 對應脈輪：
第 ❷ ❸ ❹ 脈輪

保存期限	可久放，越陳越香			科　屬	牻牛兒科天竺葵屬	
萃取方式	蒸餾	**萃取部位**	葉片	**香氣速度**	中調	**香氣調性** 花香調

香氣應用	玫瑰天竺葵 _ 帶點青草的玫瑰香，適合與丁香、廣藿香、苦橙葉搭配。 波旁天竺葵 _ 清甜柔美的花茶香，適合與紅橘、萊姆、安息香搭配。

主要成分	[玫瑰天竺葵]	[波旁天竺葵]
	10 － 38%　香茅醇（citronellol）	18 － 31%　香茅醇（citronellol）
	5 － 25%　香葉醇（geraniol）	9 － 17%　香葉醇（geraniol）
	≦ 13%　甲酸香茅酯（citronellyl formate）	2 － 14%　甲酸香茅酯（citronellyl formate）
	≦ 11%　沉香醇（linalool）	4 － 14%　癒創木二烯（guaiadiene）
	≦ 10%　異薄荷酮（isomenthone）	≦ 10%　沉香醇（linalool）
		≦ 10%　異薄荷酮（isomenthone）

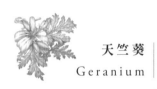

天竺葵
Geranium

皮膚功效	修復面皰、緊實豐胸、纖體雕塑、保濕鎖水、私處保養（感染）。
生理功效	子宮調理（平衡賀爾蒙）、平衡神經、消除水腫、抗黴菌、改善靜脈曲張。
心靈功效	包容接納、自我覺察、提升自信。
心理徵狀	情緒不穩、否定批判、自我懷疑、身心失衡、憤怒抓狂。
注意事項	無

永久花
Immortelle

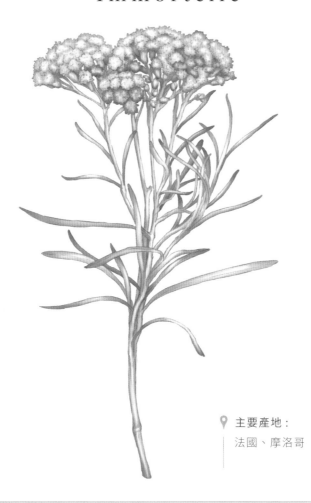

📍 主要產地：
法國、摩洛哥

永久花　　　　　　Immortelle（*Helichrysum italicum*）

永久花又被稱為不凋花、蠟菊，是知名的保養品原料之一。
其拉丁學名 Helichrysum 是由希臘文的太陽(helios)與黃金
(chrysos)組成，意指「黃金般的太陽」，用以形容永久花耀
眼奪目又永不凋零的金黃圓形花簇。

在芳療中，永久花經常用於外在的**肌膚問題**與內在的**心靈創
傷**，像是修復創傷、淡化疤痕、放下過去、原諒自己。此外，
永久花有著強大的**化瘀**功效，不管是身體的瘀血，或是內心
的淤塞，都能使用永久花化解。

在希臘神話中，法伊阿基亞島(Pheacia)國王的女兒娜烏茜卡
(Nausicaa)用永久花製成的金黃香油保養全身，維持年輕美
貌。當英雄尤里西斯(Ulysses)航行至此處時，不幸遭遇暴風
雨而沉船；當時娜烏茜卡用此油醫治尤里西斯的外傷，並恢
復其俊朗外貌，同時治癒沉船造成的心靈陰影，讓尤里西斯
繼續勇敢踏上旅程。

◎ 對應脈輪：
第 **4** 脈輪

保存期限	可久放，越陳越香		科 屬	菊科蠟菊屬		
萃取方式	蒸餾	**萃取部位** 花朵	**香氣速度**	中調	**香氣調性**	藥草調
香氣應用	煙燻烏梅的乾燥花香，適合與薰衣草、乳香、檀香搭配。					
主要成分	20 — 43%　乙酸橙花酯（neryl acetate） 4 — 20%　γ－薑黃烯（gamma curcumene） 1 — 15%　義大利酮（italidione）					
皮膚功效	柔嫩白皙、淡化疤痕、淡化斑點、紓緩敏感、撫紋抗齡。					
生理功效	肝臟養護、消炎止痛、紓緩痠痛（肌肉僵硬）、化解鼻涕痰液、子宮調理（活血通經）。					
心靈功效	包容接納、緩解憂鬱、癒合心靈。					
心理徵狀	憂鬱惆悵、難過哀傷、空虛寂寞、情緒不穩、心理創傷。					
注意事項	無					

茉莉
Jasmine

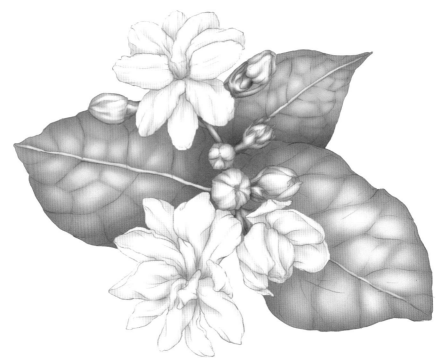

 主要產地：
[小花茉莉]、[大花茉莉]
印度

小花茉莉	Jasmine (*Jasminum sambac*)
大花茉莉	Jasmine (*Jasminum grandiflorum*)

在芳療中，常見的茉莉原精有兩種，分別為**小花茉莉**與**大花茉莉**。兩者功效相似，能幫助人們**提升自信**與處理**婦科問題**，像是增添魅力、找回信心、紓緩經期不適、調理子宮等。若以香氣而論，兩者有天壤之別，大花茉莉香氣艷麗嬌媚，小花茉莉則是清甜可人；若以性格形容，大花茉莉屬於**強勢艷麗**的性格，小花茉莉屬於**清新脫俗**的性格。不過這並不影響功效，挑選喜歡的香氣即可。

茉莉又被稱為夜素馨，在印度神話中，太陽神愛上美麗的富家千金，兩人陷入熱戀，然而太陽神後來移情別戀，這使得痛苦的富家千金決定自我了斷。而後她的墓堆上長出開著白色小花的樹，這些花朵不願見到太陽，只有夜晚才肯綻放，於是被稱為「夜素馨」。這個故事正巧呼應茉莉的最佳採收時間點，茉莉最好的採收時間為日出前的清晨，當晨曦照耀大地時，茉莉的香氣分子會受影響而被破壞；這正好對應到印度神話中，不願見到太陽神的富家千金，若讓兩者強見，茉莉(富家千金)選擇破壞香氣(自我了斷)，死生不復相見。

◉ 對應脈輪：
第 **2** 脈輪

保存期限	可久放，越陳越香			科　屬	木犀科素馨屬		
萃取方式	溶劑	**萃取部位**	花朵	**香氣速度**	中後調	**香氣調性**	花香調

香氣應用	小花茉莉 _ 臺灣六月的茉莉香，適合與佛手柑、薰衣草、檀香搭配。 大花茉莉 _ 妖嬈嫵媚的茉莉香，適合與薰衣草、膠冷杉、花梨木搭配。
主要成分	[小花茉莉] 13 — 20%　α－金合歡烯 (alpha farnesene) 8 — 14%　乙酸苄酯 (benzyl acetate) 8 — 12%　沉香醇 (linalool) 5 — 9%　鄰胺苯甲酸甲酯 　　　　　(methyl anthranilate) ≦ 3%　吲哚 (indole) [大花茉莉] 2 — 21%　乙酸苄酯 (benzyl acetate) 2 — 18%　植醇 (trans phytol) 3 — 18%　苯甲酸苄酯 (benzyl benzoate) 2 — 14%　環氧鯊烯 (squalene oxide) ≦ 10%　異植醇 (Isophytol)

皮膚功效	保濕鎖水、私處保養（回春）、緊實豐胸、氣色紅潤、撫紋抗齡。
生理功效	幫助分娩、提升性慾、子宮調理（經痛）、幫助睡眠（入睡困難）、緩解頭痛。
心靈功效	包容接納、緩解憂鬱、提升自信。
心理徵狀	完美主義、自卑退怯、掌控占有、自我懷疑、謹慎防備。
注意事項	懷孕前期不適用，後期及分娩可使用。

白玉蘭
Magnolia

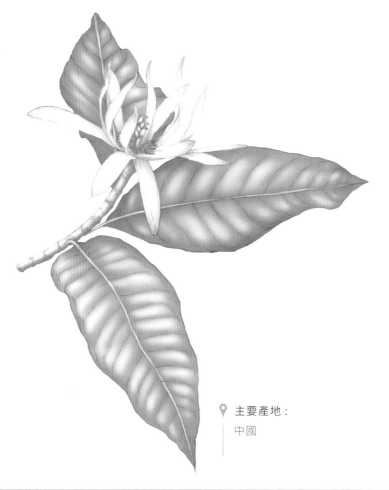

📍 主要產地：
中國

白玉蘭	Magnolia (*Michelia x alba*)
	(*Magnolia x alba*)

白玉蘭在東方是常見的花朵之一，花色白淨脫俗，香氣清雅芬芳，因此被視為純潔高雅的象徵；若將橙花比喻為「西方的公主香氣」，那白玉蘭可謂是「東方的公主香氣」。在古代的東方宮廷，白玉蘭被視為觀賞花，在現代則被供奉於廟宇神佛，以其清香洗滌信徒的心神。

在芳療中，白玉蘭經常用於處理**支氣管問題**與**情緒壓抑**，像是止咳化痰、改善鼻過敏、釋放壓力、正視內心。

在東方傳說中，有「玉蘭姐妹釀花香，龍王鹽庫入大海」的故事。相傳有三姊妹名為紅玉蘭、白玉蘭、黃玉蘭，她們遊玩人間時路經人煙稀罕的村莊。當時秦始皇為了趕山填海，下令殺死龍蝦公主，此舉令龍王震怒鎖上鹽庫，使村莊爆發瘟疫、民不聊生。三姊妹為了解救村莊，用芬芳的玉蘭花釀酒，此計策使蝦兵蟹將酒醉神迷，讓三姊妹成功開啟鹽庫。最後大海再度充滿鹽分，整村民眾也因此獲得救治。

● 對應脈輪：
第 ❷ ❹ ❺ 脈輪

保存期限	可久放，越陳越香			科　屬	木蘭科含笑屬（木蘭屬）	
萃取方式	蒸餾	萃取部位	花朵	香氣速度	前中調	香氣調性　花香調
香氣應用	甜蜜誘人的花果香，適合與佛手柑、日本柚子、檸檬香桃木搭配。					
主要成分	≦ 61%　沉香醇（linalool） ≦ 40%　α－水茴香萜（alpha phellandrene） ≦ 5%　薄荷呋喃（menthofuran） ≦ 5%　檜烯（sabinene）					

皮膚功效	柔嫩白皙、淡化斑點、撫紋抗齡、私處保養（回春）、緊緻拉提。
生理功效	緩解咳嗽（溼咳）、幫助睡眠（入睡困難）、心臟養護、改善鼻過敏、化解鼻涕痰液。
心靈功效	癒合心靈、緩解焦慮、包容接納。
心理徵狀	心理創傷、焦慮不安、敏感脆弱、痛心疾首、忍耐壓抑。
注意事項	無

銀合歡（銀荊）
Mimosa

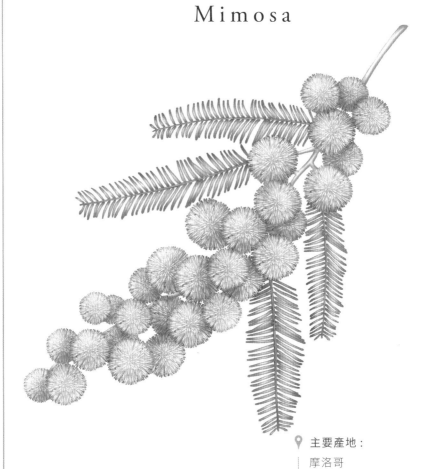

📍 主要產地：
摩洛哥

銀合歡　　　　　Mimosa（*Acacia dealbata*）

銀合歡原精萃取的植物本名為「銀荊」或「銀栲」，但因為與外來入侵種銀合歡(*Leucaena leucocephala*)外型相似，而被誤稱至今。銀合歡有著美麗的羽片和細絲般的頭狀花序，如同飄逸的羽扇，遮掩嬌羞的人兒，因此適合處理任何「敏感」的身心狀態。

在芳療中，銀合歡經常用於療癒**自我封閉**的心理狀態，幫助人敞開心扉，享受愛的流動；或是處理因**敏感**引起的肌膚不適，像是環境髒汙引起的皮疹、人際界線引起的脫皮乾屑。

在義大利的婦女節，義大利男人會將銀合歡贈予周遭婦女，此舉具有尊重女性、讓女性擁有自主權的意義。這個習俗起源於 1911 年紐約成衣廠發生火災，造成約 140 名女性員工喪生，其中大多是義大利移民。之後人們在焦土上發現美麗的黃色小花(銀合歡)，義大利人為了紀念該災害中喪生的女性，便將銀合歡視為紀念花，之後更演變成女權抗爭的象徵花朵。

◉ 對應脈輪：
　第 ❹ 脈輪

保存期限	可久放，越陳越香		科　屬	豆科金合歡屬	
萃取方式	溶劑	**萃取部位**　花朵	香氣速度	中調	**香氣調性**　花香調

香氣應用	圓潤柔和的麥芽糖香，適合與紫羅蘭葉、玫瑰、茉莉搭配。

主要成分	3 — 19%　亞麻油酸 (linoleic acid) 4 — 10%　十七烯 (heptadecane) 2 — 10%　十九烯 (nonadecane) 1 — 8%　棕櫚酸 (palmitic acid) ≦ 2%　洋茴香酸 (anisic acid) ≦ 2%　苯甲酸苄酯 (benzyl benzoate)

皮膚功效	紓緩敏感、淡化疤痕、柔嫩白皙、傷口癒合、修復面皰。
生理功效	心臟養護、消炎止痛、抗痙攣、緩解頭痛、幫助睡眠（淺眠）。
心靈功效	緩解憂鬱、提升自信、癒合心靈。
心理徵狀	空虛寂寞、敏感脆弱、完美主義、自我懷疑、心理創傷。
注意事項	銀合歡原精流動性較低，許多商家會將銀合歡與基底油或酒精調合以增加流動性。

橙花
Neroli

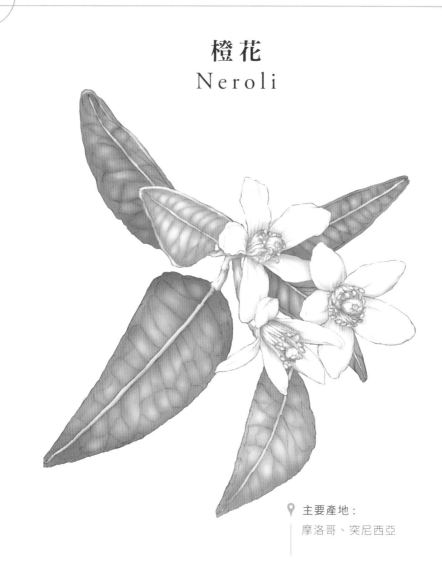

主要產地：
摩洛哥、突尼西亞

橙花　　　　　Neroli (*Citrus aurantium*)

Introduction >>

在芳療中，有一種植物的花、果、葉皆能萃取精油，那便是「苦橙樹」，從花朵萃取稱為**橙花**精油，從果實萃取稱為**苦橙**精油，從葉片萃取則稱為**苦橙葉**精油。雖然名稱不同，可是萃取的植物品種相同，可說是芳療版本的三位一體。

橙花精油經常用於處理因**焦慮或緊張引起的身體不適**，能夠放鬆神經、平撫情緒，讓身心恢復到平衡狀態，特別是因為神經緊繃導致的睡眠障礙，或是過度焦慮與害怕導致的易怒。

橙花又被視為「公主的香氣」，同時也是高潔優雅的代表。相傳義大利娜諾里(Neroli)的公主(本名為 Anna Maria)非常喜愛橙花的香氣，不僅使用橙花油薰香手套，更用橙花油泡澡；而公主所到之處，總是飄逸著橙花的幽香，這便是橙花被視為公主香氣的由來。

◉ 對應脈輪：

第 ❹ 脈輪

保存期限	可久放，越陳越香			科　屬	芸香科柑橘屬		
萃取方式	蒸餾	**萃取部位**	花朵	香氣速度	前中調	**香氣調性**	花香調
香氣應用	清新秀雅的柑橘花香，適合與佛手柑、苦橙葉、紅橘搭配。						
主要成分	26 — 45%　沉香醇（linalool） 　9 — 20%　檸檬烯（limonene） 　7 — 17%　β－蒎烯（beta pinene） 　≦ 15%　乙酸沉香酯（linalyl acetate） 　≦ 11%　反式β羅勒烯（trans beta ocimene） 　≦　4%　順式β羅勒烯（cis beta ocimene）						
皮膚功效	私處保養（回春）、緊實豐胸、緊緻拉提、柔嫩白皙、淡化疤痕（妊娠紋）。						
生理功效	平衡神經、降低血壓、幫助睡眠（入睡困難）、提升性慾、子宮調理（平衡賀爾蒙）。						
心靈功效	緩解焦慮、緩解憂鬱、提升自信。						
心理徵狀	焦慮不安、情緒不穩、焦躁亢奮、缺乏耐心、委屈心酸。						
注意事項	無						

玫瑰
Rose

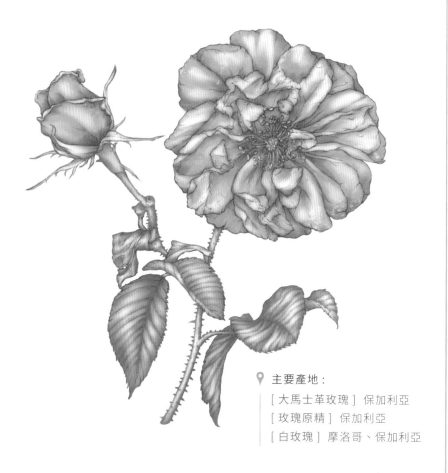

📍 主要產地：

[大馬士革玫瑰] 保加利亞
[玫瑰原精] 保加利亞
[白玫瑰] 摩洛哥、保加利亞

大馬士革玫瑰	Rose Otto (*Rosa damascena*)
玫瑰原精	Rose Absolute (*Rosa damascena*)
白玫瑰	Rose Alba (*Rosa alba*)

Introduction >>

在芳療中，常見的玫瑰精油有兩種，分別為**大馬士革玫瑰**與**白玫瑰**，兩者功效相似，經常用於**美容保養**或是處理**婦科問題**，像是抗齡撫紋、緊實豐胸、經期不適、平衡賀爾蒙等。

大馬士革玫瑰分成兩種萃取方式，分別是蒸餾法與溶劑萃取法。以蒸餾法萃取者被稱為**大馬士革玫瑰精油或奧圖玫瑰**；以溶劑萃取者被稱為**玫瑰原精**。白玫瑰是另一品種的玫瑰，香氣與大馬士革玫瑰相似，但細聞會發現白玫瑰帶著淡淡的蜜甜香，而大馬士革玫瑰則是荔枝蜜香。這兩種玫瑰如同張愛玲的《紅玫瑰與白玫瑰》，白玫瑰是「床前明月光」，紅玫瑰是「心口上一顆硃砂痣」。

在希臘神話中，玫瑰是愛神阿芙蘿黛蒂(Aphrodite)的代表植物之一。大地之母蓋亞(Gaia)與天神烏拉諾斯(Uranus)反目，於是她命令兒子克洛諾斯(Cronus)割下父親的陰莖並扔入海中。此時在海面浪花中，浮現一位美麗女子(也就是愛神)，女子身旁的浪花變成美麗的白玫瑰。最初只有白色的玫瑰，直到愛神的愛人阿多尼斯(Adonis)死亡，愛神流出的血淚滴落在白玫瑰上，才讓玫瑰有了鮮紅的顏色。

● 對應脈輪：
　第 ④ 脈輪

Chapter 2 認識芳香精油・花朵類

保存期限	可久放，越陳越香	科 屬	薔薇科薔薇屬
萃取方式	大馬士革玫瑰_蒸餾　玫瑰原精_溶劑萃取　白玫瑰_蒸餾		
萃取部位	花朵	香氣速度 前中調	香氣調性 花香調

香氣應用
大馬士革玫瑰_清幽高雅的玫瑰香，適合與廣藿香、薰衣草、檀香搭配。
玫瑰原精_馥郁高雅的玫瑰香，適合與膠冷杉、甜橙、檸檬搭配。
白玫瑰_清甜典雅的玫瑰香，適合與廣藿香、薰衣草、檀香搭配。

主要成分

[大馬士革玫瑰]
10 — 36% 香茅醇 (citronellol)
5 — 28% 香葉醇 (geraniol)
≦ 17% 十九烷 (nonadecene)
≦ 16% 十九烯 (nonadecane)
2 — 14% 橙花醇 (nerol)

[玫瑰原精]
25 — 71% 苯乙醇 (phenethyl alcohol)
2 — 12% 香茅醇 (citronellol)

[白玫瑰]
10 — 36% 香茅醇 (citronellol)
5 — 25% 香葉醇 (geraniol)
≦ 16% 十九烷 (nonadecene)
≦ 15% 十九烯 (nonadecane)
2 — 11% 橙花醇 (nerol)

≦ 5% 香葉醇 (geraniol)
≦ 5% 十九烷 (nonadecene)
≦ 5% 十九烯 (nonadecane)

玫瑰
Rose

皮膚功效	撫紋抗齡、緊實豐胸、私處保養（回春）、保濕鎖水、氣色紅潤。
生理功效	肝臟養護、幫助分娩、子宮調理（平衡賀爾蒙）、提升性慾、促進泌乳。
心靈功效	緩解憂鬱、包容接納、提升自信。
心理徵狀	空虛寂寞、敏感脆弱、完美主義、痛心疾首、委屈心酸。
注意事項	1. 玫瑰精油含有玫瑰蠟，在低溫（約 18℃）時會凝結成固體，使用時只需要搓熱瓶身，或用吹風機、浸泡溫熱水，即可恢復液體型態。 2. 懷孕前期不適用，後期及分娩可使用。 3. 溶劑萃取法是使用有機溶劑正己烷（hexane），萃取植物的芳香分子，形成蠟狀的凝香體（concrete），接著再利用酒精處理，取出蠟質中的芳香產物。由於正己烷極易揮發，不必過度擔心溶劑殘留的問題。

依蘭
Ylang Ylang

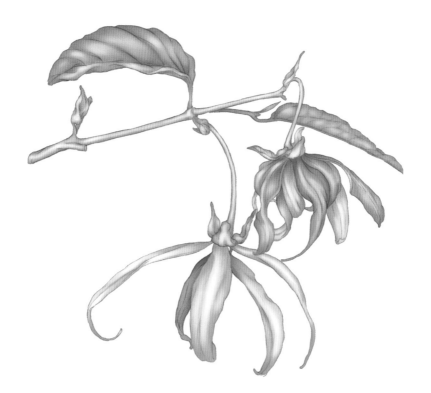

主要產地：
馬達加斯加

完全依蘭　　　　Ylang Ylang Complete (*Cananga odorata*)
特級依蘭　　　　Ylang Ylang Extra (*Cananga odorata*)

依蘭精油依照**蒸餾時間**不同，採獨特的「分段式蒸餾法」，並以蒸餾時間將依蘭分為不同等級。每個等級的依蘭皆擅長處理**婦科問題**與**平衡陽性**特質，像是經期不適、經前症候群、柔軟身段、接納真實自我等。

市面上常見的依蘭精油，分為特級依蘭(第一至二小時)、依蘭 II(第二至四小時)、依蘭 III(第四至六小時)、依蘭 IV(第六至八小時)等，而完全依蘭則是不分段萃取的完整依蘭。各段蒸餾的依蘭功效皆相似，但就香氣而言，特級依蘭較為亮麗濃郁。

在菲律賓傳說中，有位名為依蘭(Ylang)的小女孩，被神賜予智慧與美貌，但代價是不得與男人有肌膚之親。長大後的女孩情竇初開愛上男孩，想親手獻上採摘的花朵給予男孩時，情不自禁勾住對方的手，剎那間女孩變成黃色卷曲的花朵，消失於世。而在印尼的婚禮習俗，恰好有一項是將依蘭花瓣灑滿新床，讓新人共度美好的春宵；這或許與菲律賓傳說不謀而合，當男女交合之時，同時象徵女孩「貞潔消逝」。

◎ 對應脈輪：
第 ❷ 脈輪

保存期限	可久放，越陳越香		**科 屬**	番荔枝科依蘭屬	
萃取方式	蒸餾	**萃取部位** 花朵	**香氣速度** 中調	**香氣調性** 花香調	

香氣應用
完全依蘭 _ 妖嬈嫵媚的沉穩花香，適合與甜橙、檸檬、花梨木搭配。
特級依蘭 _ 妖嬈嫵媚的輕盈花香，適合與佛手柑、古巴香脂、花梨木搭配。

主要成分

[完全依蘭]

13－27%	D 型大根老鸛草烯 (germacrene D)
5－17%	β－石竹烯 (beta caryophyllene)
2－16%	α－金合歡烯 (alpha farnesene)
2－16%	沉香醇 (linalool)
1－12%	乙酸牻牛兒酯 (geranyl acetate)
≦ 12%	苯甲酸苄酯 (benzyl benzoate)

[特級依蘭]

7－25%	沉香醇 (linalool)
4－20%	D 型大根老鸛草烯 (germacrene D)
3－15%	對甲酚甲醚 (para cresyl methyl ether)
3－13%	乙酸苄酯 (benzyl acetate)
4－12%	苯甲酸苄酯 (benzyl benzoate)
2－11%	乙酸牻牛兒酯 (geranyl acetate)

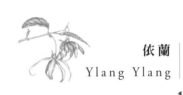

依蘭
Ylang Ylang

皮膚功效	緊實豐胸、私處保養（回春）、柔嫩白皙、淡化斑點、軟化橘皮。
生理功效	心臟養護、降低血壓、紓緩痠痛（肌肉僵硬）、提升性慾、子宮調理（經痛）。
心靈功效	緩解憂鬱、提升自信、放鬆歡愉。
心理徵狀	麻木冷漠、心力交瘁、固執死板、憤怒抓狂、痛心疾首。
注意事項	無

2.3
葉片類

生理「肺部」與
心靈「接納」

葉片是植物的呼吸器官，能進行呼吸作用與光合作用，將氣體轉變成生存所需的能量，同時淨化周圍空氣，讓空間重新流動起來。

葉片的功能正如人體的肺，肺部吸入氧氣提供身體能量，再吐出代謝後的二氧化碳，日復一日、一進一出，維持人類的生命。因此葉片類精油通常具有**保養肺部**的功效。

葉片類精油的香氣常帶給人「**清新**」、「**俐落**」、「**破除**」的感受，當空氣混濁或環境沉悶時，試著使用葉片類的精油，能為凝滯的空間注入新的活力，讓能量重新流動。遇到憂思盤據腦袋或大腦超載當機時，葉片類精油能發揮「**斷**」的效用，將雜思念想切除，重新恢復大腦的邏輯理智，使人重返當下、專注當下。

適合處理呼吸的相關症狀

葉片類精油是處理呼吸道問題的高手，舉凡鼻塞、咳嗽、胸悶、流鼻水、喉嚨痛、喘不過氣等，都能使用葉片類精油紓緩狀況。

多數葉片類精油具有**收斂液體**的功效，能將多餘的鼻涕、痰液徹底清除，淨空殘留在支氣管多餘的黏液，尤其在春秋換季時，是鼻子過敏的救星。

除了肺部養護外，若是所處環境粉塵飛散、異味叢生，或是秋冬之際面臨空氣汙染，都能使用葉片類精油淨化空氣，恢復空間的清新氣息。

而關於秋冬常見的霾害，像是 PM2.5 超標、重工業的空氣汙染等，許多人會使用葉片類精油淨化空氣，誤以為能夠取代空氣清淨機，達到過濾空氣、消滅塵埃的效用。

然而事實上，精油的芳香分子也是懸浮微粒的一種，因此精油沒辦法消滅同為懸浮微粒的 PM2.5 或粉塵，我們能做的只有盡可能遠離霾害地區，並且使用葉片類精油薰香，好好保養自己的肺部。

葉片類精油適用的
呼吸道症狀　>>

鼻水直直流：尤加利、牛膝草、綿花白千層

喉嚨腫脹痛：茶樹、月桂、松紅梅、羅文莎葉

咳嗽停不了：香桃木、苦橙葉、檸檬馬鞭草

敞開心胸，接納包容萬物

「呼吸」是能量交流的一種方式，在吸吐之間，我們接收（吸）外界的訊息，表達（吐）自己的意志。若是呼吸出現問題，除了生理上的疾病外，可能也隱含著「情感」的議題。這裡的情感不僅是指伴侶間的愛情，還包含了人與人、人與物、人與環境的情感流動。

當情感流動出現問題，胸腔便容易出狀況，像是常見的胸悶、心悸、心痛、呼吸變淺、喘不過氣，甚至是過於震驚而感覺心臟漏跳一拍等，都是身心相映的表現。

葉片是植物的呼吸器官，大多數的葉片呈現綠色，而綠色又象徵**無條件的愛**，也就是包容與接納，因此葉片類精油能使人敞開心胸、大口呼吸，讓葉片清新俐落的香氣，撬開緊閉的心扉，再次牽起內心與外界的連結。

在瞬息萬變的生活裡，透過有意識的控制呼吸頻率與速度，能讓躁動不安的心平靜下來。試著學習吸入和平、吐出愛，感受世上的美好事物，並將緊抓不放的繁瑣雜事，隨著呼吸一同吐出吧。

放鬆身心的
478 呼吸法 >>

美國哈佛大學醫學博士 Andrew Weil 提倡「478 呼吸法」，透過吸氣四秒、閉氣七秒、吐氣八秒的呼吸法，能放鬆緊繃的肌肉，舒緩內心的焦慮，適合背負沉重壓力而身心失調的人們。

本篇介紹的「葉片類」精油 >>

月桂	Bay Laurel	綠花白千層	Niaouli
尤加利	Eucalyptus	迷迭香	Rosemary
香桃木	Myrtle	苦橙葉	Petitgrain
牛膝草	Hyssop 1,8-cineole	羅文莎葉	Ravintsara
檸檬馬鞭草	Lemon Verbena	茶樹	Tea Tree
松紅梅	Manuka	紫羅蘭葉	Violet

月桂
Bay Laurel

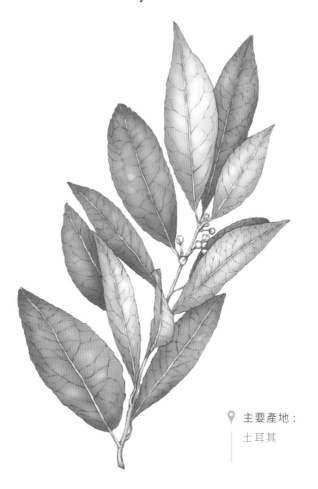

📍 主要產地：
土耳其

月桂　　　　　　Bay Laurel (*Laurus nobilis*)

在芳療中,月桂精油最著名的功效便是促進**淋巴循環**與**排毒**,當感覺快感冒或是喉嚨腫脹時,都可以使用月桂薰香或調油塗抹,紓緩呼吸道的不適感,幫助提升免疫力。月桂精油對淋巴系統的效果極好,因此有些人會將月桂精油、絲柏精油及葡萄柚精油搭配在一起,作為消水腫、纖體減重、改善靜脈曲張的配方;或是將月桂精油搭配百里香精油,作為預防流行性感冒的配方。

在希臘神話中,月桂是太陽神阿波羅(Apollo)的代表植物之一。相傳太陽神阿波羅愛上河神之女達芙妮(Daphne),於是展開熱烈追求。最終,不堪其擾的達芙妮幻化成月桂樹,才得以從阿波羅的追求中逃脫。得知實情的阿波羅傷心欲絕,決定將月桂的葉子編織成頭冠,戴在頭上以解對達芙尼的相思之情。(詳見 P.27 月桂與絲柏的相知相惜)

● 對應脈輪:
第 **5** 脈輪

保存期限	三年	**科 屬**	樟科月桂屬			
萃取方式	蒸餾	**萃取部位**	葉片	**香氣速度**	前調	**香氣調性**	葉片調

香氣應用 劃開氤氳的俐落氣息,適合與艾草、馬鞭草酮迷迭香、西班牙馬鬱蘭搭配。

主要成分

35 — 61%	1,8- 桉油醇/桉樹油 (1,8-cineole / eucalyptol)
≦ 25%	沉香醇 (linalool)
≦ 15%	檜烯 (sabinene)
≦ 15%	乙酸萜品酯 (terpinyl acetate)
≦ 15%	乙酸—α—萜品酯 (alpha terpinyl acetate)
≦ 11%	α—萜品醇 (alpha terpineol)
≦ 10%	α—蒎烯 (alpha pinene)
≦ 6%	β—蒎烯 (beta pinene)
≦ 4%	萜品烯 -4- 醇 (terpinen-4-ol)

皮膚功效 收斂毛孔、纖體雕塑、頭皮護理(油性頭皮)、控油抗痘、修復面皰。

生理功效 促進淋巴循環、化解鼻涕痰液、鼻塞暢通、消除水腫、改善靜脈曲張。

心靈功效 凝神專注、增強直覺、客觀理性。

心理徵狀 鬱悶煩躁、拖延懶散、萎靡不振、鬆懈渙散、欲望強盛。

注意事項 月桂含有較高比例的 1,8- 桉油醇,具有高揮發的特性,容易使皮膚及黏膜乾化,建議稀釋成 3% 以下濃度。

尤加利
Eucalyptus

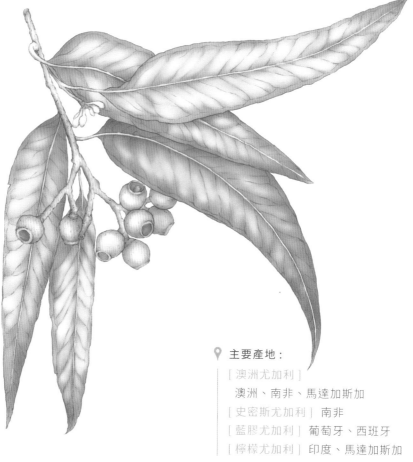

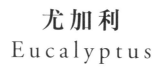

主要產地：

[澳洲尤加利]
澳洲、南非、馬達加斯加
[史密斯尤加利] 南非
[藍膠尤加利] 葡萄牙、西班牙
[檸檬尤加利] 印度、馬達加斯加

澳洲尤加利	Eucalyptus Radiata (*Eucalyptus radiata*)
史密斯尤加利	Eucalyptus Smithii (*Eucalyptus smithii*)
藍膠尤加利	Eucalyptus Globulus (*Eucalyptus globulus*)
檸檬尤加利	Eucalyptus Citriodora (*Eucalyptus citriodora*)

Introduction >>

在芳療中，常見的尤加利精油有四種，分別為**澳洲尤加利**、**史密斯尤加利**、**藍膠尤加利**及**檸檬尤加利**。

前三種尤加利功效相似，經常用於**保養呼吸道**，差別在於刺激程度不同。藍膠尤加利收斂功能**強勁**，澳洲尤加利與史密斯尤加利則相對**溫和**。

至於檸檬尤加利則比較特別，與上述尤加利能處理呼吸道完全不同，氣味類似加了檸檬的尤加利，經常用於**緩解肌肉不適**，尤其是針對上半身的肌肉拉傷、肩頸僵硬特別有效。

◉ **對應脈輪：**
第 **5** 脈輪

尤加利原產地為澳洲，富含易燃的化學物質，當澳洲進入乾燥炎熱的夏季時，高溫加上焚風吹拂的環境，使得尤加利葉容易互相摩擦，最終引起森林大火。因此又有人稱尤加利為「縱火犯尤加利」，形容尤加利引火自焚的情形。

保存期限	三年	**科　屬**	桃金孃科桉屬				
萃取方式	蒸餾	**萃取部位**	葉片	**香氣速度**	前調	**香氣調性**	葉片調

香氣應用

澳洲尤加利 _ 清新自然的森林風，適合與檸檬、桉油醇迷迭香、完全依蘭搭配。
史密斯尤加利 _ 樸實濃郁的森林風，適合與羅文莎葉、穗花薰衣草、荳蔻搭配。
藍膠尤加利 _ 過度發酵的熱帶水果味，適合與紅香桃木、羅文莎葉、薰衣草搭配。
檸檬尤加利 _ 酸刺爽利的果香味，適合與檸檬香桃木、香茅、山雞椒搭配。

主要成分

[澳洲尤加利]

60 – 86%	1,8- 桉油醇／桉樹油 (1,8-cineole／eucalyptol)
4 – 14%	α－萜品醇 (alpha terpineol)
≦ 15%	右旋檸檬烯 (D-limonene)
≦ 15%	α－蒎烯 (alpha pinene)
≦ 5%	乙酸萜品酯 (terpinyl acetate)

[史密斯尤加利]

70 – 85%	1,8- 桉油醇／桉樹油 (1,8-cineole／eucalyptol)
≦ 11%	α－蒎烯 (alpha pinene)
≦ 8%	右旋檸檬烯 (D-limonene)
≦ 5%	對繖花烴 (para cymene)
≦ 5%	萜品 -4- 醇 (terpinen-4-ol)

[藍膠尤加利]

60 – 81%	1,8- 桉油醇／桉樹油 (1,8-cineole／eucalyptol)
≦ 25%	α－蒎烯 (alpha pinene)
≦ 15%	檸檬烯 (limonene)
≦ 10%	對繖花烴 (para cymene)

[檸檬尤加利]

50 – 81%	香茅醛 (citronellal)
≦ 13%	香茅醇 (citronellol)
1 – 7%	新異洋薄荷醇 (neo Isopulegol)
≦ 2%	異洋薄荷醇 (Isopulegol)

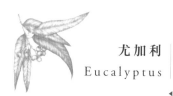

尤加利
Eucalyptus

皮膚功效　蚊蟲叮咬、控油抗痘、頭皮護理（油性頭皮）、收斂毛孔、私處保養（感染）。

生理功效　澳洲尤加利、史密斯尤加利、藍膠尤加利 _
化解鼻涕痰液、改善鼻過敏、提神醒腦、鼻塞暢通、緩解咳嗽（溼咳）。

檸檬尤加利 _ 紓緩痠痛（肌肉拉傷）、消炎止痛、降低血壓、抗痙攣、抗黴菌。

心靈功效　客觀理性、心境轉換、鎮定冷靜。

心理徵狀　鬱悶煩躁、欲望強盛、拖延懶散、情緒不穩、鬆懈渙散。

注意事項　1. 藍膠尤加利、澳洲尤加利及史密斯尤加利含有較高比例的 1,8- 桉油醇，
具有高揮發的特性，易使皮膚及黏膜乾化，建議稀釋成 3% 以下濃度。
2. 檸檬尤加利的醛類容易造成皮膚刺激，建議稀釋成 3% 以下濃度。

香桃木
Myrtle

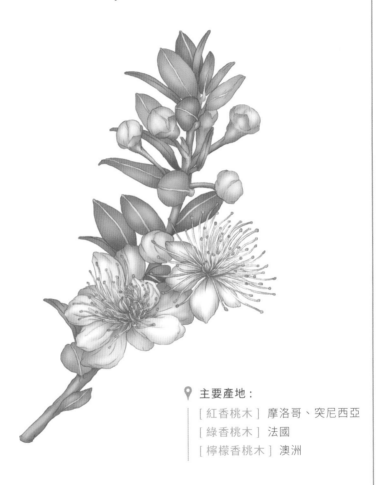

📍 **主要產地：**

[紅香桃木] 摩洛哥、突尼西亞
[綠香桃木] 法國
[檸檬香桃木] 澳洲

紅香桃木	Red Myrtle（*Myrtus communis*）
綠香桃木	Green Myrtle（*Myrtus communis*）
檸檬香桃木	Lemon Myrtle（*Backhousia citriodora*）

在芳療中，常見的香桃木精油有三種，分別為**紅香桃木、綠香桃木**及**檸檬香桃木**。前兩種香桃木為相同品種，但因生長環境差異，衍生出不同型態；至於檸檬香桃木則為同科不同屬的香桃木，是支能夠融合花、果、木香調的精油。

紅香桃木與綠香桃木經常用於處理**呼吸道相關問題**與**提升免疫**，紅香桃木香氣柔和，適合用於夜晚的支氣管保養；綠香桃木香氣活潑，適合用於白天的支氣管保養；而檸檬香桃木則經常用於**抗菌、抗感染**及**抗黴菌**。

在希臘神話中，香桃木是愛神阿芙蘿黛蒂（Aphrodite）代表植物之一。愛神使用香桃木遮蔽自己美麗的胴體，並在頭頂戴上香桃木編織而成的花冠。因此在歐美國家的婚禮上，許多新娘會效仿愛神戴上香桃木花冠，象徵「守護愛情」。

◎ 對應脈輪：
第 **5** 脈輪

保存期限	三年	**科　屬**		紅香桃木、綠香桃木為桃金孃科香桃木屬； 檸檬香桃木為桃金孃科白豪氏屬。
萃取方式	蒸餾	**萃取部位**	葉片	**香氣速度** 中調　**香氣調性** 葉片調

香氣應用

紅香桃木 _ 沉穩恬淡的木質香氣，適合與膠冷杉、安息香、花梨木搭配。
綠香桃木 _ 清雅的葉果香氣，適合與檸檬、萊姆、佛手柑搭配。
檸檬香桃木 _ 廣納花朵、柑橘與木頭調性的香氣，適合與檸檬、天竺葵、安息香搭配。

主要成分

[紅香桃木]

27 – 36%	1,8- 桉油醇／桉樹油 （1,8-cineole ／ eucalyptol）
9 – 29%	α－蒎烯（alpha pinene）
11 – 20%	乙酸桃金孃酯（myrtenyl acetate）
9 – 15%	檸檬烯（limonene）

[綠香桃木]

45 – 69%	α－蒎烯（alpha pinene）
12 – 30%	1,8- 桉油醇／桉樹油 （1,8-cineole ／ eucalyptol）
≦ 9%	右旋檸檬烯（D-limonene）

[檸檬香桃木]

76 – 97%	檸檬醛（citral）
≦ 4%	反式異檸檬醛（trans isocitral）
≦ 3%	沉香醇（linalool）
≦ 3%	6- 甲基 -5- 庚烯 -2- 酮（6-methyl-2-hepten-5-one 2）
≦ 3%	順式異檸檬醛（cis isocitral）
≦ 3%	香葉醇（geraniol）

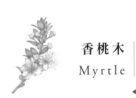

香桃木
Myrtle

皮膚功效	頭皮護理（髮量稀少）、私處保養（感染）、控油抗痘、收斂毛孔、修復面皰。

生理功效	紅香桃木＿化解鼻涕痰液、鼻塞暢通、緩解咳嗽（溼咳）、改善鼻過敏、幫助睡眠（入睡困難）。 綠香桃木＿化解鼻涕痰液、鼻塞暢通、緩解咳嗽（溼咳）、改善鼻過敏、提神醒腦。 檸檬香桃木＿提神醒腦、消炎止痛、心臟養護、提升免疫、抗黴菌。

心靈功效	增強直覺、提升自信、靈思泉湧。
心理徵狀	鬱悶煩躁、負面悲觀、焦躁亢奮、鬆懈渙散、完美主義。
注意事項	檸檬香桃木的醛類容易造成皮膚刺激，建議稀釋成 3% 以下濃度。

牛膝草（桉油醇型）
Hyssop 1,8-cineole

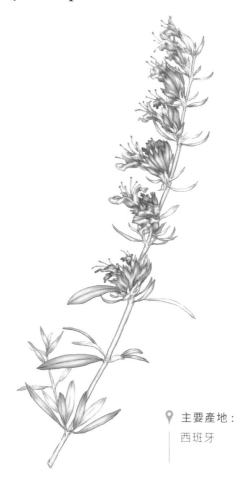

📍 主要產地：
西班牙

牛膝草　　　　　　Hyssop (*Hyssopus officinalis*)

在芳療中，常見的牛膝草精油有兩種，分別為**牛膝草**與**高地牛膝草**。它們功效也很相似，擅長處理**呼吸道**的問題，具有收斂鼻涕痰液、抗菌及抗感染的效果，但因型態不同，使得強弱度與刺激度大相逕庭。

牛膝草精油含有較高比例的酮類芳香分子(松樟酮)，具有神經毒性，使用上須特別注意濃度與用法，建議使用前先諮詢專業芳療師。因此芳療中用的牛膝草大多為高地牛膝草(桉油醇)這個品種，使用上相對安全；選購牛膝草精油時，須多加注意牛膝草的成分。

牛膝草是希伯來人(Hebrews)的神聖植物，具有**淨化罪惡、洗滌靈魂**的能力。在《出埃及記》(Exodus)中記載，摩西(Moses)讓以色列百姓使用牛膝草蘸血，並將血塗在門楣與門柱上，藉此躲過天神降下的災禍。

◎ **對應脈輪：**
第 **5** **7** 脈輪

保存期限	三年	**科 屬**	唇形科神香草屬				
萃取方式	蒸餾	**萃取部位**	開花頂端	**香氣速度**	前調	**香氣調性**	葉片調

香氣應用 　輕盈又不失沉穩的香氣，適合與尤加利、歐洲赤松、荳蔻搭配。

主要成分
40 ─ 61%　1,8- 桉油醇／桉樹油 (1,8-cineole ／ eucalyptol)
10 ─ 20%　β─蒎烯 (beta pinene)

皮膚功效	少用於美容保養。
生理功效	化解鼻涕痰液、鼻塞暢通、提升免疫、提升食慾、緩解咳嗽 (淫咳)。
心靈功效	連結神性、消除欲望、客觀理性。
心理徵狀	驚嚇恐慌、欲望強盛、固執死板、猶疑迷惘、怠惰厭倦。
注意事項	高地牛膝草含有較高比例的 1,8- 桉油醇，具有高揮發的特性，容易使皮膚及黏膜乾化，建議稀釋成 3%以下濃度。

檸檬馬鞭草
Lemon Verbena

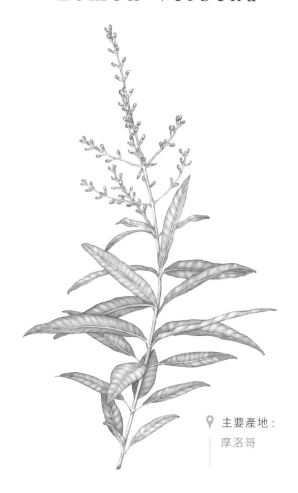

主要產地：
摩洛哥

檸檬馬鞭草　　　Lemon Verbena (*Lippia citriodora*)

檸檬馬鞭草（Lemon Verbena）與馬鞭草（Vervain）經常被誤認為是相同植物，然而實際上卻是不同品種。從拉丁學名來看，檸檬馬鞭草為 *Lippia citriodora*，馬鞭草則是 *Verbena officinalis*，**因此檸檬馬鞭草精油並非是混合檸檬的馬鞭草精油**，而是一種名為「檸檬馬鞭草」的植物所萃取出來的精油。

市面上許多馬鞭草的保養美妝品，實際上是檸檬馬鞭草，會有檸檬二字，來自於芳香分子檸檬醛，使得這支精油有著類似檸檬的香氣；而花精療法的馬鞭草花精，才是馬鞭草。

在芳療中，檸檬馬鞭草精油**同時具有放鬆和激勵的功效**，能幫助身心放鬆，輕盈自在，但卻不會讓人倒頭就睡，而是感受平靜祥和的悠閒感。此外，檸檬馬鞭草對於**心理壓力**引起的身心狀況，像是腸胃不適、皮膚問題、呼吸不順等，具有強大的紓緩功效，這也讓檸檬馬鞭草被稱為「花草茶女王」。

◎ 對應脈輪：
第 **3** 脈輪

保存期限	三年	**科 屬**	馬鞭草科防臭木屬				
萃取方式	蒸餾	**萃取部位**	葉片	**香氣速度**	前調	**香氣調性**	柑橘調

香氣應用	清甜花草茶的香氣，適合與香桃木、香蜂草、香青蘭搭配。

主要成分	13 － 43%	檸檬醛（citral）
	8 － 40%	右旋檸檬烯（D-limonene）
	≦ 10%	β－石竹烯（beta caryophyllene）

皮膚功效	修復面皰、改善體味、頭皮護理（油性頭皮）、緊緻拉提、軟化橘皮。
生理功效	平衡神經、降低血壓、促進消化、緩解腹痛（焦慮緊張）、幫助睡眠（入睡困難）。
心靈功效	緩解焦慮、緩解憂鬱、放鬆歡愉。
心理徵狀	鬱悶煩躁、麻木冷漠、萎靡不振、掌控占有、怠惰厭倦。
注意事項	檸檬馬鞭草的醛類容易造成皮膚刺激，建議稀釋成 1% 以下濃度。

松紅梅（馬奴卡）
Manuka

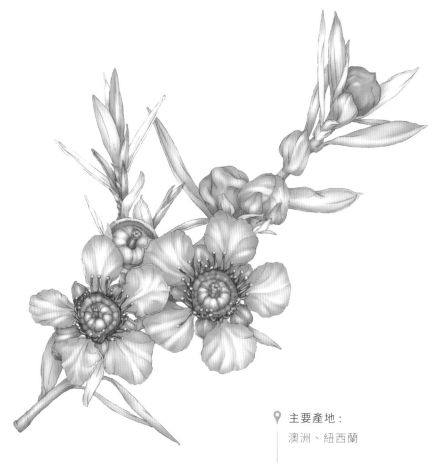

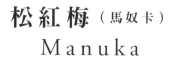

📍 主要產地：
澳洲、紐西蘭

松紅梅　　　　Manuka *(Leptospermum scoparium)*

松紅梅又被稱為馬奴卡、麥盧卡或紐西蘭茶樹。

仔細觀察松紅梅的外型,便能發現其葉形如松、花朵似梅,因而得名為「松紅梅」。雖然原產地在澳洲和紐西蘭,但也有被引進臺灣種植,是常見的庭院觀賞植物之一。而萃取自松紅梅的精油,則具有罕見的三酮(纖精酮)成分,能有效消融黏液,並化解內心深處的創傷,適合身心敏感族群使用。

在芳療中,松紅梅精油最讓人印象深刻的便是它的氣味,曾被形容為過度熟成的香蕉,仔細嗅聞更似私密處分泌物的味道,因此經常用於處理**婦科問題**,像是私密處搔癢、陰道炎、陰道灼熱,甚至是難纏的白色念珠菌(黴菌)都能使用松紅梅精油處理。

◉ 對應脈輪:
第 **4** 脈輪

松紅梅除了精油外,更常見於蜂蜜市場。由松紅梅花蜜所釀製的麥盧卡蜂蜜風靡全世界,麥盧卡蜂蜜佔全球蜂蜜的 1%,高昂的價格甚至被稱為「液體黃金」。

Chapter 2 認識芳香精油・葉片類

保存期限	三年	**科 屬**	桃金孃科薄子木屬				
萃取方式	蒸餾	**萃取部位**	葉片	**香氣速度**	中調	**香氣調性**	藥草調

香氣應用	過度熟成的香蕉味,適合與茶樹、檸檬、沒藥搭配。

主要成分	15 − 18%　纖精酮(leptospermone) ≦ 15%　反式菖蒲烯(trans calamenene) ≦ 10%　杜松 3.5 二烯(cadine 3.5 diene) ≦ 5%　四甲基異丁醯基環己三酮(flavesone) ≦ 5%　α−古巴烯(alpha copaene)

皮膚功效	修復面皰、私處保養(感染)、紓緩敏感、傷口癒合、紓緩搔癢。
生理功效	平衡神經、提升免疫、抗黴菌、緩解咳嗽(調整呼吸節奏)、抗病毒。
心靈功效	提高自尊、賦予勇氣、堅定意志。
心理徵狀	否定批判、身心失衡、自我懷疑、自卑退怯、完美主義。
注意事項	無

綠花白千層
Niaouli

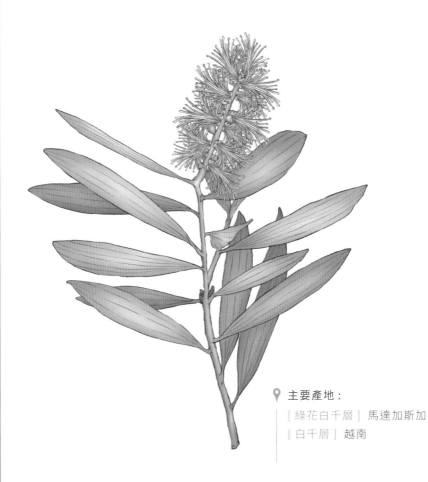

📍 主要產地：

[綠花白千層] 馬達加斯加
[白千層] 越南

綠花白千層   Niaouli (*Melaleuca quinquenervia*)
白千層   Cajeput (*Melaleuca cajuputi*)

在芳療中，常見的白千層精油有兩種，分別為**綠花白千層**與**白千層**。雖然都是白千層家族，但卻是不同品種，功效相似但各有其特點。白千層精油與綠花白千層精油皆含有高比例的 1,8- 桉油醇，因此兩者氣味清新爽利。它們擅長處理**呼吸道問題**，像是鼻塞無法呼吸、鼻水痰液過多，兩者都能溫和收斂這些多餘的體液。

仔細觀察它們的外型，會發現密集排列的穗狀花序，乍看之下彷彿清潔刷，恰巧它們的功效剛好也相當符合清潔刷的功用：強力改善空氣中的懸浮微粒，收斂人體排出的廢物黏液，把環境與身體打掃得一塵不染。

白千層屬植物擁有如千層般的樹皮，樹皮層層包覆，又層層脫落，舊皮包覆新皮，不斷汰舊換新，讓植物經歷更多風霜歲月，同時更加成長茁壯。此外，白千層也是臺灣常見的行道樹之一。

◎ 對應脈輪：
第 ❺ 脈輪

保存期限	三年	**科　屬**	桃金孃科白千層屬				
萃取方式	蒸餾	**萃取部位**	葉片	**香氣速度**	前調	**香氣調性**	葉片調

香氣應用

綠花白千層 _ 輕盈但有著雄厚尾韻的香氣，適合與薄荷、牛膝草（桉油醇型）、香桃木搭配。

白千層 _ 清涼具穿透力的香氣，適合與尤加利、迷迭香、檸檬搭配。

主要成分

[綠花白千層]

45 — 66%　1,8- 桉油醇／桉樹油（1,8-cineole／eucalyptol）
5 — 15%　α－蒎烯（alpha pinene）
5 — 10%　右旋檸檬烯（D-limonene）
2 — 9%　綠花白千層醇（viridiflorol）
3 — 8%　α－萜品醇（alpha terpineol）

[白千層]

43 — 68%　1,8- 桉油醇／桉樹油（1,8-cineole／eucalyptol）
3 — 18%　α－萜品醇（alpha terpineol）
≦ 13%　檸檬烯（limonene）

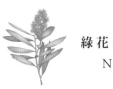

綠花白千層
Niaouli

皮膚功效	修復面皰、私處保養（感染）、蚊蟲叮咬、紓緩搔癢、頭皮護理（油性頭皮）。

生理功效	綠花白千層、白千層 _ 化解鼻涕痰液、鼻塞暢通、消炎止痛、抗黴菌、緩解咳嗽（溼咳）。

心靈功效	凝神專注、客觀理性、心境轉換。
心理徵狀	鬱悶煩躁、麻木冷漠、焦躁亢奮、鬆懈渙散、固執死板。
注意事項	綠花白千層與白千層含有較高比例的 1,8- 桉油醇，具有高揮發的特性，容易使皮膚及黏膜乾化，建議稀釋成 3% 以下濃度。

迷迭香
Rosemary

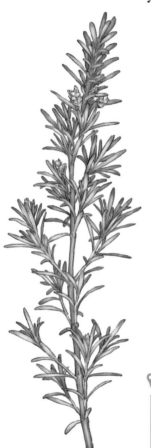

📍 主要產地：

[桉油醇迷迭香]
摩洛哥、突尼西亞
[樟腦迷迭香] 西班牙
[馬鞭草酮迷迭香] 法國、南非

桉油醇迷迭香 　　Rosemary Cineol（*Rosmarinus officinalis* ct. cineol）
樟腦迷迭香 　　　Rosemary Camphor（*Rosmarinus officinalis* ct. camphor）
馬鞭草酮迷迭香 　Rosemary Verbenone（*Rosmarinus officinalis* ct. verbenone）

在芳療中，常見的迷迭香精油有三種，分別為**桉油醇迷迭香、樟腦迷迭香及馬鞭草酮迷迭香。**

三種迷迭香精油皆擅長處理**呼吸道**的問題，但因芳香分子的差異，又可細分為**提升記憶力**的桉油醇迷迭香精油，白天搭配檸檬精油，可以加強大腦記憶；**處理肌肉問題**的樟腦迷迭香精油，搭配廣藿香精油便能鬆開氣結，紓緩緊繃的肌筋膜；而馬鞭草酮迷迭香則具有**肝臟養護、肌膚保養**的功效，不僅能修復身體的解毒機能（肝臟），更能讓身心重回青春美麗。

迷迭香象徵愛情、回憶與忠貞。在莎士比亞《哈姆雷特》(Hamlet) 劇作中，迷迭香是封存哈姆雷特與奧菲莉亞愛情回憶的植物；而在國外的喪禮上，人們會將迷迭香放在逝者的棺木上，以表追思之情。

◉ 對應脈輪：
第 ❺ ❻ 脈輪

☐ 英國皇家園藝學會 (Royal Horticultural Society, RHS) 公布，迷迭香為鼠尾草屬之一，學名應更正為 *Salvia rosmarinus*。但因多數期刊、書籍等資料，仍將迷迭香列為「迷迭香屬」，因此本書也標示出常見的舊學名與科屬，讓讀者方便查找。

保存期限	三年	科 屬	唇形花科迷迭香屬（鼠尾草屬）			
萃取方式	蒸餾	萃取部位	開花頂端	香氣速度	前調	香氣調性 藥草調

香氣應用

桉油醇迷迭香 _ 清新舒爽的藥草香，適合與檸檬、薄荷、尤加利搭配。
樟腦迷迭香 _ 國術館的筋絡推拿藥油味，適合與冬青白珠樹、乳香、薄荷搭配。
馬鞭草酮迷迭香 _ 煦風吹拂草皮的香氣，適合與佛手柑、香桃木、荳蔻搭配。

主要成分

[桉油醇迷迭香]

41 – 53%	1,8- 桉油醇／桉樹油 (1,8-cineole ／ eucalyptol)
9 – 17%	α－蒎烯 (alpha pinene)
5 – 15%	樟腦 (camphor)
2 – 10%	β－蒎烯 (beta pinene)

[樟腦迷迭香]

15 – 28%	α－蒎烯 (alpha pinene)
16 – 24%	1,8- 桉油醇／桉樹油 (1,8-cineole ／ eucalyptol)
14 – 20%	樟腦 (camphor)
6 – 11%	樟烯 (camphene)

[馬鞭草酮迷迭香]

16 – 56%	α－蒎烯 (alpha pinene)	≦ 5%	檸檬烯 (limonene)
1 – 18%	樟腦 (camphor)	≦ 4%	香葉醇 (geraniol)
5 – 13%	乙酸龍腦酯 (bornyl acetate)	1 – 3%	沉香醇 (linalool)
4 – 11%	樟烯 (camphene)		

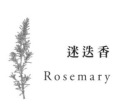

迷迭香
Rosemary

皮膚功效	頭皮護理（髮量稀少）、柔嫩白皙、收斂毛孔、淡化疤痕、修復面皰。

生理功效

桉油醇迷迭香 _ 加強記憶力、提升血壓、化解鼻涕痰液、消除水腫、利尿。
樟腦迷迭香 _ 提升血壓、紓緩痠痛（肌肉僵硬）、化解鼻涕痰液、消除水腫、利尿。
馬鞭草酮迷迭香 _ 提升血壓、化解鼻涕痰液、紓緩痠痛（肌肉僵硬）、消除水腫、利尿。

心靈功效	凝神專注、客觀理性、靈思泉湧。
心理徵狀	鬱悶煩躁、萎靡不振、焦躁亢奮、心力交瘁、鬆懈渙散。
注意事項	樟腦迷迭香的樟腦成分，孕婦、嬰幼兒及癲癇患者不適用。

苦橙葉
Petitgrain Bigarade

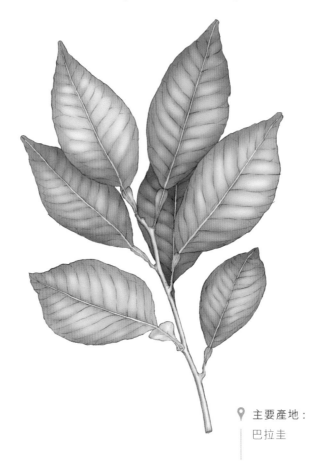

📍 主要產地：
巴拉圭

苦橙葉　　　　　Petitgrain Bigarade (*Citrus x aurantium*)

在芳療中，有一種植物的花、果、葉皆能萃取精油，那便是「苦橙樹」。從花朵萃取稱為**橙花**精油，從果實萃取稱為**苦橙**精油，從葉片萃取則稱為**苦橙葉**精油。雖然名稱不同，可是萃取的植物品種相同，可說是芳療版本的三位一體。

苦橙葉精油與橙花精油的香氣相似，但因為價格平實，因此被稱為**窮人的橙花**。苦橙葉精油擅長處理皮膚的**面皰**、**毛孔粗大**及**油性膚質**的問題，能幫助肌膚恢復柔亮滑嫩，打造細緻的水煮蛋肌。

在心靈層面，苦橙葉能夠幫助釋放**內心苦悶**，若說橙花是不食人間煙火的公主，那麼苦橙葉便是看盡人生百態的耆老，一針一線縫補內心的裂痕，修補坑坑疤疤的破碎內心，是生活困苦者的必備用油。

在希臘神話中，大地之母蓋亞（Gaia）贈予天后希拉（Hera）一顆金蘋果，作為她與天神宙斯（Zeus）結婚的賀禮，這顆金蘋果相傳便是金黃橙亮的苦橙（也有一說是甜橙），後續希拉將其交付給赫斯珀里得斯姊妹（Hesperides），種植在果園中並看守。

● **對應脈輪：**
第 **4** 脈輪

Chapter 2 認識芳香精油・葉片類

保存期限	三年	**科 屬**	芸香科柑橘屬			
萃取方式	蒸餾	**萃取部位**	葉片	**香氣速度** 前中調	**香氣調性**	葉片調
香氣應用	苦盡甘來的滄桑香氣，適合與天竺葵、橙花、佛手柑搭配。					

主要成分	36 — 58%	乙酸沉香酯（linalyl acetate）
	18 — 32%	沉香醇（linalool）
	3 — 8%	α－萜品醇（alpha terpineol）
	2 — 6%	乙酸牻牛兒酯（geranyl acetate）

皮膚功效	收斂毛孔、控油抗痘、修復面皰、改善體味、頭皮護理（油性頭皮）。
生理功效	緩解頭痛、緩解腹痛（焦慮緊張）、抗痙攣、安撫神經、幫助睡眠（入睡困難）。
心靈功效	包容接納、緩解憂鬱、癒合心靈。
心理徵狀	憂鬱惆悵、挫折失敗、焦躁亢奮、心理創傷、委屈心酸。
注意事項	無

羅文莎葉（桉油樟）
Ravintsara

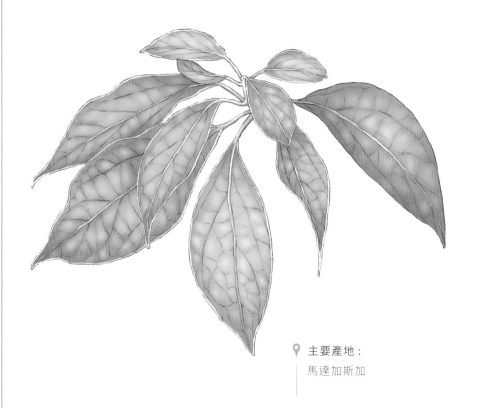

📍 主要產地：
馬達加斯加

羅文莎葉　　　　Ravintsara（*Camphora officinarum*）

（*Cinnamomum camphora*）

在芳療中，羅文莎葉（桉油樟）是流感時期的必備用油。不僅能抗菌、抗病毒及抗感染，更能提升人體免疫、淨化環境空氣，讓身體健壯。

若把薰衣草比喻為照顧孩子無微不至的媽媽，那麼羅文莎葉（桉油樟）便是鐵娘子的堅固柔情，兵來將擋、水來土掩，戰後收起殺伐戾氣，恢復溫柔可親的面貌。

羅文莎葉（Ravintsara）與洋茴香羅文莎葉（Ravensara）兩者名稱相似，但作用卻大不相同。羅文莎葉主成分為 1,8- 桉油醇，針對**支氣管**與**免疫系統**有極大的幫助；而洋茴香羅文莎葉的主要成分是醚類，容易讓人過度放鬆，甚至產生**迷幻感**，使用上須注意稀釋濃度，建議調配成 1% 以下。為了避免將兩者混淆，有些商家會將羅文莎葉標示為桉油樟，用以區別羅文莎葉和洋茴香羅文莎葉的不同。

▫ 根據 2022 年 10 月《生態與進化》（Ecology and Evolution）期刊資料指出，原先樟屬 Cinnamomum 正名為肉桂屬，樟屬的拉丁屬名修正為 Camphora，所以羅文莎葉（桉油樟）的學名從原先 *Cinnamomum camphora* 改為 *Camphora officinarum*。但因多數期刊、書籍等資料，仍將羅文莎葉（桉油樟）的學名標示為 *Cinnamomum camphora*，因此本書將兩種拉丁學名皆標示出來，讀者方便查找。

◎ 對應脈輪：
第 **❺** 脈輪

保存期限	三年	**科　屬**	樟科樟屬				
萃取方式	蒸餾	**萃取部位**	葉片	**香氣速度**	前調	**香氣調性**	葉片調

香氣應用	清涼且具穿透力的香氣，適合與穗花薰衣草、綠香桃木、尤加利搭配。

主要成分	50 — 61%	1,8- 桉油醇／桉樹油（1,8-cineole ／ eucalyptol）
	10 — 18%	檜烯（sabinene）
	5 — 11%	α－萜品醇（alpha terpineol）

皮膚功效	控油抗痘、修復面皰、私處保養（感染）、蚊蟲叮咬、紓緩搔癢。
生理功效	化解鼻涕痰液、鼻塞暢通、提升免疫、消炎止痛、緩解咳嗽（溼咳）。
心靈功效	凝神專注、客觀理性、自我覺察。
心理徵狀	鬱悶煩躁、麻木冷漠、焦躁亢奮、鬆懈渙散、身心失衡。
注意事項	無

茶樹
Tea Tree

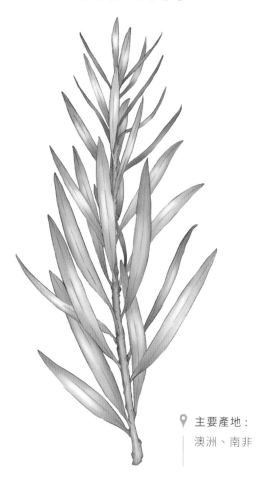

📍 主要產地：
澳洲、南非

茶樹　　　Tea Tree（*Melaleuca alternifolia*）

茶樹又稱澳洲茶樹、互葉白千層，經常與薰衣草相提並論，是芳療中最出名的精油之一。

雖然名字裡面包含「澳洲」兩字，但並不是只有澳洲才有茶樹，而是植物的品種名稱就是「澳洲茶樹」，在臺灣也可以看見它的蹤跡。

在芳療中，茶樹經常用於各種情況，從生理的**幫助免疫**、心理的**祥和寧靜**，到環境的**清潔抗菌**，茶樹幾乎無所不能。又因為精油成分溫和、老少咸宜，被視為居家必備精油之一。

茶樹名字的由來，源於 1770 年英國海軍指揮官詹姆斯·庫克船長（Captain James Cook）。當船艦航行到澳洲東岸時，他們發現當地住民會飲用某種植物茶保健身體，於是將這種植物取名為「茶樹」。

雖然茶樹精油是萃取自茶樹，但與茶道品茗的茶樹（*Camellia sinensis*）是不同的植物。

◉ 對應脈輪：
第 **5** 脈輪

保存期限	三年	**科　屬**	桃金孃科白千層屬				
萃取方式	蒸餾	**萃取部位**	葉片	**香氣速度**	前調	**香氣調性**	葉片調
香氣應用	清新水感的草香，適合與綠花白千層、羅文莎葉、澳洲尤加利搭配。						
主要成分	30 − 49% 10 − 28% ≦ 15% ≦ 12% 5 − 13%	萜品烯 -4- 醇（terpinen-4-ol） γ－萜品烯（gamma terpinene） 1,8- 桉油醇／桉樹油（1,8-cineole ／ eucalyptol） 對繖花烴（para cymene） α－萜品烯（alpha terpinene）					
皮膚功效	修復面皰、蚊蟲叮咬、頭皮護理（油性頭皮）、私處保養（感染）、紓緩敏感。						
生理功效	化解鼻涕痰液、改善鼻過敏、提神醒腦、提升免疫、鼻塞暢通。						
心靈功效	客觀理性、心境轉換、鎮定冷靜。						
心理徵狀	鬱悶煩躁、焦躁亢奮、鬆懈渙散、拖延懶散、怠惰厭倦。						
注意事項	無						

紫羅蘭葉
Violet

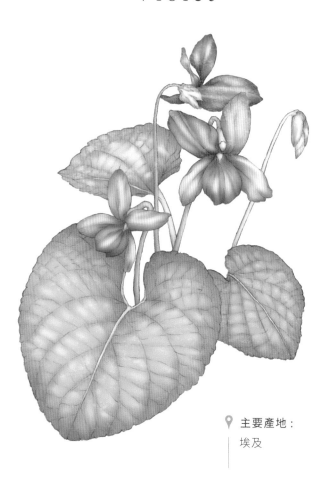

📍 主要產地：
埃及

紫羅蘭葉　　　　　Violet (*Viola odorata*)

芳療中的紫羅蘭（*Viola odorata*）與一般大眾所認知的紫羅蘭（*Matthiola incana*）並不相同，芳療中的紫羅蘭是指「香菫菜」，外型與紫羅蘭相似，常用於調製香水；而大眾所認識的紫羅蘭，是十字花科的植物，兩者為不同品種。紫羅蘭葉原精萃取自葉片，並非萃取自花朵，因此市面上標示的紫羅蘭花香，大多為人工合成的香氣，也就是香精。

在芳療中，紫羅蘭葉原精擅長處理**心因性**的身心困擾，像是緊張引起的呼吸不順、受驚嚇的面色蒼白；或是生理的肝腎功能低下、支氣管問題等。此外，紫羅蘭葉含有紫羅蘭酮（Ionone）成分，對於腫瘤有明顯的抑制效果，因此經常與乳香搭配，用來照護癌症患者。

紫羅蘭是香水的重要原料之一，具有朦朧且甜美的花香。然而直接嗅聞紫羅蘭葉原精，卻難以感受出這股神秘的香氣，反而需要稀釋至 1% 以下的濃度，才能覺察它的花香。這種間接的特性，恰巧與紫羅蘭葉擅長處理心因性身心困擾有著相似之處。許多由心理狀態引起的生理問題，需要透過溫柔緩慢、間接觀察的方式去發現。因此紫羅蘭葉特別適合脆弱、敏感且封閉內心的人使用。

◉ 對應脈輪：
第 **7** 脈輪

保存期限	三年	**科 屬**	菫菜科菫菜屬				
萃取方式	溶劑	**萃取部位**	葉片	**香氣速度**	中後調	**香氣調性**	藥草調

香氣應用	雨後泥濘與苔癬交織的香氣，適合與玫瑰原精、廣藿香、岩蘭草搭配。

主要成分	≦ 61%　α－次亞麻油酸（alpha－linolenic） ≦ 20%　亞麻油酸（linoleic acid） ≦ 25%　α－棕櫚酸（alpha－palmitic acid） ≦ 2%　沉香醇（linalool）

皮膚功效	保濕鎖水、撫紋抗齡、修復面皰、淡化疤痕、傷口癒合。
生理功效	幫助睡眠（入睡困難）、緩解咳嗽（調整呼吸節奏）、肝臟養護、鼻塞暢通、緩解頭痛。
心靈功效	包容接納、提升自信、癒合心靈。
心理徵狀	麻木冷漠、心理創傷、否定批判、負面悲觀、痛心疾首。
注意事項	無

2.4
果實類
生理「幼兒」與心靈「純真」

柑橘類精油的氧化　>>

柑橘類精油的右旋檸檬烯（D-limonene）易受外在影響而氧化，變成對繖花烴（para cymene），再轉變成刺激的百里酚（thymol）或香荊芥酚（carvacrol），導致皮膚刺痛、發癢、泛紅等敏感反應，因此氧化後的柑橘類精油，請避免使用於肌膚。

氧化後的柑橘類精油，由於具有抗菌力極佳的百里酚和香荊芥酚，建議用於打掃環境（加入拖地水）或洗滌衣物（加入洗衣精），不僅能再次享受芬芳的香氣，也能達到清潔用途。

果實是植物醞釀全身力量而形成的產物，具有豐沛的營養成分，並且能夠保護種子，直到種子完成繁衍後代、擴張領土的重責大任。

種子是植物的初始型態，如同人類的「胚胎」，存放著生物遺傳訊息（DNA）；而果實如同母親的「子宮」，小心翼翼的呵護種子，確保種子在落地生根前不受外界破壞與汙染。

因此若要找像家長一樣，能**保護**、**安撫**小孩的精油，非果實類精油莫屬。

果實類精油通常是柑橘類的精油，柑橘果皮有著飽滿的油囊，裡頭含有精油的香氣成分。因此柑橘類的精油，通常是透過壓榨的方式，採集油囊內的精油。而我們剝橘子噴濺出的油液，便是油囊內的精油。由於柑橘的油囊豐富，含油量多，因此果實類精油通常較為平價。

適合處理幼兒的相關症狀

果實類精油成分溫和，應用廣泛且成效顯著，其清新甜美的香氣，是許多芳療初學者必備用油。果實溫柔卻不失強悍的特色，彷彿家長照顧孩子的堅強與韌性，因此果實類精油適合處理關於幼兒的困擾，舉凡鼻子過敏、肚子鬧疼等生理症狀；或是半夜睡不著、受到驚嚇等心理症狀，皆能使用果實類精油緩解不適。

使用萃取自果皮的柑橘類精油時，須特別注意「光敏性」。許多柑橘類精油含有光敏成分——呋喃香豆素（furanocoumarin），其中以佛手柑的光敏成分偏高；因此有些商家會生產「無光敏佛手柑」，讓佛手柑使用在皮膚上更為安全。

此外，柑橘類精油通常建議八個月內使用完，除了香氣可能變得酸澀之外，有些成分因接觸空氣氧化而改變，使用於肌膚上會產生刺痛感。因此，使用氧化後的果實類精油時，需特別留意，避免造成皮膚傷害。

回歸純真，照顧自己的內在小孩

果實的存在不僅保護了種子，散發的香氣也能引誘動物採食，讓種子隨動物糞便而遷移到世界各處。

果實期許種子能找到新居，就如同家長殷切期盼孩子未來能找到安全的落腳處。他們為此絞盡腦汁規劃孩子的功課、職業、伴侶，甚至是未來；這時的家長盡心竭力關注孩子，卻忘了照顧自己，忘了自己的心裡也住著名為「內在小孩」的自己。

當我們歷經凡塵俗事，受到社會框架而拋棄、否定自我時，果實類精油能幫助我們回歸純真，將焦點由外往內拉回，讓我們彷彿回到母親的子宮，保護內心那一縷純真的光芒和人與人之間的溫暖。

社會上有太多不公不義的事物，令人迷失自我，彼此爾虞我詐、相互較勁，卻說不清是非對錯。當你對人性感到失望、對生活感到絕望時，試著使用果實類精油與內在小孩對話。果實類精油能安撫內在小孩的不安，為你的身心加油打氣。

柑橘類精油對
內在小孩的照顧 >>

找回天真的童趣—
甜橙、檸檬、萊姆

傷心難過想抱抱—
佛手柑、紅橘

挫折低潮去去走—
葡萄柚、日本柚子

本篇介紹的「果實類」精油 >>

佛手柑	Bergamot	甜橙	Sweet Orange
葡萄柚	Grapefruit	紅橘	Red Mandarin
檸檬	Lemon	日本柚子	Yuzu
萊姆	Lime		

佛手柑（香檸檬）
Bergamot

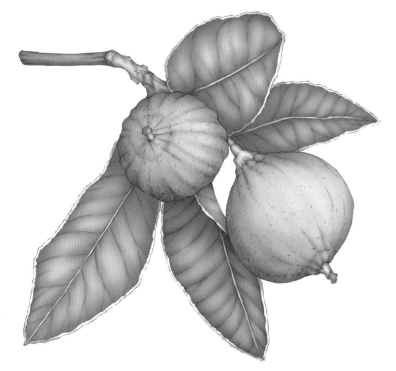

泰國青檸

佛手柑與泰國青檸

芳療所使用的佛手柑精油，其實是指外型圓潤可愛的香檸檬。然而搜尋佛手柑精油時，卻經常出現外型如同馬蜂窩的泰國青檸（俗稱箭葉橙、馬蜂橙或卡菲爾萊姆）。

而外型奇特宛如手爪般的圖片，其實才是真正的佛手柑。在芳療中，也有泰國青檸（Citrus hystrix）精油，分別蒸餾自果皮與葉片。果皮蒸餾的氣味酸甜，能讓身心充滿朝氣；而葉片蒸餾的氣味酸爽，不僅可以淨化空氣異味，用於防治蟑螂更是卓越。

📍 **主要產地：**
義大利

佛手柑　　　　Bergamot（*Citrus x bergamia*）

Introduction >>

佛手柑是柑橘類精油中主要以「酯」類為主的精油,因具有放鬆身心、抗憂鬱的功效,經常用於**安撫焦慮、化解憂鬱**,甚至被稱為「大自然的百憂解」(Prozac,抗抑鬱藥物)。

然而芳療中的佛手柑,與中藥的佛手柑(*Citrus medica*)並不相同,芳療的佛手柑是黃綠色厚皮果子,又稱為香柑或香檸檬;中藥的佛手柑則有著宛如數隻黃色手指的外型,又稱為香櫞。雖都被稱為佛手柑,但兩者為不同植物。

相傳英國查理葛雷伯爵(Earl Charles Grey)在某次宴會上,不小心將佛手柑油滴入中國官員贈送的茶葉中,此時茶葉的芬芳飄散會場,在場賓客無不驚豔。此後,這種加入佛手柑油的茶便被命名「伯爵茶」。

○ 對應脈輪:

第 ④ 脈輪

保存期限	八個月	**科 屬**	芸香科柑橘屬				
萃取方式	壓榨	**萃取部位**	果皮	**香氣速度**	前調	**香氣調性**	柑橘調
香氣應用	伯爵紅茶的經典香氣,適合與甜馬鬱蘭、茉莉、高地真正薰衣草搭配。						
主要成分	34 — 53% 檸檬烯(limonene) 22 — 34% 乙酸沉香酯(linalyl acetate) 3 — 15% 沉香醇(linalool)						
皮膚功效	修復面皰、收斂毛孔、控油抗痘、頭皮護理(油性頭皮)、軟化橘皮。						
生理功效	緩解頭痛、緩解腹痛(焦慮緊張)、安撫神經、抗痙攣、幫助睡眠(入睡困難)。						
心靈功效	赤子之心、包容接納、緩解憂鬱。						
心理徵狀	憂鬱惆悵、痛心疾首、負面悲觀、難過哀傷、空虛寂寞。						
注意事項	1. 佛手柑的呋喃香豆素成分(furanocoumarin)具有光敏性,使用於肌膚上須避免陽光照射,以免造成肌膚敏感。 2. 柑橘類精油建議八個月內使用完,超過八個月的柑橘類精油會因氧化讓氣味變得較酸澀,對皮膚的刺激程度也較強,因此不建議使用在皮膚上。但氧化後的柑橘類精油抗菌能力變強,適合用於居家環境清潔。						

葡萄柚
Grapefruit

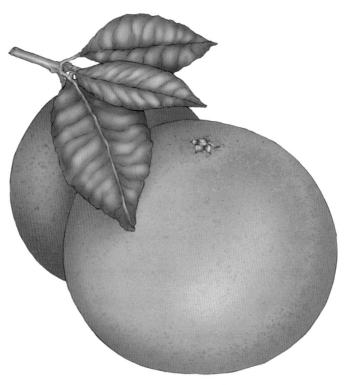

📍 主要產地：
美國、阿根廷、墨西哥

葡萄柚　　　　　　　Grapefruit（*Citrus x paradisi*）

葡萄柚是柚子(*Citrus maxima*)和甜橙(*Citrus sinensis*)的混種。一般食用的葡萄柚,常見為紅色、粉色和白色,而在芳療所使用的葡萄柚精油,大多為白葡萄柚及粉紅葡萄柚;儘管分為白、粉葡萄柚,但兩者功效相似,差別在於白葡萄柚香氣較為酸甜,粉紅葡萄柚香氣較為香甜。

在芳療中,葡萄柚精油具有**化解疏通**的功效,像是身體的腫脹虛胖、僵硬停滯,或是心理「剪不斷,理還亂」的情況。充滿水感的葡萄柚精油,能帶動僵直生硬的身心靈,重啟生命力的流動。

● 對應脈輪:
第 ❸ ❻ 脈輪

「斷捨離」是葡萄柚精油的最佳寫照,但凡有懶散怠惰、戀舊不捨、生硬死板情況者,皆可使用葡萄柚精油,斬斷雜思念想,擺脫過去,回到當下,展望未來。

保存期限	八個月	科 屬		芸香科柑橘屬				
萃取方式	壓榨	萃取部位	果皮		香氣速度	前調	香氣調性	柑橘調
香氣應用	充滿水感與陽光的香氣,適合與杜松、絲柏、月桂搭配。							
主要成分	90－99%　右旋檸檬烯 (D-limonene) ≦　4%　月桂烯 (myrcene) ≦　2%　α－蒎烯 (alpha pinene)							
皮膚功效	纖體雕塑、改善體味、收斂毛孔、頭皮護理(油性頭皮)、緊緻拉提。							
生理功效	調整時差、肝臟養護、消除水腫、抑制食慾、改善靜脈曲張。							
心靈功效	赤子之心、放鬆歡愉、心境轉換。							
心理徵狀	憂鬱惆悵、難過哀傷、疏離逃避、空虛寂寞、拖延懶散。							
注意事項	1. 柑橘類精油通常具有光敏性,使用於肌膚上須避免陽光照射,以免造成肌膚敏感。 2. 柑橘類精油建議八個月內使用完,超過八個月的柑橘類精油會因氧化讓氣味變得較酸澀,對皮膚的刺激程度也較強,因此不建議使用在皮膚上。但氧化後的柑橘類精油抗菌能力變強,適合用於居家環境清潔。							

檸檬
Lemon

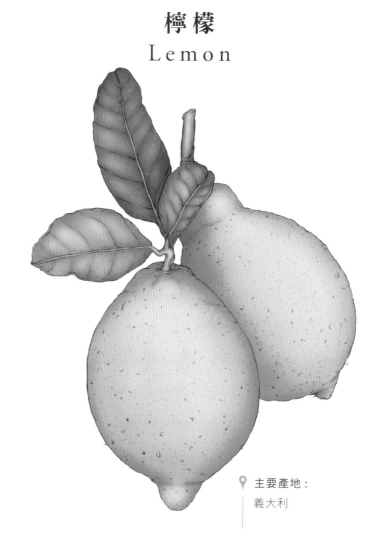

📍 主要產地：
義大利

檸檬　　　　　　　Lemon (*Citrus x limon*)

Introduction >>

關於檸檬,許多人常將檸檬(Lemon)與萊姆(Lime)混淆,認為黃色的是萊姆,綠色的是檸檬。然而顏色主要是用於「成熟度」的區分,並不能當成判別檸檬或萊姆的標準。在臺灣,我們比較常使用綠檸檬、黃萊姆;而在國外,則是黃檸檬、綠萊姆。

在芳療中,檸檬精油香氣清新,擅長處理生理層面的**腸胃問題**,像是食慾不振、消化不良;在心理層面則具有**提振精神**的能力,像是激勵振奮、勇往直前、樂觀面對;在環境方面則能淨化空氣,像是菸味、油煙味,或是**淨化空間**的能量頻率。2019 年,世界各地爆發嚴重特殊傳染性肺炎疫情(COVID-19),2020 年,中興大學森林系王升陽教授與研究團隊,發現檸檬精油可能具有預防 COVID-19 的冠狀病毒侵入人體的作用,頓時讓檸檬精油一躍成為芳療新星,眾人爭相選購。

◉ 對應脈輪:
第 ❸ 脈輪

保存期限	八個月	**科　屬**	芸香科柑橘屬				
萃取方式	壓榨	**萃取部位**	果皮	**香氣速度**	前調	**香氣調性**	柑橘調

香氣應用	酸澀帶勁的香氣,適合與杜松漿果、歐洲冷杉、乳香搭配。

主要成分	56 － 79%　檸檬烯 (limonene) 7 － 17%　β－蒎烯 (beta pinene) 6 － 12%　γ－萜品烯 (gamma terpinene)

皮膚功效	改善體味、軟化橘皮、柔嫩白皙、頭皮護理(油性頭皮)、纖體雕塑。
生理功效	肝臟養護、促進消化、提神醒腦、提升食慾、消除脹氣。
心靈功效	激勵振奮、赤子之心、凝神專注。
心理徵狀	憂鬱惆悵、負面悲觀、鬱悶煩躁、空虛寂寞、拖延懶散。
注意事項	1. 柑橘類精油通常具有光敏性,使用於肌膚上須避免陽光照射,以免造成肌膚敏感。 2. 柑橘類精油建議八個月內使用完,超過八個月的柑橘類精油會因氧化讓氣味變得較酸澀,對皮膚的刺激程度也較強,因此不建議使用在皮膚上。但氧化後的柑橘類精油抗菌能力變強,適合用於居家環境清潔。

萊姆
Lime

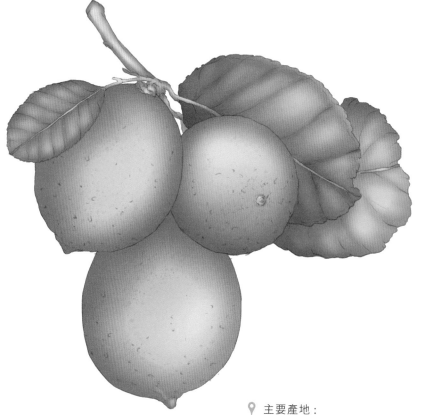

📍 主要產地:
美國、墨西哥、埃及

萊姆   Lime（*Citrus x aurantifolia*）

Introduction >>

萊姆常因外型與檸檬相似，而被誤認為檸檬，又因切開無籽，被稱為「無籽檸檬」。檸檬與萊姆的差異可從三點區分，以外型而言，檸檬表皮粗糙，兩側凸起明顯，萊姆則表皮光滑，兩側較圓；以果肉而言，檸檬內含籽，萊姆大多無籽；以氣味而言，檸檬酸味強烈，萊姆酸中帶甜。

在芳療中，萊姆精油擅長處理生理層面的**腸胃問題**，像是腹痛、食慾旺盛；在心理層面則能讓心靈恢復**寧靜祥和**，像是因焦慮緊張引起的身心不適，或是被羨慕、嫉妒想法所淹沒的大腦。在 15 世紀到 17 世紀的地理大發現時代，許多船隊在海洋進行探險，探險過程中，壞血症儼然成為了水手們的夢魘。直到 17 世紀，英國皇家海軍詹姆斯·林德(James Lind)醫生發現，補充柑橘類水果可有效降低壞血症症狀，從此英國海軍開始提供水手「萊姆汁」（有其他說法為甜橙或檸檬），預防壞血症的發生。

◉ 對應脈輪：
第 ❸ 脈輪

保存期限	八個月	**科 屬**	芸香科柑橘屬				
萃取方式	壓榨	**萃取部位**	果皮	**香氣速度**	前調	**香氣調性**	柑橘調

香氣應用	酸甜帶花朵的香氣，適合與橙花、銀合歡、巨冷杉搭配。

主要成分	45 — 61% 右旋檸檬烯（D-limonene） 10 — 25% β－蒎烯（beta pinene） 8 — 17% γ－萜品烯（gamma terpinene）

皮膚功效	軟化橘皮、收斂毛孔、控油抗痘、紓緩搔癢、蚊蟲叮咬。
生理功效	肝臟養護、抑制食慾、降低血壓、緩解腹痛（焦慮緊張）、消除脹氣。
心靈功效	赤子之心、放鬆歡愉、心境轉換。
心理徵狀	憂鬱惆悵、鬱悶煩躁、空虛寂寞、猶疑迷惘、身心失衡。

注意事項	1. 柑橘類精油通常具有光敏性，使用於肌膚上須避免陽光照射，以免造成肌膚敏感；但若是蒸餾萃取的萊姆精油，則不含具光敏性的呋喃香豆素。 2. 柑橘類精油建議八個月內使用完，超過八個月的柑橘類精油會因氧化讓氣味變得較酸澀，對皮膚的刺激程度也較強，因此不建議使用在皮膚上。但氧化後的柑橘類精油抗菌能力變強，適合用於居家環境清潔。

甜橙
Sweet Orange

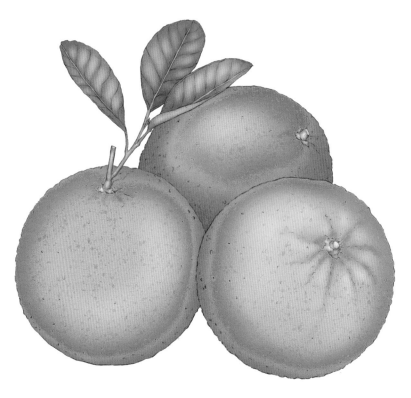

📍 主要產地：
巴西、墨西哥、義大利

甜橙　　　　　　Sweet Orange（*Citrus x sinensis*）

甜橙精油香氣與香吉士極為相似，在歐洲地區許多國家晝短夜長，長期籠罩在黑暗之下，使得當地居民容易出現季節性憂鬱症(Seasonal Affective Disorder)。為了讓情況有所好轉，當地人會在冬季啜飲氣味甜美的甜橙汁搭配熱紅酒，讓充滿活力的甜橙激勵心情，同時也讓身體感到溫暖。在芳療中，甜橙精油擅長處理生理層面的**腸胃問題**，像是消化不良、緊張腹痛；或是幫助心靈**找回純真**，揮別陰暗憂鬱、自我否定。甜橙精油就像是生活中的啦啦隊，在一旁加油打氣，讓人積極面對人生的困境。

甜橙是個大家族，為人所熟悉的香吉士(Sunkist)便是甜橙家族的一員，而「Sunkist」同時也是美國加州農產公司的名字，由於該公司香吉士銷量極佳，使得香吉士成為美國產的甜橙代表。此外，香吉士的品種又分為「晚崙西亞甜橙」和「臍橙」，這兩種橙原產於中國湖南省辰谿縣，因此 Sunkist 也是中國地名「辰谿」的音譯。

◎ 對應脈輪：
第 **3** 脈輪

保存期限	八個月	**科 屬**	芸香科柑橘屬				
萃取方式	壓榨	**萃取部位**	果皮	**香氣速度**	前調	**香氣調性**	柑橘調
香氣應用	新鮮現榨的柳橙汁香氣，適合與天竺葵、肉桂、安息香搭配。						
主要成分	≦ 98% 檸檬烯 (limonene) ≦ 4% 月桂烯 (myrcene) ≦ 2% α－蒎烯 (alpha pinene)						

皮膚功效	軟化橘皮、頭皮護理（油性頭皮）、控油抗痘、改善體味、收斂毛孔。
生理功效	肝臟養護、促進消化、提神醒腦、提升食慾、消除脹氣。
心靈功效	激勵振奮、赤子之心、放鬆歡愉。
心理徵狀	憂鬱惆悵、負面悲觀、空虛寂寞、固執死板、謹慎防備。

注意事項	1. 柑橘類精油通常具有光敏性，使用於肌膚上須避免陽光照射，以免造成肌膚敏感。 2. 柑橘類精油建議八個月內使用完，超過八個月的柑橘類精油會因氧化讓氣味變得較酸澀，對皮膚的刺激程度也較強，因此不建議使用在皮膚上。但氧化後的柑橘類精油抗菌能力變強，適合用於居家環境清潔。

紅橘
Red Mandarin

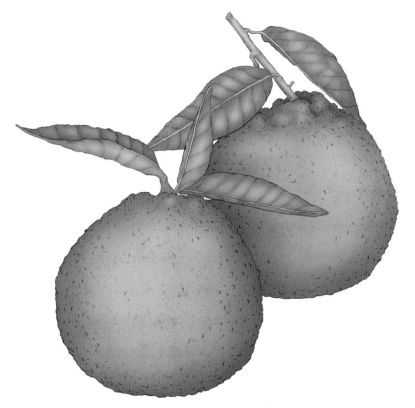

📍 主要產地：
巴西、義大利、西班牙

紅橘   Red Mandarin（*Citrus reticulata*）

在古代，柑橘是進貢皇室之果，只有身分地位尊貴之人才能享用，因此具有「崇高尊榮」的涵義。而橘(桔)與「吉」音相似，所以又被視為吉祥之物，是逢年過節的送禮首選，像是諧音大吉(橘)大利、吉(橘)祥如意。在芳療中，常見的橘子精油為紅橘精油，擅長處理**幼童腸胃問題**，像是肚子鬧疼、打嗝不停；或是幫助心靈**豐盛富足**，像是知足常樂、樂天知命等。紅橘宛如和煦的太陽，給人一股暖烘烘、卻不會曬傷的溫暖。

一般食用的橘子中，有一種橘子被稱為「火燒柑」，源自於未噴灑除蟲劑的柑橘果樹，遭鏽壁蝨、鏽蜱啃食果實表皮時，表皮的精油會溢出抵抗病蟲害。而溢出的精油與空氣中的氧氣結合後，會讓橙色橘皮變黑，宛如被火燒過，這便是火燒柑的名字由來。

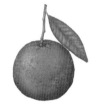

火燒柑

● 對應脈輪：
第 **3** 脈輪

保存期限	八個月	科　屬	芸香科柑橘屬			
萃取方式	壓榨	萃取部位	果皮	香氣速度	前調	香氣調性　柑橘調
香氣應用	琦君《橘子紅了》相見又離別場景的代表香氣，適合與花梨木、甜茴香、橙花搭配。					
主要成分	70 — 81%　γ－萜品烯（gamma terpinene） 12 — 20%　檸檬烯（limonene）					
皮膚功效	軟化橘皮、控油抗痘、緊緻拉提、淡化疤痕（妊娠紋）、收斂毛孔。					
生理功效	肝臟養護、平衡神經、緩解腹痛（緊張焦慮）、消除脹氣、幫助睡眠（淺眠）。					
心靈功效	赤子之心、緩解憂鬱、消除恐懼。					
心理徵狀	憂鬱惆悵、難過哀傷、空虛寂寞、飄渺不定、忍耐壓抑。					
注意事項	1. 柑橘類精油通常具有光敏性，使用於肌膚上須避免陽光照射，以免造成肌膚敏感。 2. 柑橘類精油建議八個月內使用完，超過八個月的柑橘類精油會因氧化讓氣味變得較酸澀，對皮膚的刺激程度也較強，因此不建議使用在皮膚上。但氧化後的柑橘類精油抗菌能力變強，適合用於居家環境清潔。					

日本柚子

Yuzu

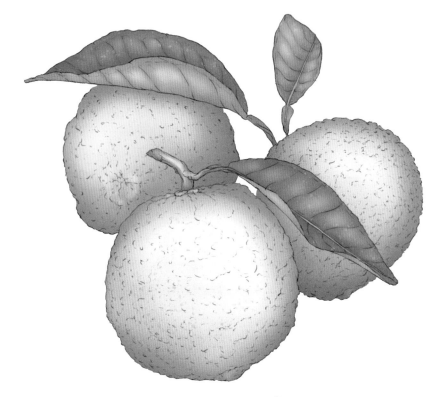

📍 主要産地：

日本

日本柚子	Yuzu（*Citrus junos*）

日本柚子精油雖然有「柚子」二字，但並不是我們熟悉的中秋「文旦」。在分類中，葡萄柚與文旦皆屬於柚子家族，但日本柚子並非此家族一員，而是「橙」類的香橙。有別於其他清新颯爽的柑橘精油，日本柚子的香氣溫醇淡雅，與市面上販售的黃金柚子茶相差無幾。

在芳療中，日本柚子擅長處理**心因性**造成的身心困擾，像是壓力型的暴飲暴食、控制型的暴食催吐、焦慮型的噁心反胃等，都能使用日本柚子薰香改善。

日本的高知縣馬路村（うまじむら）又被稱為「柚子村」，在那山多人少、樹林覆蓋率高達96%的村落裡，產出的柚子量卻占日本所有產量的一半，是日本最大宗柚子產地。高產量的柚子也為這個小村落帶來極大的商機，不僅改善當地人的生活水準，也讓柚子產業更加蓬勃發揚。

◉ 對應脈輪：

第 ❸ 脈輪

保存期限	八個月	**科 屬**	芸香科柑橘屬				
萃取方式	蒸餾	**萃取部位**	果皮	**香氣速度**	前調	**香氣調性**	柑橘調
香氣應用	黃金蜂蜜柚子果醬香氣，適合與香蜂草、檸檬馬鞭草、香青蘭搭配。						
主要成分	55 — 96%　檸檬烯（limonene） 7 — 12%　γ－萜品烯（gamma terpinene） 2 — 4%　β－水茴香萜（beta phellandrene） ≦ 4%　月桂烯（myrcene）						
皮膚功效	軟化橘皮、控油抗痘、收斂毛孔、頭皮護理（油性頭皮）、纖體雕塑。						
生理功效	促進消化、抑制食慾、消炎止痛、消除脹氣、緩解腹痛（焦慮緊張）。						
心靈功效	赤子之心、放鬆歡愉、消除欲望。						
心理徵狀	憂鬱惆悵、負面悲觀、難過哀傷、空虛寂寞、疏離逃避。						
注意事項	柑橘類精油建議八個月內使用完，超過八個月的柑橘類精油會因氧化讓氣味變得較酸澀，對皮膚的刺激程度也較強，因此不建議使用在皮膚上。但氧化後的柑橘類精油抗菌能力變強，適合用於居家環境清潔。						

2.5
種子類

生理「臟器」與心靈「淨化」

種子是植物的初始型態，在堅硬的莢殼內保存著生物遺傳訊息（DNA）。植物將種族未來的希望托付在小小的種子中，並在大自然或人類的幫助下，讓背負「繁衍種族」使命的種子離開母株，找尋新環境落地生根。為了讓種子順利發芽生長，種子內蘊藏的龐大能量，提供破殼而出的爆發力與落地扎根的生命力。種子如同人類胚胎，在子宮內經由數次的細胞分裂，形成胎兒的身體組織及器官，再由母體提供的養分，滋養成型、呱呱墜地。因此，種子類精油通常具有**養護臟器、貫注生命能量、發揮未知潛力的功效**。

種子雖承擔延續種族的重責大任，卻只能任由命運決定落腳處。種子在陌生的環境拼搏發芽，只求占得一席之地，這種孜孜不懈的毅力，彷彿在社會中打滾求生的人們。因此，當你對生活感到無力時，不妨使用種子類精油恢復元氣吧！

適合處理臟器的相關症狀

種子類精油大多具有養護臟器的功效，特別是針對解毒的肝臟、排毒的腎臟、消化的脾臟。五臟六腑為人體運行之根本，有著陰陽調合及五行生剋的關係，其中五行對應的五臟，分別是肝屬木、心屬火、脾屬土、肺屬金、腎屬水，而五臟之間的相生，分別是肝→心→脾→肺→腎，而相剋則是肝→脾→腎→心→肺→肝。以下就用自然界物質的方式說明，五行與五臟之間的生剋關係。

首先是肝臟，肝臟具有解毒與疏泄的功能，身體多數的血液在流回心臟之前都會經過肝臟，因此肝臟的功能好比樹木，專門輸送土地的養分與水分，所以肝屬木；接著是心臟，心臟為生命之根本，如同火焰具有強烈的能量，所以心屬火；再來是脾胃，脾胃能夠吸收與消化食物，好比土壤接納、滋養萬物，所以脾胃屬土；然後是肺臟，肺臟主掌呼吸與發聲，好似金屬鏗鏘有力，所以肺屬金；最後是腎臟，腎臟用於調節體內的水分代謝，將體內所有的廢液排出體外，所以腎主水——只要養好臟器，讓臟器發揮應有的作用，病痛便不會纏身，使生命力更加蓬勃生輝。

從上述說明，能夠簡單認識五行所代表的五臟，接著讓我們更進一步了解五行之間的「生剋」關係。以相生而言，木頭能生火，火焰再將物質燃為灰土，土壤充滿金屬礦石，金屬礦石可開採水源（也有一說是冰冷的金屬碰

芳療與東方醫學 >>

近年來，芳療界掀起一股東方醫學的旋風，將中西兩派的理論結合在一起，就本質上而言，芳療與東方醫學皆有使用「植物藥草」，兩者的醫學理論或許不同，但仍是基於「全人醫療」的概念進行診斷。或許我們可以將芳療視為西方的中醫，中醫視為東方的芳療，讓植物的療癒橫跨鴻溝，化解國界與文化的隔閡。

到空氣會形成水露），水流則又滋養木頭生長，如此循環生生不息；以相剋而言，木頭吸收土壤的養分，土壤汲取水分的流動，水分澆熄火焰的興旺，火焰熔解金屬的型態，金屬刻劃木頭的紋路。

而臟器除了與五行生剋相關，同時也與情緒交互影響，當情緒失控時，相對的臟器也會出問題。情緒各自對應的臟器，分別是肝主怒，常生氣會讓身體產生毒素，影響肝臟解毒；心主喜，太激動會讓心臟無法負荷，影響心肌收縮；脾主思，焦慮會吃不下飯，影響腸胃吸收；肺主悲，傷心難過會呼吸不順，影響肺臟呼吸；腎主恐，驚慌恐懼會排泄失常，影響腎臟代謝。

回歸初心，天生我才必有用

「韜光養晦」是種子發芽前的狀態，那時的種子蜷縮在自己的小宇宙，養精蓄銳，期待破殼而出大展身手。然而，不是每個生存環境都利於植物生長，水澇、乾旱、蟲害、人為破壞等，是植物生長過程中會面臨的困境。在重重打擊下，有些植物撐不下去，凋零枯萎結束一生；有些植物卻越挫越勇，越敗越戰，直到枝繁葉茂。

幼年的我們總是懷抱希望，不畏艱難勇敢追夢，直到碰了一鼻子灰，才假裝瀟灑放手；幼年的我們總覺得自己很特別，幻想著未來的美好藍圖，直到長大才發覺，終歸是滄海一粟的平凡人。人生的道路曲折且漫長，挫敗後的灰頭土臉，使我們逐漸失去自我；載浮載沉的生活，讓我們選擇逃避、渾噩度日。當人生道路漫布迷霧時，試著使用具有**引領潛能、莫忘初衷**特性的種子類精油，重新喚醒內心沉睡已久的猛獸，再度燃燒自己的小宇宙，屏蔽他人的閒言碎語，披荊斬棘勇往直前，找回消失已久的初衷。

種子的身心淨化 >>

種子類精油具有強大的「淨化」能量，能為身心俱疲的人掃除內心陰霾，同時灌注身體強力能量。對於高壓工作、長期疲勞的人而言，種子類精油絕對是難得一見的大補藥，但小心補過頭反而會讓人貪睡不想起床喔！

本篇介紹的「種子類」精油 >>

胡蘿蔔籽	Carrot Seed	芫荽	Coriander
芹菜籽	Celery Seed	蒔蘿	Dill

胡蘿蔔籽
Carrot Seed

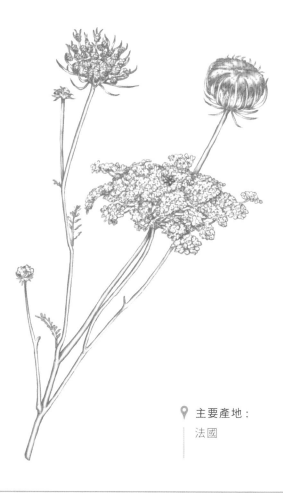

📍 主要產地：
| 法國

胡蘿蔔籽　　　　Carrot（*Daucus carota*）

野胡蘿蔔的白色花序中間，有一朵不起眼的紅色小花，相傳這是英國的安妮女王(Queen Anne)仿照野胡蘿蔔花序縫紉蕾絲花邊時，不小心扎傷手指所留下的一滴鮮血，因此野胡蘿蔔又被稱為「安妮女王的蕾絲」(Queen Anne's Lace)或「蕾絲花」。

在芳療中，胡蘿蔔籽精油經常用於**修復脆弱肌膚**，讓肌膚回到透亮紅潤的狀態，如同胡蘿蔔花序白裡透紅的雅潔嬌嫩。同時，胡蘿蔔籽也是**肝臟養護**的主力之一，若是氣虛無力，長期作息日夜顛倒，不妨使用胡蘿蔔籽為肝臟排毒淨化，恢復肝臟機能，補強身體元氣。

◉ 對應脈輪：
第 ❸ ❼ 脈輪

相傳古羅馬人認為胡蘿蔔籽具有**滋陰補陽**的效果，他們將胡蘿蔔籽磨碎增添進料理中，除了增加菜餚風味，同時能提升食用者的性慾。而在現代科學分析中，也確定胡蘿蔔植物本身的確有壯陽、補氣的效果。

保存期限	三年	**科 屬**	繖形科胡蘿蔔屬			
萃取方式	蒸餾	**萃取部位**	種子	**香氣速度**	中後調	**香氣調性** 香料調
香氣應用	新鮮現榨的果菜汁味，適合與芹菜籽、永久花、馬鞭草酮迷迭香搭配。					
主要成分	≦ 61%　乙酸牻牛兒酯（geranyl acetate） ≦ 25%　α－蒎烯（alpha pinene） ≦ 20%　檜烯（sabinene） ≦ 10%　β－沒藥烯（beta bisabolene） ≦ 10%　β－蒎烯（beta pinene） ≦ 9%　月桂烯（myrcene）					

皮膚功效	淡化疤痕、氣色紅潤、柔嫩白皙、撫紋抗齡、淡化斑點。
生理功效	肝臟養護、提升血壓、消除脹氣、提升雄風、消除水腫。
心靈功效	提高自尊、靈思泉湧、增強直覺。
心理徵狀	麻木冷漠、飄渺不定、心力交瘁、固執死板、憤恨不滿。
注意事項	懷孕不適用。

芹菜籽
Celery Seed

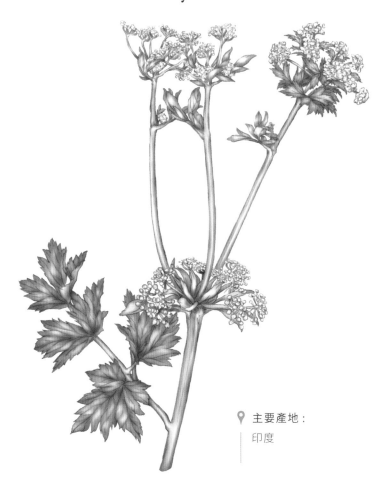

主要產地：
印度

芹菜籽　　　　　Celery Seed（*Apium graveolens*）

Introduction >>

在芳療中，芹菜籽具有**養護肝腎**的功效，能夠幫助肝臟解毒，並且促進身體的水分代謝，適合長期熬夜、作息顛倒、水腫虛胖的人使用。此外，若是因肝腎機能降低所引起的生理及皮膚問題，像是身體疲勞、膚色暗沉、血脂過高、痛風結石等，也能使用芹菜籽精油進行日常保養。

芹菜籽是四大美白精油之一（其餘為永久花、胡蘿蔔籽、馬鞭草酮迷迭香），具有極佳美白效果，經常用於**淡化肝斑或曬斑**，或是**抑制黑色素沉澱**，讓臉部恢復潔白無瑕。將四大美白精油搭配玫瑰果油或沙棘果籽油，調合成 1% 濃度，並取適量按摩臉部，隔天便能立即感受到精油美白的強大功效。

在古希臘，由於芹菜的氣味強烈鮮明，因此被人認為具有與冥界相通的能力。在喪禮上，生者為亡者獻上芹菜所編成的花圈，除了用以表達哀悼傷感，也祝福亡者能夠安祥平靜進入冥界。

◎ 對應脈輪：
第 ❸ 脈輪

保存期限	三年	**科　屬**	繖形科芹屬				
萃取方式	蒸餾	**萃取部位**	種子	**香氣速度**	中後調	**香氣調性**	香料調
香氣應用	微苦的中藥粉味，適合與馬鞭草酮迷迭香、永久花、廣藿香搭配。						

主要成分	60 － 71%	右旋檸檬烯（D-limonene）
	5 － 15%	β－蛇床烯（beta selinene）
	≦　8%	α－蛇床烯（alpha selinene）
	≦　8%	5-苯基-1,3-環己二酮（5 phenyl-1 3-cyclohexanedione）

皮膚功效	淡化疤痕、纖體雕塑、柔嫩白皙、淡化斑點、氣色紅潤。
生理功效	利尿、肝臟養護、降低血壓、滋補神經、消除水腫。
心靈功效	提高自尊、消除欲望、增強直覺。
心理徵狀	謹慎防備、萎靡不振、心力交瘁、固執死板、忍耐壓抑。
注意事項	無

芫荽
Coriander

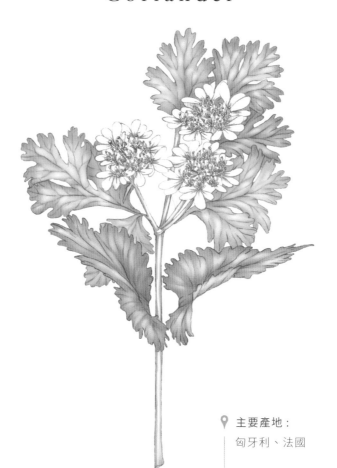

📍 主要產地：
匈牙利、法國

芫荽　　　　　Coriander（*Coriandrum sativum*）

芫荽的名字看起來陌生，但唸出來便會發現，它就是我們生活中常見的「香菜」，也有些人會稱之為「胡荽」。雖然是香菜精油，但卻沒有濃郁的香菜味，反而是甜甜的花木香和香料的辛香。

在芳療中，芫荽經常使用在因壓力過大引起的腸胃問題，像是焦慮型腹痛、憂鬱型食不下咽及壓力型暴飲暴食。芫荽籽精油能透過**溫和滋補神經**的方式，讓腸胃恢復正常運作，同時讓身心放鬆不緊繃。

芫荽雖然被稱為「香菜」，但對某些人而言，卻是有著肥皂、蟲子或泥土味的「臭菜」。之所以會有如此極端的氣味感受，是因為人類嗅覺受體基因「OR6A2」發生變異，此基因發生變異後，會讓嗅覺放大醛類物質的氣息，讓醛類物質的氣味變得強烈而突出；恰巧這些醛類物質在肥皂與泥土中也能找到，所以有些人會覺得香菜的氣味很像肥皂或泥土，臭到讓人感到噁心與不適。但芳療中的芫荽籽精油，卻是甜美的木質花香，與整株芫荽氣味截然不同，討厭香菜氣味的人可以放心使用。

◉ 對應脈輪：
第 **3** **7** 脈輪

保存期限	三年	**科　屬**	繖形科芫荽屬			
萃取方式	蒸餾	**萃取部位**	種子	**香氣速度**	中調	**香氣調性** 香料調
香氣應用	輕盈甜美的落花香，適合與花梨木、天竺葵、玫瑰草搭配。					
主要成分	60 － 79%　沉香醇（linalool） 3 － 10%　α－蒎烯（alpha pinene） 1 － 9%　γ－萜品烯（gamma terpinene） 2 － 7%　樟腦（camphor） ≦　8%　乙酸牻牛兒酯（geranyl acetate）					

皮膚功效	少用於美容保養。
生理功效	促進消化、消除脹氣、補充元氣（溫和）、滋補神經、緩解頭痛。
心靈功效	提高自尊、放鬆歡愉、靈思泉湧。
心理徵狀	憤恨不滿、欲望強盛、完美主義、狂熱上癮、缺乏耐心。
注意事項	無

蒔蘿
Dill

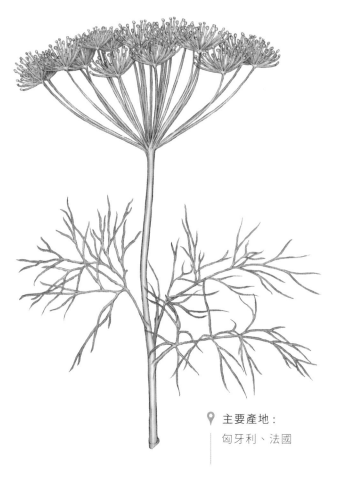

 主要產地：
匈牙利、法國

蒔蘿　　　　　　Dill（*Anethum graveolens*）

Introduction >>

蒔蘿有著如青絲飄逸般的葉片，與煙火綻放般的繖狀花序，其外型與茴香相似，使它經常被人誤認為茴香。而在傳統市場裡，蒔蘿經常被稱為土茴香或茴香菜，然而兩者只是外型相似，並不是同種植物。

在芳療中，蒔蘿又因萃取部位不同，分為「蒔蘿整株」與「蒔蘿籽」，兩者皆具有**紓緩腸胃不適**的功效，但以成分溫和性而言，蒔蘿整株較為溫和，常用於處理**幼童的腸胃問題**，像是腸絞痛、飽食胃脹及打嗝排氣；蒔蘿籽則具有些微肝毒性，使用時須注意稀釋濃度，建議調配成 1% 以下；或先諮詢專業芳療師。

在中世紀的歐洲，蒔蘿被視為愛情靈藥，單戀的人在愛慕對象口袋放入蒔蘿，能讓對方愛上自己；相愛的兩人在口袋放入蒔蘿，能讓愛情圓滿、長相廝守；而在新娘的捧花中，也會有蒔蘿點綴，祈求婚姻幸福快樂。

◎ 對應脈輪：

第 ③ ⑦ 脈輪

保存期限	三年	**科　屬**	繖形科蒔蘿屬				
萃取方式	蒸餾	**萃取部位**	整株植物 種子	**香氣速度**	中調	**香氣調性**	香料調
香氣應用	蒔蘿整株 _ 淡雅柔和的辛香，適合與甜茴香、熱帶羅勒、黑胡椒搭配。 蒔蘿籽 _ 清新醒腦的衝鼻香氣，適合與佛手柑、乳香、欖香脂搭配。						
主要成分	[蒔蘿整株] 14 — 48%　α－水茴香萜 　　　　　　（alpha phellandrene） 　9 — 23%　檸檬烯（limonene）			[蒔蘿籽] 20 — 56%　檸檬烯（limonene） 20 — 50%　香芹酮（carvone） ≦　5%　反式二氫香芹酮（trans dihydrocarvone） ≦　4%　順式二氫香芹酮（cis dihydrocarvone）			
皮膚功效	少用於美容保養。						
生理功效	蒔蘿整株 _ 促進消化、消除脹氣、抗痙攣、利尿、促進泌乳。 蒔蘿籽 _ 促進消化、消除脹氣、利尿、緩解腹痛（抗菌感染）、子宮調理（經痛）。						
心靈功效	提高自尊、堅定意志、放鬆歡愉。						
心理徵狀	飄渺不定、委屈心酸、自我懷疑、怠惰厭倦、挫折失敗。						
注意事項	蒔蘿籽含酮類成分，孕婦及嬰幼兒不適用。						

2.6
香料類

生理「腸胃」與心靈「自我」

香料對人類歷史具有舉足輕重的意義，十五世紀的地理大發現（Age of Discovery）其中一部分原因，便是各國對於香料的渴求與爭奪。各國不擇手段壟斷香料貿易市場，甚至不惜引發香料戰爭（Spice War），只為求得那令人魂牽夢縈的香氣。

芳香療法是利用芳香植物的精華，恢復身心靈平衡，達到療癒效果。然而，並不是全部的植物香氣都甜美細緻、溫潤柔和，有一類型的芳香植物氣味鮮明，甚至帶著強勢逼迫的香氣，令人難以忽視它的存在，那便是「香料類精油」。香料類精油的存在感極強，極少的分量便能凸顯它的存在，因此在香氣調合中，香料類精油通常具有壓倒性的存在感。若以動物類比，香料便像是草原王者獅子，只要有一隻在你面前佇立不動，就能帶給你強大的壓迫感。

適合處理消化的相關症狀

對於人體而言，腸胃是消化食物並吸收營養的器官，人類透過進食維持生命能量，使身體有著源源不絕的動力，得以繼續生存下去，因此一旦失去進食的欲望，通常代表「喪失生存的意願」。此時，香料類精油便得以發揮功效，透過強烈的香氣，刺激大腦邊緣系統（掌管原始的生存機能），誘發進食的欲望，攝取身體生存必要的養分。

香料類精油擅長處理與**消化相關**的問題，所謂的消化並不僅止於生理的「食物消化」，同時也包含心理的「情感接納」。十八世紀法國美食寫作評論家薩瓦蘭（Jean-Anthelme Brillat-Savarin）曾寫出 You are what you eat，也就是「人如其食」，吃什麼就會像什麼；反言之，「食如其人」，像什麼便會吃什麼。因此當你內心缺乏某些情感時，便會索求對應的食物，像是缺愛的人，通常喜歡巧克力或蛋糕等類型的食物（絲滑綿密、甜蜜幸福），填補心中空虛匱乏。

因此食物不只是食物，同時也**隱含情感象徵**，所以香料類精油，除了幫助腸胃消化、吸收豐富的營養外，也能讓心理感到溫暖與滿足。

食物與情感象徵 >>

甜食象徵愛，像是巧克力、蛋糕等。

飲品象徵柔軟性，像是水、清茶等。

奶製品象徵安全感，像是牛奶、起司等。

油炸食物象徵空虛感，像是薯條、雞排等。

醃製食物象徵固執守舊，像是罐頭、泡菜等。

恢復衝勁，重啟原始能量

香料就像是人生中的調味料，在索然無味的生活裡，添加意想不到的驚奇，讓人找回生命的樂趣，體驗各種不同的經歷。

香料類精油的強大能量，提供人們往前邁進的動力，並找回潛藏在體內的雄心壯志，發揮前所未有的創造力。若生活令你感到乏味，或是少了奮力一搏的勇氣，不妨使用香料類精油，幫助你恢復衝勁與鬥志，找到拼搏的意義。

在宇宙中，每個存在都有其價值、獨特性及不可替代性。香料強勢的存在感，能讓我們在探索生存意義時，找回生命原始的根本，了解自己存在的使命。儘管生活中有許多不如意，甚至會讓人產生回歸宇宙虛無的念頭，這時請試著使用香料類精油，它能讓虛無飄渺的心，再次感受充沛能量，重啟身心靈豐盛之流的源頭。

種子與香料的差異 >>

種子與香料本質上相當類似，基本上算是同類。

許多香料萃取自植物的種子，許多種子也被當成香料使用。本書將種子與香料作區分，乃基於種子的內斂與香料的外放，種子如同曖曖內含光的幼童，有著未知的可能性；香料則如同展現自我的青年，有著鮮明的獨特性。

本篇介紹的「香料類」精油 >>

羅勒	Basil	丁香	Clove
黑胡椒	Black Pepper	山雞椒	May Chang
荳蔻	Cardamom	肉豆蔻	Nutmeg
肉桂	Cinnamon	香草	Vanilla
茴香	Fennel		

羅勒
Basil

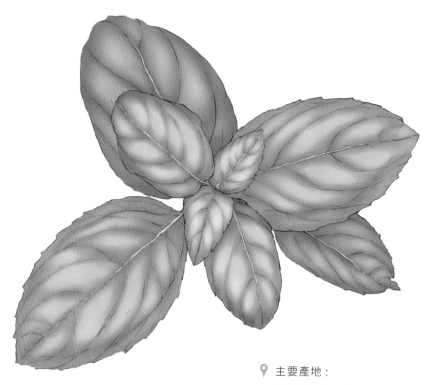

⦿ 主要產地：

[甜羅勒] 埃及
[熱帶羅勒] 印度、馬達加斯加、
　　　　　科摩洛

甜羅勒　　　　Basil Linalool (*Ocimum basilicum* ct. linalool)
熱帶羅勒　　　Basil Exotic (*Ocimum basilicum* ct. methyl chavicol)

Introduction >>

在芳療中，常見的羅勒精油有兩種，分別為**甜羅勒**與**熱帶羅勒**，兩種都擅長處理**腸胃問題**，但各有其特點。

甜羅勒是大眾熟知的義式料理青醬香氣，擅長**緩解疼痛**，像是腹痛、頭痛、經痛等；熱帶羅勒則是俗稱的九層塔，擅長**緩解痙攣**，像是抽筋、打嗝不停等，但因其成分「甲基醚蔞葉酚」的放鬆效果太強，使用上須注意稀釋的濃度，建議調配成 1% 以下。

在喬凡尼·薄伽丘 (Giovanni Boccaccio) 撰寫的《十日談》(Decameron) 曾提到羅勒的故事。故事描述富家千金愛上家僕，千金的哥哥為了維護家族的名聲，暗中殺害家僕。發現此事的千金悲痛萬分，只能默默將家僕的頭顱種植在羅勒花盆裡，讓羅勒的香氣與綠意代替愛人陪伴自己。

● 對應脈輪：
第 ❸ ❻ 脈輪

保存期限	三年	**科 屬**	唇形科羅勒屬				
萃取方式	蒸餾	**萃取部位**	開花植物	**香氣速度**	前中調	**香氣調性**	香料調

香氣應用	甜羅勒 _ 青醬義大利麵的香氣，適合與甜茴香、薄荷、荳蔻搭配。 熱帶羅勒 _ 九層塔的濃烈香氣，適合與肉桂、肉豆蔻、龍艾搭配。

主要成分	[甜羅勒] 43 — 61% 沉香醇 (linalool) 4 — 13% 丁香酚 (eugenol) 2 — 12% 1,8- 桉油醇／桉樹油 (1,8-cineole／eucalyptol)	[熱帶羅勒] 50 — 76% 甲基醚蔞葉酚 (methyl chavicol／estragole) 8 — 30% 沉香醇 (linalool) ≦ 3% 杜松烯 (cadinene) ≦ 3% β－沒藥烯 (beta bisabolene) ≦ 3% 1,8- 桉油醇／桉樹油 (1,8-cineole／eucalyptol) ≦ 1% 甲基丁香酚 (methyl eugenol)

皮膚功效	少用於美容保養。
生理功效	甜羅勒 _ 緩解頭痛、緩解腹痛（抗菌感染）、滋補神經、紓緩痠痛（肌肉僵硬）、提升食慾。 熱帶羅勒 _ 抗痙攣、緩解咳嗽（調整呼吸節奏）、緩解腹痛（焦慮緊張）、提升食慾、緩解頭痛。
心靈功效	提高自尊、賦予勇氣、靈思泉湧。
心理徵狀	完美主義、掌控占有、萎靡不振、心力交瘁、忍耐壓抑。
注意事項	熱帶羅勒的醚類成分，可能會造成迷幻效果，建議稀釋成 1% 以下濃度；孕婦及嬰兒不適用。

黑胡椒
Black Pepper

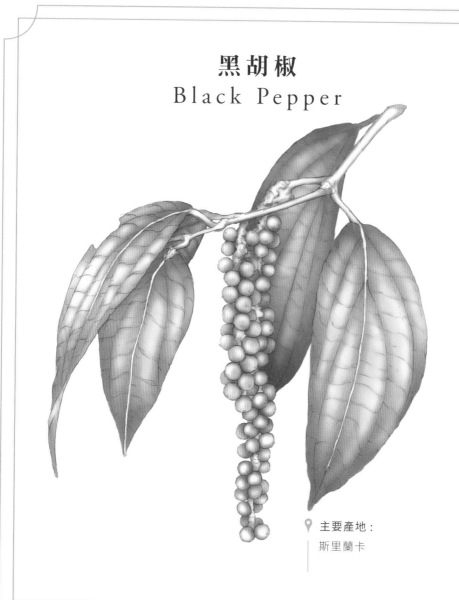

主要產地：
斯里蘭卡

黑胡椒　　　　　Black Pepper（*Piper nigrum*）

Introduction >>

在古代，黑胡椒是非常珍貴的香料，其貴重程度甚至被賦予
「黑色黃金」的稱號；而在近代，黑胡椒仍是許多人所追求
的香氣，也是引發香料戰爭 (Spice War) 的主要香料之一。

在芳療中，黑胡椒精油在生理層面擅長**循環暖身**，像是手腳
冰冷、驅風散寒；或是**纖體雕塑**，緊緻拉提鬆垮的肌膚；同
時也可處理**腸胃問題**，像是腹痛腹脹、消化不良等。而在心
靈層面，若是感到靈感匱乏或喪失動力時，不妨使用黑胡椒
精油，它能帶給人**激勵振奮**的效果，重拾對生活的熱情。

根據記載，在公元前四千年便有黑胡椒的存在，並在貴族階
級被廣泛使用。由於黑胡椒相當珍稀，與黃金不相上下，因
此又被稱為「黑色黃金」。在中世紀的法國，若要形容價值
連城的寶物，則會形容「貴如胡椒」(Cher comme poivre)，
由此可見黑胡椒的高貴不凡。

◎ 對應脈輪：
第 ❷ 脈輪

保存期限	三年	科　屬	胡椒科胡椒屬				
萃取方式	蒸餾	萃取部位	種子	香氣速度	前中調	香氣調性	香料調

香氣應用	辛香帶點甜味的香氣，適合與薑、肉桂、檸檬搭配。

主要成分	8 — 29%　β－石竹烯 (beta caryophyllene) 14 — 23%　檸檬烯 (limonene) 5 — 19%　α－蒎烯 (alpha pinene) 8 — 18%　β－蒎烯 (beta pinene) 8 — 18%　檜烯 (sabinene) 7 — 16%　δ－蒈烯 (delta 3 carene)

皮膚功效	氣色紅潤、纖體雕塑、緊緻拉提、軟化橘皮、頭皮護理（髮量稀少）。
生理功效	循環暖身、抑制食慾、子宮調理（暖宮）、紓緩痠痛（肌肉僵硬）、幫助戒菸。
心靈功效	激勵振奮、提高自尊、身體力行。
心理徵狀	麻木冷漠、萎靡不振、軟弱無力、固執死板、拖延懶散。
注意事項	無

荳蔻
Cardamom

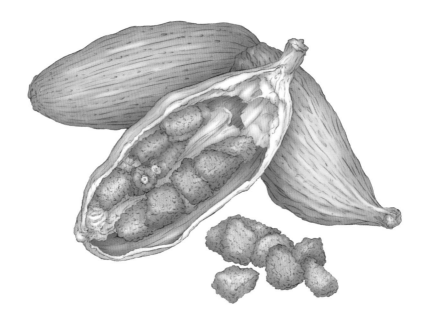

主要產地：

瓜地馬拉

荳蔻   Cardamom （*Elettaria cardamomum*）

在香料中，荳蔻又分為綠荳蔻、黑荳蔻、白荳蔻、紅荳蔻及草荳蔻，而精油所萃取的荳蔻則是有著清新溫暖香氣的「綠荳蔻」，又被稱為小荳蔻。由於名稱與肉豆蔻相似，因此經常被誤認為是肉豆蔻的品種之一，但兩者為不同植物，功效也不盡相同，選購時需注意拉丁學名的差異。

在芳療中，荳蔻精油具有**保養支氣管與腸胃**的功效，像是調節呼吸節奏、紓緩呼吸不順暢等；或是消除飽食腹脹的不適、緊張引起的腹瀉腹痛等。相較於其他香料類精油的濃郁香氣，荳蔻的香氣顯得溫潤許多，不會過於衝鼻，是相當溫和的香料類精油之一。

在呼吸道的選擇上，許多人經常使用清新嗆涼的月桂、尤加利或綠花白千層，但若你對直衝腦門的香氣感到太過刺激，或是正處於寒冬低溫時，試著使用香氣溫潤的荳蔻作為替代，不僅能溫暖肺腑、呼吸道，更能暖和心靈。

◉ 對應脈輪：

第 ❸ ❺ 脈輪

保存期限	三年	科　屬	薑科小荳蔻屬				
萃取方式	蒸餾	萃取部位	種子	**香氣速度**	前中調	**香氣調性**	香料調

香氣應用	清新中帶溫潤的香氣，適合與檸檬、迷迭香、綠花白千層搭配。
主要成分	30 － 46%　乙酸萜品酯（terpinyl acetate） 25 － 37%　1,8- 桉油醇／桉樹油（1,8-cineole／eucalyptol） ≦　8%　沉香醇（linalool）

皮膚功效	少用於美容保養。
生理功效	化解鼻涕痰液、鼻塞暢通、消除脹氣、抗痙攣、促進消化。
心靈功效	凝神專注、靈思泉湧、客觀理性。
心理徵狀	軟弱無力、萎靡不振、拖延懶散、負面悲觀、狂熱上癮。
注意事項	含有較高比例的 1,8- 桉油醇，具有高揮發的特性，容易使皮膚及黏膜乾化，建議稀釋成 3% 以下濃度。

肉桂
Cinnamon

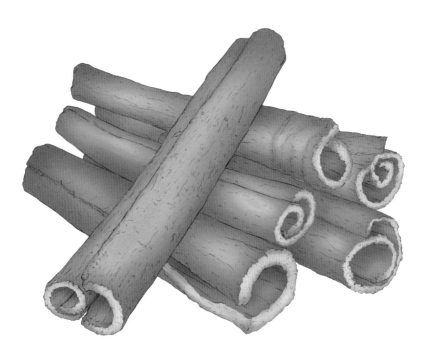

📍 主要產地：

[錫蘭肉桂皮]
馬達加斯加、斯里蘭卡
[錫蘭肉桂枝葉] 斯里蘭卡
[中國肉桂] 越南

錫蘭肉桂皮　　　Cinnamon Bark（*Cinnamomum zeylanicum*）
錫蘭肉桂枝葉　　Cinnamon Leaf（*Cinnamomum zeylanicum*）
中國肉桂　　　　Cassia（*Cinnamomum cassia*）

Introduction >>

在芳療中，常見的肉桂精油有兩種，分別為**錫蘭肉桂**與**中國肉桂**，雖然都屬於肉桂家族，但是不同品種，功效也不相同。其中，錫蘭肉桂又因萃取部位不同，分為萃取自樹皮的肉桂「皮」精油與萃取自枝葉的肉桂「枝葉」精油。兩者差異在於肉桂皮擅長**循環暖身**，像是血液循環不良、手腳冰冷等情況；肉桂枝葉則用於**發散寒氣**，像是感冒著涼、高燒不退等情況。而中國肉桂則以**強力抗菌、抗病毒**最為出名。

肉桂中的肉桂醛成分，具有抗菌、抗病毒、提升免疫、加強代謝的功效，錫蘭肉桂皮含有 75% 的肉桂醛，中國肉桂則高達 95%。雖然肉桂醛功效強大，但對皮膚也相當刺激，使用上須注意稀釋濃度，建議調配成 1% 以下。除了常見的錫蘭肉桂與中國肉桂外，臺灣本身也有特有原生種的土肉桂 (*Cinnamomum osmophloeum*)，但其外型與中藥的陰香 (*Cinnamomum burmannii*) 相似，因此常被誤認為同種植物。

● **對應脈輪：**
第 **3** 脈輪

▫ 根據 2022 年 10 月《生態與進化》(Ecology and Evolution) 期刊資料指出，原先樟屬 Cinnamomum 正名為肉桂屬，樟屬的拉丁屬名修正為 Camphora，所以肉桂從原先的樟科樟屬，修正為樟科肉桂屬。但因多數期刊、書籍等資料，仍將肉桂列為「樟屬」，因此本書將兩種屬皆標示出來，讓讀者方便查找。

保存期限	三年	**科 屬**	樟科樟屬 (肉桂屬)	**萃取方式**	蒸餾	**香氣速度**	中後調
萃取部位	錫蘭肉桂皮萃取自樹皮；錫蘭肉桂枝葉萃取自枝葉；中國肉桂萃取自樹枝。					**香氣調性**	香料調

香氣應用	錫蘭肉桂皮 _ 肉桂捲麵包的溫暖辛香，適合與甜橙、薑、荳蔻搭配。 錫蘭肉桂枝葉 _ 清涼具穿透力的香氣，適合與尤加利、迷迭香、檸檬搭配。 中國肉桂 _ 極度刺鼻的香氣，適合與丁香、錫蘭肉桂枝葉、黑胡椒搭配。

主要成分	[錫蘭肉桂皮] 50－76% 肉桂醛 (cinnamal／cinnamaldehyde) ≦ 18% 乙酸肉桂酯 (cinnamyl acetate) ≦ 11% β－水茴香萜 (beta phellandrene) ≦ 10% 1,8- 桉油醇／桉樹油 (1,8-cineole／eucalyptol) ≦ 9% β－石竹烯 (beta caryophyllene) ≦ 7% 丁香酚 (eugenol) [錫蘭肉桂枝葉] [中國肉桂] ≦ 86% 丁香酚 (eugenol) 70－96% 肉桂醛 ≦ 8% 乙酸丁香酯 (eugenyl acetate) (cinnamal／cinnamaldehyde) ≦ 7% 苯甲酸苄酯 (benzyl benzoate) ≦ 10% 乙酸肉桂酯 (Cinnamyl acetate) 1－ 7% β－石竹烯 (beta caryophyllene) ≦ 3% 肉桂醛 (cinnamal／cinnamaldehyde)

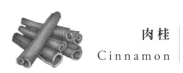

肉桂
Cinnamon

皮膚功效	較少用於美容保養。
生理功效	循環暖身、提升雄風、抗病毒、子宮調理（暖宮）、紓緩痠痛（肌肉僵硬）。
心靈功效	激勵振奮、身體力行、賦予勇氣。
心理徵狀	麻木冷漠、萎靡不振、拖延懶散、怠惰厭倦、自卑退怯。
注意事項	肉桂的肉桂醛、丁香酚容易造成皮膚刺激，建議稀釋成 1% 以下濃度。

茴香
Fennel

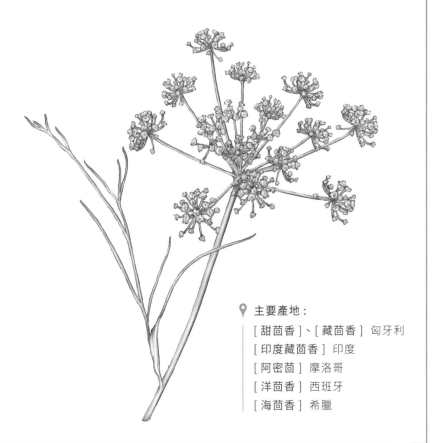

主要產地：

[甜茴香]、[藏茴香] 匈牙利
[印度藏茴香] 印度
[阿密茴] 摩洛哥
[洋茴香] 西班牙
[海茴香] 希臘

甜茴香	Sweet Fennel (*Foeniculum vulgare*)
藏茴香（葛縷子）	Caraway (*Carum carvi*)
印度藏茴香	Ajowan (*Trachyspermum ammi*)
阿密茴	Khella (*Ammi visnaga*)
洋茴香（大茴香）	Anise (*Pimpinella Anisum*)
海茴香	Sea Fennel (*Crithmum maritimum*)

在芳療中，常見的茴香精油有六種，分別為**甜茴香、藏茴香、印度藏茴香、阿密茴、洋茴香**及**海茴香**。

在芳療中，甜茴香擅長處理**婦科與腸胃問題**，像是平衡賀爾蒙與消除脹氣等；藏茴香又稱葛縷子，具**疏通化解**的功效，像是消化不良或消除脹氣等；印度藏茴香又稱獨活草，具有強大的**抗菌**與**激勵**的功效，常用來處理免疫低下、腹瀉腹痛等；阿密茴具有**放鬆、養護呼吸道與心臟的功效**，像是心律不整與心肌梗塞、調整呼吸節奏、緩和呼吸道過敏症狀等；洋茴香又稱為大茴香，功效有如強力放鬆版的甜茴香，同樣具有**幫助泌乳、消除脹氣**的作用，但因含高比例的反式茴香腦，使用上須注意稀釋的濃度，建議調配成 1% 以下。海茴香以**抗老回春、保濕白皙**最為出名，經常用於美容保養中，是近年來保養品中的耀眼新星。

◎ 對應脈輪：
第 ❷ ❸ 脈輪

希臘有一處名為 Marathon（馬拉松）的地方長滿茴香，這同時也是茴香的希臘文。而馬拉松運動的由來，是為了紀念雅典士兵菲力彼得斯（Pheidippides）在遍布茴香的道路上，不分晝夜跑到斯巴達（Sparta）求援，才有後世的馬拉松競賽。

保存期限	三年	科　屬	甜茴香為繖形科茴香屬；藏茴香為繖形科藏茴香屬；印度藏茴香為繖形科糙果芹屬；阿密茴為繖型科阿密屬；洋茴香為繖形科茴芹屬；海茴香為繖形科海茴香屬
萃取方式	蒸餾	萃取部位	除海茴香為開花頂端，其餘為種子。
香氣速度	前中調	香氣調性	香料調

香氣應用	甜茴香 _ 咖哩的美味香氣，適合與檸檬香茅、甜羅勒、薑搭配。 藏茴香（葛縷子）_ 微辣卻又空洞的香氣，適合與龍艾、甜茴香、熱帶羅勒搭配。 印度藏茴香 _ 炙熱嗆鼻的烈焰香氣，適合與百里香、肉桂、丁香搭配。 阿密茴 _ 微甜苦澀的藥味，適合與依蘭、香蜂草、甜馬鬱蘭搭配。 洋茴香（大茴香）_ 氤氳迷濛的香氣，適合與荳蔻、甜茴香、熱帶羅勒搭配。 海茴香 _ 輕柔婉約的地中海料理香氣，適合與甜橙、甜羅勒、山雞椒搭配。

主要成分	[甜茴香]		[藏茴香（葛縷子）]	
	66 — 86%	茴香腦（anethole）	50 — 59%	香芹酮（carvone）
	≦ 17%	茴香酮（fenchone）	50 — 58%	右旋檸檬烯（D-limonene）
	≦ 10%	α－蒎烯（alpha pinene）		
	≦ 10%	檸檬烯（limonene）		

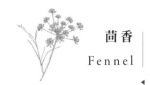

主要成分	[印度藏茴香] 33 － 61%　百里酚（thymol） 12 － 28%　γ－萜品烯（gamma terpinene） 18 － 23%　對繖花烴（para cymene） [阿密茴] 20 － 41%　沉香醇（linalool） 15 － 27%　2- 甲基丁酸異戊酯（isoamyl 2 methyl butyrate） 　6 － 15%　異丁酸戊酯（amyl isobutyrate） 　4 － 14%　戊酸戊酯（amyl valerate） [洋茴香（大茴香）] 　≦ 96%　反式茴香腦（trans anethole） 　≦ 2%　甲基醚蔞葉酚（methyl chavicol／estragole） 　≦ 1%　沉香醇（linalool） 　≦ 1%　檸檬烯（limonene） [海茴香] 36 － 52%　γ－萜品烯（gamma terpinene） 10 － 26%　β－水茴香萜（beta phellandrene） 　≦ 14%　蒔蘿醚（dillapiole） 　2 － 11%　百里酚甲醚（thymol methyl ether）
皮膚功效	甜茴香 _ 緊實豐胸、軟化橘皮、氣色紅潤、紓緩搔癢、纖體雕塑。 藏茴香（葛縷子）_ 纖體雕塑、淡化疤痕、傷口癒合、軟化橘皮、緊緻拉提。 印度藏茴香、阿密茴、洋茴香（大茴香）_ 少用於美容保養。 海茴香 _ 撫紋抗齡、保濕鎖水、柔嫩白皙、淡化疤痕、緊緻拉提。
生理功效	甜茴香 _ 促進消化、消除脹氣、抑制食慾、促進泌乳、子宮調理（平衡賀爾蒙）。 藏茴香（葛縷子）_ 促進消化、促進泌乳、消除脹氣、抗痙攣、提升食慾。 印度藏茴香 _ 提升雄風、補充元氣（強勁）、促進消化、提升血壓、抗病毒。 阿密茴 _ 心臟養護、消除脹氣、提升免疫、抗痙攣、緩解咳嗽（調整呼吸節奏）。 洋茴香（大茴香）_ 促進消化、消除脹氣、抗痙攣、化解鼻涕痰液、子宮調理（經痛）。 海茴香 _ 利尿、肝臟養護、消除水腫、抗痙攣、促進消化。
心靈功效	提高自尊、鍛鍊心靈、自我覺察。
心理徵狀	掌控占有、完美主義、情緒不穩、委屈心酸、忍耐壓抑。
注意事項	茴香家族部分成員具有酮類、醚類等成分，婦科疾病患者、孕婦及嬰幼兒不適用。

丁香
Clove

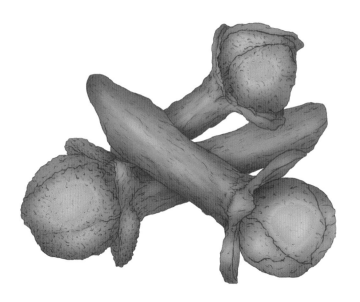

📍 主要產地：

馬達加斯加、斯里蘭卡

丁香 　　　　　　　　Clove（*Eugenia caryophyllus*）

Introduction >>

在古代，丁香又被稱為「雞舌香」，常用來咀嚼，保持口氣清新，避免細菌孳生。而丁香精油的氣味，正巧與牙醫診所的味道相似，如此一來，不難想像它的功效。

在芳療中，丁香精油具有**殺菌鎮痛**的功效，可處理傷口、強化免疫；在心理層面，則具有**激勵振奮**的效用，當失去動力或缺乏勇氣時，丁香精油能鼓勵我們勇往直前。在日常生活中也有不錯的**驅蚊蟲**效果，經常用於處理蚊子、蟑螂、螞蟻等，但其成分容易刺激皮膚，須注意稀釋的濃度，建議調配成 1% 以下。

在國外的聖誕節中，有一種聖誕裝飾品具有抗菌、防腐、驅蟲的效果，那便是使用丁香與柳橙製成的丁香球（pomander）。丁香球的製作方式相當簡單，先用刀在柳橙表面劃上線條或圖案，再把丁香插入線條中即可完成。

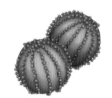

● 對應脈輪：

第 ❷ 脈輪

保存期限	三年	**科 屬**	桃金孃科蒲桃屬				
萃取方式	蒸餾	**萃取部位**	花苞	**香氣速度**	中調	**香氣調性**	香料調
香氣應用	牙醫診所的麻醉藥味，適合與茉莉、天竺葵、錫蘭肉桂枝葉搭配。						
主要成分	72 − 89% 丁香酚（eugenol） 4 − 22% 乙酸丁香酯（eugenyl acetate） 2 − 14% β−石竹烯（beta caryophyllene）						
皮膚功效	少用於美容保養。						
生理功效	提升血壓、消炎止痛、幫助分娩、子宮調理（經痛）、抗病毒。						
心靈功效	激勵振奮、消除恐懼、提升自信。						
心理徵狀	麻木冷漠、萎靡不振、固執死板、痛心疾首、怠惰厭倦。						
注意事項	丁香的酚類容易造成皮膚刺激，建議稀釋成 1%以下濃度。						

山雞椒

May Chang

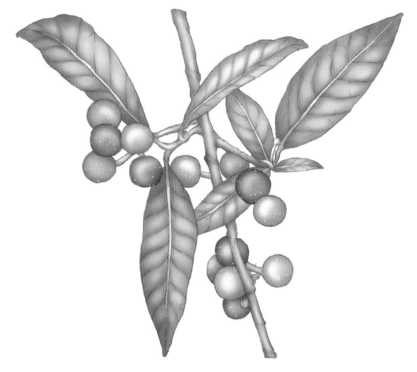

📍 主要產地：
越南、中國

山雞椒	May Chang（*Litsea cubeba*）

山雞椒是原住民常用的香料之一，其重要程度與黑胡椒不相上下，且由於外型與黑胡椒相似，因此又被稱為「山林裡的黑珍珠」、「山胡椒」。雖然山雞椒與黑胡椒有許多的相似之處，但兩者的香氣卻是天壤之別。

在芳療中，山雞椒精油有著濃烈的檸檬酸香，同時帶著一縷花香，擅長處理**腸胃問題**，像是腹痛、腹瀉等。泰雅族與賽夏族也會將新鮮的山雞椒果實搗碎，加入食物料理或泡茶，增添風味兼具保健腸胃。

此外，山雞椒便是大眾熟知的「馬告」（Makaw），馬告的泰雅族語具有**充滿生機、生生不息**的涵義。山雞椒結實纍纍的果實，不僅象徵植物的生機，同時也激勵人心。山雞椒對於泰雅族的生活如此重要，如同被祖靈環繞守護，因此對於泰雅族而言，山雞椒的香氣又被稱為「祖靈的味道」。

◎ 對應脈輪：

第 ③ 脈輪

保存期限	三年	科 屬	樟科木薑子屬			
萃取方式	蒸餾	萃取部位	果實	香氣速度	前調	香氣調性 柑橘調

香氣應用	酸甜爽利的檸檬香氣，適合與檸檬香茅、冬青白株樹、日本檜木搭配。

主要成分	60 — 83% 檸檬醛（citral） 2 — 18% 檸檬烯（limonene） ≦ 5% 沉香醇（linalool） ≦ 5% 萜品烯 -4- 醇（terpinen-4-ol） ≦ 5% 6- 甲 -5- 庚烯 -2- 酮（6-methyl-5-hepten-2-one）

皮膚功效	軟化橘皮、氣色紅潤、修復面皰、控油抗痘、改善體味。
生理功效	促進消化、提神醒腦、緩解腹痛（抗菌感染）、心臟養護、提升食慾。
心靈功效	激勵振奮、賦予勇氣、心境轉換。
心理徵狀	憂鬱惆悵、鬱悶煩躁、怠惰厭倦、萎靡不振、自我懷疑。
注意事項	山雞椒的醛類容易造成皮膚刺激，建議稀釋成 1% 以下濃度。

肉豆蔻
Nutmeg

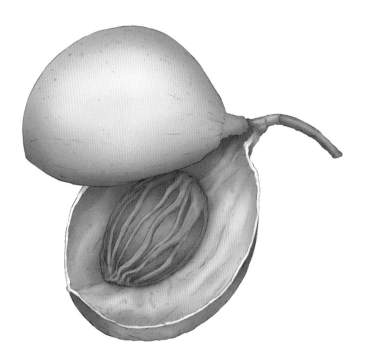

📍 主要產地：
斯里蘭卡、馬達加斯加

肉豆蔻　　　　　　Nutmeg（*Myristica fragrans*）

Introduction >>

肉豆蔻雖然外表與其他果子相差無幾，磨碎後卻具有使人心醉神迷的香氣，因此在原產地印度群島中，又被稱「令人心醉的果子」。

在芳療中，肉豆蔻具有**強力放鬆**的功效，經常被用於紓緩過度緊繃的神經，使人感到無比放鬆、釋放壓力；同時也經常用於**紓緩痙攣**所帶來的身體不適，像是抽筋、抽搐等；或是**婦科保養**，像是經痛、更年期身心不適(情緒起伏過大、熱潮紅、忽冷忽熱等)。但也因為過於強大的放鬆效果，使用上須注意稀釋的濃度，建議調配成 1% 以下。

在 2020 年，部分年輕族群發現吸食大量的肉豆蔻會產生迷幻效果，因此在影音社群平台抖音(TikTok)發起「肉豆蔻挑戰」(The Nutmeg Challenge)，蠱惑大眾將肉豆蔻視為合法的搖頭丸(致幻效果)。由於挑戰的用戶劇增，抖音發言人表示將阻止和刪除與肉豆蔻挑戰有關的影片，避免更多人效仿。

 對應脈輪：
第 ② ⑥ ⑦ 脈輪

保存期限	三年	科 屬	肉豆蔻科肉豆蔻屬				
萃取方式	蒸餾	萃取部位	種子	香氣速度	前中調	香氣調性	香料調
香氣應用	心醉神迷的迷幻香氣，適合與天竺葵、茉莉、佛手柑搭配。						
主要成分	10 — 46%　檜烯（sabinene） 10 — 18%　α－蒎烯（alpha pinene） 5 — 12%　β－蒎烯（beta pinene） ≦ 12%　萜品烯 -4- 醇（terpinen-4-ol） ≦ 10%　γ－萜品烯（gamma terpinene）						
皮膚功效	少用於美容保養。						
生理功效	抗痙攣、提升性慾、降低血壓、子宮調理（經痛）、循環暖身。						
心靈功效	放鬆歡愉、緩解焦慮、靈思泉湧。						
心理徵狀	忍耐壓抑、麻木冷漠、謹慎防備、心力交瘁、固執死板。						
注意事項	1. 肉豆蔻的醚類成分，可能會造成迷幻效果，建議稀釋成 1% 以下濃度。 2. 孕婦及嬰幼兒不適用。						

香草
Vanilla

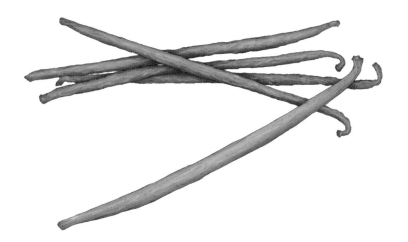

📍 主要產地：

馬達加斯加

香草　　　　　　　　Vanilla（*Vanilla planifolia*）

香草又被稱為香莢蘭，自古以來，香草便以高昂價格、數量珍稀、種植不易最為出名。到食品材料行購買新鮮的香草莢，一條將近百元，因此香草精油在芳療界，可謂是相當珍貴的精油之一。

在芳療中，香草精油具有**身體放鬆**與**心靈幸福**的功效，像是肌肉過於緊繃、生活焦慮不安，或是看盡炎涼百態、失去相信希望的能力等，香草精油能引領身心學會放鬆，並找回原始的生存動力。

由於香草栽種不易，且新鮮香草須經過人工挑選、發酵、烘乾、陳化等多道加工，因此在 2017 年香草生產大國馬達加斯加歷經颱風摧殘後，使得香草價格急遽飆升。為此，英國廣播公司（BBC）拍攝了「香草的價格會比白銀更昂貴的原因」的影片，向大眾展示香草的珍貴。

● 對應脈輪：
| 第 ❷ 脈輪

保存期限	三年	科 屬	蘭科香莢蘭屬				
萃取方式	酒精溶劑	萃取部位	豆莢	**香氣速度**	前中調	**香氣調性**	香料調

香氣應用	非常甜膩的香草氣味，適合與佛手柑、安息香、依蘭搭配。
主要成分	≦ 81%　香草精（vanilline） ≦ 30%　乙醇（ethyl alcohol）

皮膚功效	少用於美容保養。
生理功效	幫助睡眠（淺眠）、提升性慾、緩解腹痛（焦慮緊張）、安撫神經、提升食慾。
心靈功效	放鬆歡愉、緩解焦慮、赤子之心。
心理徵狀	謹慎防備、掌控占有、完美主義、挫折失敗、憤恨不滿。
注意事項	由於香草質地濃稠，許多商家會將香草與酒精調合以避免凝固。

2.7
木質類

生理「軀幹」與
心靈「穩固」

木質是支撐植物整體的部位，碩大的枝幹撐起樹頂的花果葉，讓花果葉不必擔心被其他植物遮蔽或動物掠食，能夠專心致力於光合作用、族群繁衍。此外，枝幹也負責將水分與養分輸送到植物各部位，完成運送與循環的工作。

木質肩負讓植物穩定成長、平衡發展的任務，如同支撐人體的肌肉與關節，面對瞬息萬變的環境時，能發揮爆發力與穩定力，因此木質類精油通常對應人體的**肌肉與關節**。

木質有著厚實的內在，剛硬的枝幹從不畏懼狂風驟雨的侵襲，屹立不搖展現強韌的力量。若想用力量讓它學會彈性、柔軟、臣服，除非直接攔腰折斷，否則別無他法。

木質不動如山、不輕易改變的特性，能讓躊躇的心穩定下來，不受他人或環境影響，也不屈服於既定的規範與框架，堅決捍衛自己的意志與決定。

適合處理肌肉關節的相關症狀

多數的木質類精油具有紓緩肌肉與保養關節的功效，溫和的特性適合幼童與長者使用，但也因其作用溫和，需要比較漫長的時間(大約六個月)，才能看到明顯的效用。這種緩慢改善的特點，如同枝幹的生長過程，一步一步打好根基，才能養成結實的臂膀，撐起脆弱的花果葉。

似木質非木質的
冬青白珠樹精油 >>

冬青白珠樹對於紓緩肌肉痠痛相當有效，但其精油卻不是萃取自木質，而是葉片，但因生理效用與多數木質類精油相似，因此本書將之歸納在「木質類精油」。

因此，使用木質類精油時，不妨給它多一點時間，畢竟骨頭與肌肉就像房子的鋼筋與水泥，需要時間堆砌才能建造穩固的房子(身體)。

除了肌肉關節外，木質類精油對於「筋膜沾黏」、「氣結阻塞」也有不錯的效果。當筋膜沾黏時，身體會感受到痠、痛、僵、麻，更嚴重甚至會變成氣結(推拿肌肉時，會摸到像泡泡紙的軟顆粒)，此時將木質類精油搭配具有「行氣」作用的伊諾菲倫油或聖約翰草浸泡油，並用油壓方式進行按摩，便能化開沾黏的肌筋膜與氣結，找回柔韌彈性的身體。

內斂穩重，泰山崩於前而色不變

「沉穩內斂」是木質類精油的寫照，任憑白雲蒼狗、物換星移，樹木仍舊巍然聳立，彷彿周遭的變遷與它無關。

相比於輕快活潑的果實類精油、豔麗妖嬈的花朵類精油、清新冷冽的葉片類精油，木質類精油的香氣是那麼的淡定沉著。其悠遠泰然的香氣，有如看盡紅塵歲月、體會人世繁華的耆老，再也沒有任何事能難倒它、驚嚇它、左右它，幾乎是內斂穩重的最佳寫照。

樹木不似花果葉會世代交替，它們默默俯瞰著與時俱進的大地。世界上最老的樹「挪威雲杉」（Old Tjikko）高齡 9500 歲，而臺灣最老的檜山神木也高齡 4600 歲。

這些由光陰堆砌的經驗，與跨越時代的智慧，使得樹木被視為「智者」的象徵，受眾人膜拜景仰。若是生活遇到無解的難題，或是意志搖擺不定時，請試著使用木質類精油，讓樹木指引你找到正確的方向。

恢復自癒力的「樹療法」 >>

「樹療法」是一種透過赤腳踩地、雙手抱樹的方式，改善磁場頻率的自然療法。根據研究，當我們擁抱樹時，體內會分泌催產素，讓身心感到幸福快樂。

請注意，挑選樹木時，盡量避開枯樹枝、空心樹幹或生病樹木，避免讓自身能量更加耗弱。

本篇介紹的「木質類」精油 >>

膠冷杉	Balsam Fir	杜松	Juniper
黑雲杉	Black Spruce	秘魯聖木	Palo Santo
樟樹（白樟）	Camphor	濱海松	Pine Needle
大西洋雪松（北非雪松）	Cedarwood Atlas	花梨木	Rosewood
絲柏	Cypress	檀香	Sandalwood
道格拉斯杉（黃杉）	Douglas Fir	歐洲赤松	Scots Pine
巨冷杉	Giant Fir	歐洲冷杉	Silver Fir
日本檜木（扁柏）	Hinoki	冬青白株樹	Wintergreen

膠冷杉
Balsam Fir

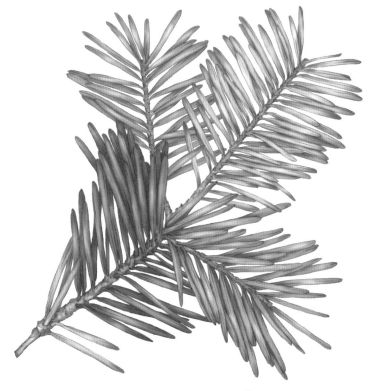

📍 主要產地：
加拿大

膠冷杉　　　　　Balsam Fir（*Abies balsamea*）

Introduction >>

膠冷杉是聖誕樹的樹種之一，溫柔甜美的香氣，讓冷冽寒冬多了溫暖的氣息。由於膠冷杉的樹皮與針葉會流出芬芳的膠狀物質，因此又被稱為「香脂冷杉」。而這些膠狀物質經常被當成黏著劑使用，這便是被命名為「膠」冷杉的原因之一。

在芳療中，膠冷杉具有**止咳化痰**與**安撫身心**的功效，甜美的木頭香氣使它不同於其他清新嗆涼的呼吸道用油（像是茶樹、尤加利、綠花白千層等），更適合用在夜晚薰香。甜美的香氣不僅能幫助睡眠，還能保養支氣管。

而在加拿大冰雪嚴寒的冬季，當地人會摘取膠冷杉的枝葉丟入暖爐；當火焰烘烤枝葉上的香脂時，甜美的香氣不僅溫暖整個空間，也能溫潤呼吸道，紓緩冷空氣帶來的不適感。

◎ 對應脈輪：
  第 ❹ 脈輪

保存期限	二年	科　屬	松科冷杉屬			
萃取方式	蒸餾	萃取部位	松針	香氣速度	中調	香氣調性

香氣調性 木質調

香氣應用	香甜柔美的木頭香氣，適合與玫瑰、花梨木、巨冷杉搭配。

主要成分	28 — 39%　β－蒎烯（beta pinene） 9 — 25%　α－蒎烯（alpha pinene） 1 — 17%　δ－蒈烯（delta 3 carene） ≦ 16%　α－水茴香萜（alpha phellandrene） 2 — 12%　乙酸龍腦酯（bornyl acetate） 5 — 10%　檸檬烯（limonene）

皮膚功效	少用於美容保養。
生理功效	緩解咳嗽（調整呼吸節奏）、化解鼻涕痰液、抗痙攣、關節保養（退化）、改善鼻過敏。
心靈功效	赤子之心、癒合心靈、消除恐懼。
心理徵狀	徬徨無助、否定批判、自卑退怯、難過哀傷、憤恨不滿。
注意事項	無

黑雲杉
Black Spruce

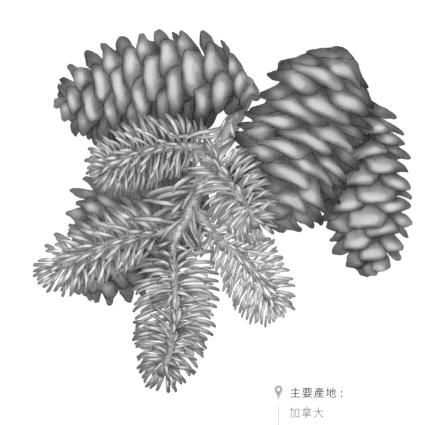

📍 主要產地：

加拿大

黑雲杉   Black Spruce（*Picea mariana*）

Introduction >>

有著甜美溫暖香氣的黑雲杉,主要生長在潮濕的森林中。幼年時期的黑雲杉相較於其他樹種,身形略微矮小,經常活在其他樹木的陰影之下。直到後期生長快速,才逐漸挺拔茁壯。

在芳療中,黑雲杉擅長處理**體虛無力**的狀態,適合操勞過度、身心俱疲及外強中乾的人使用,不僅能夠補氣強身,讓身體重新回到健壯時期,也適合處理**舊年創傷**與**備受壓抑**的狀態,幫助人們坦然面對生活的困難,不再受到他人影響,忠於真實的自我。

幼年時期的黑雲杉成長較為緩慢,長期被其他樹種凌駕其上。直到成年後,黑雲杉才逐漸壯碩茂盛,在一片樹林間挺拔而出,成為巍峨大樹。因此黑雲杉常用在有著童年創傷、自卑心態的人身上,能讓人揮別過往傷痛,勇於走出自己的道路。

○ 對應脈輪:
第 ③ 脈輪

保存期限	二年	科 屬	松科雲杉屬			
萃取方式	蒸餾	萃取部位	松針	香氣速度	前中調	香氣調性 木質調

香氣應用	厚實溫暖的木頭香氣,適合與歐洲赤松、歐白芷根、岩蘭草搭配。
主要成分	12 – 36% 乙酸龍腦酯(bornyl acetate) 10 – 25% 樟烯(camphene) 4 – 25% δ–蒈烯(delta 3 carene) 12 – 22% α–蒎烯(alpha pinene)

皮膚功效	少用於美容保養。
生理功效	補充元氣(溫和)、提升血壓、平衡神經、平衡腦下腺、幫助睡眠(淺眠)。
心靈功效	堅定意志、提高自尊、鍛鍊心靈。
心理徵狀	心理創傷、挫折失敗、謹慎防備、心力交瘁、自我懷疑。
注意事項	無

樟樹（白樟）
Camphor

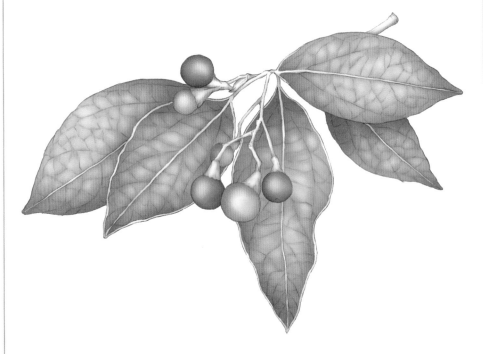

📍 主要產地：
中國

樟樹　　　　　Camphor（*Camphora officinarum*）
　　　　　　　　　　　（*Cinnamomum camphora*）

樟樹精油依分餾產物與顏色分四種等級，分別為白 (White)、黃 (Yellow)、褐 (Brown)、藍 (Blue)，其中黃、褐、藍等級的樟樹精油，因含有較高比例的有毒致癌物黃樟素 (safrole)，因此較少被運用在芳療或藥物上。一般來說，市面常見的樟樹精油，通常以黃樟素含量較低的白樟為主，而白樟精油雖然被稱為「白」樟，但實際顏色為透明或略帶乳白色。

在芳療中，樟樹精油具有**紓緩痠痛**和**驅蚊蟲**的功效，經常用於運動後的肌肉放鬆或居家清潔中。而古色古香的樟樹香氣，仿彿穿梭於明清時期與現代，又或是回到孩提時期的鄉村野林，嗅聞木床、木櫃、木椅等木造器材所散發的樟木氣息。樟樹為臺灣早期的主要出口作物之一，臺灣諺語「一樟、二瓊、三埔姜、四苦楝，芭樂頭無路用」，顯現樟樹珍貴的經濟價值，更讓臺灣有「樟腦王國」的美稱。

○ 對應脈輪：
第 **6** 脈輪

▢ 根據 2022 年 10 月《生態與進化》(Ecology and Evolution) 期刊資料指出，原先樟屬 Cinnamomum 正名為肉桂屬，樟屬的拉丁屬名修正為 Camphora，所以樟樹的學名從原先 *Cinnamomum camphora* 改為 *Camphora officinarum*。但因多數期刊、書籍等資料，仍將樟樹的學名標示為 *Cinnamomum camphora*，因此本書將兩種拉丁學名皆標示出來，讓讀者方便查找。

保存期限	三年	**科 屬**	樟科樟屬			**香氣調性**	木質調
萃取方式	蒸餾	**萃取部位**	木質	**香氣速度**	前中調		

香氣應用	令人熟悉的鄉村木櫥櫃香氣，適合與迷迭香、百里香、檸檬搭配。

主要成分	31 — 41% 1,8- 桉油醇／桉樹油 (1,8-cineole ／ eucalyptol) 20 — 29% 檸檬烯 (limonene) 7.9 — 14% α－蒎烯 (alpha pinene) 5 — 10% 對繖花烴 (para cymene)

皮膚功效	蚊蟲叮咬、改善體味、氣色紅潤、收斂毛孔、紓緩搔癢。
生理功效	化解鼻涕痰液、鼻塞暢通、緩解咳嗽 (溼咳)、提神醒腦、改善鼻過敏。
心靈功效	鍛鍊心靈、激勵振奮、穩固扎根。
心理徵狀	徬徨無助、心力交瘁、自卑退怯、飄渺不定、軟弱無力。
注意事項	無

大西洋雪松（北非雪松）
Cedarwood Atlas

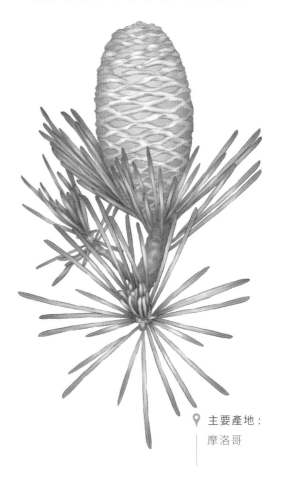

主要產地：
摩洛哥

大西洋雪松　　　Cedarwood Atlas（*Cedrus atlantica*）

Introduction >>

在芳療中，大西洋雪松最為人熟知的便是**促進身體水分循環與肌膚保養**，經常用於清潔用品、保養用品中，不僅能控油抗痘、幫助頭皮抗屑止癢，還能雕塑身形體態，緊實鬆垮贅肉；而在心靈層面，大西洋雪松如流水般，能引出深層恐懼，讓我們勇於面對內心深處的陰暗面，並陪伴我們度過艱困的時刻。

大西洋雪松書寫出內在小孩的徬徨無助，並透過不斷直面恐懼，讓我們最終學會放手與釋懷，不再被禁錮於過往回憶。

相傳大西洋雪松是黎巴嫩雪松 (*Cedrus libani*) 的亞種，在聖經 (Bible) 中提到的香柏，也就是雪松，具有完美、向上、尊貴、生命的象徵。也有一說，所羅門王聖殿的梁柱便是雪松，有著高大與神聖的意義。

● 對應脈輪：

第 ❶ ❹ 脈輪

保存期限	二年	科　屬	松科雪松屬			
萃取方式	蒸餾	萃取部位	木質	香氣速度	中調	香氣調性
香氣應用	流淌水感與潮濕的森林氣息，適合與岩玫瑰、濱海松、牛膝草（桉油醇型）搭配。					
主要成分	30 − 53%　β−喜馬雪松烯（beta himachalene） 12 − 20%　α−喜馬雪松烯（alpha himachalene） 6 − 14%　γ−喜馬雪松烯（gamma himachalene） ≦ 6%　α−雪松烯（alpha cedrene） ≦ 6%　反式α大西洋酮（trans alpha atlantone）					
皮膚功效	頭皮護理（敏感頭皮）、紓緩搔癢、纖體雕塑、收斂毛孔、修復面皰。					
生理功效	消除水腫、促進淋巴循環、化解鼻涕痰液、改善靜脈曲張、幫助睡眠（淺眠）。					
心靈功效	鎮定冷靜、鍛鍊心靈、自我覺察。					
心理徵狀	驚嚇恐慌、徬徨無助、疏離逃避、心理創傷、身心失衡。					
注意事項	無					

香氣調性　木質調

Chapter 2 認識芳香精油・木質類

絲柏
Cypress

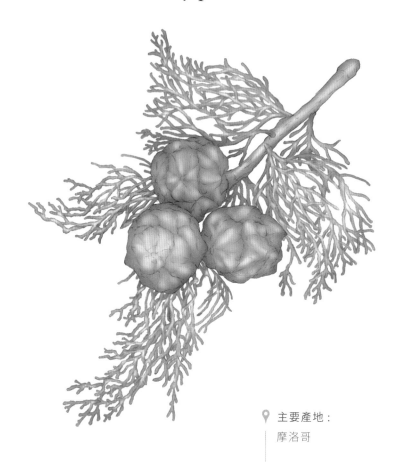

主要產地：
摩洛哥

絲柏　　　　　　　　Cypress（*Cupressus sempervirens*）

Introduction >>

絲柏外型筆直挺立，有著長青翠綠的特質，經年累月仍不改其貌，終年挺直聳立。而又因絲柏的拉丁學名 Sempervirens 為永遠翠綠的涵義，因此被賦予永生的象徵，經常被種植在墓地旁，代表逝去的靈魂永生不朽，精神永存。

在芳療中，絲柏有著淡雅的木質香氣，經常用於生理層面的**促進身體水分循環**，適合處理身體水腫、靜脈曲張及纖體塑身；在心靈層面則能協助人們**釋放內心傷痛**，經常用於緊抓過去不放，無法回到當下並勇敢向前邁進的人。

絲柏經常出現在畫家梵谷(VanGogh)的畫中，其中最為人所熟知的便是畫作《星空下的絲柏路》(Road with Cypress and Star)。

● 對應脈輪：
第 **7** 脈輪

保存期限	二年	**科 屬**	柏科柏屬				
萃取方式	蒸餾	**萃取部位**	樹枝	**香氣速度**	中調	**香氣調性**	木質調
香氣應用	清新草皮夾帶木頭的香氣，適合與月桂、葡萄柚、杜松搭配。						
主要成分	40－66%　α－蒎烯 (alpha pinene)　　12－25%　δ－蒈烯 (delta 3 carene)　　≦ 8%　香芹酚甲醚 (carvacrol methyl ether)						

皮膚功效	收斂毛孔、改善體味、纖體雕塑、頭皮護理（油性頭皮）、緊緻拉提。
生理功效	消除水腫、改善多汗、子宮調理（平衡賀爾蒙）、緩解咳嗽（溼咳）、改善靜脈曲張。
心靈功效	鎮定冷靜、凝神專注、增強直覺。
心理徵狀	難過哀傷、痛心疾首、心理創傷、身心失衡、憂鬱惆悵。
注意事項	絲柏具有類雌激素成分，婦科疾病患者不適用。

道格拉斯杉（黃杉）
Douglas Fir

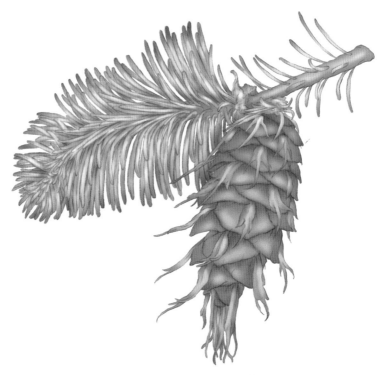

📍 主要產地：
法國

道格拉斯杉　　　Douglas Fir（*Pseudotsuga menziesii*）

道格拉斯杉又被稱為花旗松，經常用於製作家具，同時也是世界上第二高的樹種，最高可達 100m（約 33 層樓高）。巍峨的道格拉斯杉，具有強大的侵略性，健壯的根系會盤據土壤，將周圍的土地劃為自己的領地。

在芳療中，道格拉斯杉具有**斬斷迷惘**、**開展連結**的功效，經常用於找不到人生意義或身心失去連結的情況。作為活了千年的樹種之一，道格拉斯杉會讓人理解在宇宙萬物中，任何事情都是渺小的一部分，沒有什麼事情好擔心，一切宇宙自有安排。

● 對應脈輪：
第 ❸ ❹ ❺ 脈輪

道格拉斯杉的名字是為了紀念大衛·道格拉斯（David Douglas）在 1827 年將種子帶到英國播種，才讓道格拉斯杉廣為人知，成為聖誕樹所用的樹種之一。

保存期限	二年	科 屬	松科黃杉屬				
萃取方式	蒸餾	萃取部位	松針	香氣速度	中調	香氣調性	木質調
香氣應用	輕盈卻不失沉穩的木頭香氣，適合與鼠尾草、歐洲冷杉、古巴香脂搭配。						
主要成分	20 — 29%　β－蒎烯（beta pinene） 10 — 20%　α－蒎烯（alpha pinene） 　7 — 20%　檜烯（sabinene） 　8 — 15%　萜品油烯（terpinolene） 　7 — 14%　δ－蒈烯（delta 3 carene）						
皮膚功效	少用於美容保養。						
生理功效	提升免疫、紓緩痠痛（肌肉僵硬）、緩解咳嗽（調整呼吸節奏）、關節保養（退化）、補充元氣（溫和）。						
心靈功效	連結神性、增強直覺、鍛鍊心靈。						
心理徵狀	徬徨無助、疏離逃避、自我懷疑、鬆懈渙散、否定批判。						
注意事項	無						

巨冷杉
Giant Fir

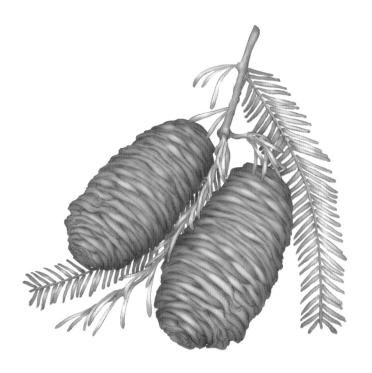

📍 主要產地:
法國

巨冷杉   Giant Fir（*Abies grandis*）

Introduction >>

巨冷杉又被稱為北美冷杉，印第安人視巨冷杉為具有神聖力量的樹種，其樹脂能用來處理傷口並淨化心靈。此外，健壯的巨冷杉與歐洲赤松一樣，兩者經常用於木作建築或家具。

在芳療中，巨冷杉具有**開展連結**與**強化心靈**的功效，因此經常用於意志不堅定或容易受他人影響的情況。高大的巨冷杉為心靈注入一股強大的暖流，重拾對自我的信心，相信自身充滿無限的可能，並開展能量連結與流動，不再抗拒宇宙對生命之流的安排。

作為世界高大樹種之一的巨冷杉，能讓人站在至高點環視整個局面，如同牛頓（Newton）曾說過的名言：「如果我能看得更遠，那是因為站在巨人的肩膀上。」（If I have seen further it is by standing on the shoulders of giants.）巨冷杉便是這段名言的寫照，站得越高，越能看到與以往不同的世界。

● 對應脈輪：
第 **7** 脈輪

保存期限	二年	科　屬	松科冷杉屬				
萃取方式	蒸餾	萃取部位	松針	香氣速度	中調	香氣調性	木質調

香氣應用	甜美柔和的木頭香氣，適合與花梨木、佛手柑、萊姆搭配。

主要成分	≦ 31%　β－蒎烯（beta pinene） ≦ 20%　乙酸龍腦酯＋異龍腦酯（bornyl acetate + isobornyl） ≦ 15%　樟烯（camphene） ≦ 12%　β－水茴香萜（beta phellandrene） ≦ 10%　α－蒎烯（alpha pinene） ≦ 5%　檸檬烯（limonene）

皮膚功效	少用於美容保養。
生理功效	提升免疫、促進淋巴循環、關節保養（退化）、緩解咳嗽（調整呼吸節奏）、平衡神經。
心靈功效	賦予勇氣、增強直覺、提高自尊。
心理徵狀	自卑退怯、軟弱無力、缺乏耐心、敏感脆弱、飄渺不定。
注意事項	無

日本檜木（扁柏）
Hinoki

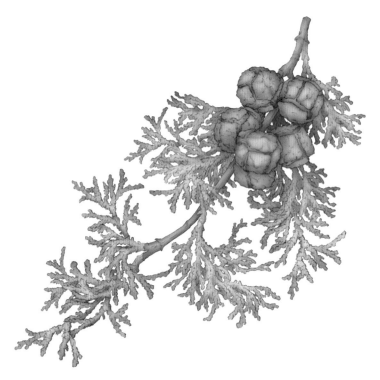

📍 主要產地：
日本

日本檜木　　　　Hinoki（*Chamaecyparis obtusa*）

常見的檜木分為紅檜（Meniki）及黃檜（Hinoki），臺灣檜木精油大多屬於紅檜，日本檜木精油則為黃檜。兩者功效相似，香氣僅些微差異。

在芳療中，日本檜木精油具有**紓緩痠痛**與**驅蚊蟲**的功效，經常用於放鬆筋膜與居家環境清潔。

除了生理層面外，日本檜木在心靈層面上更有著**能量淨化**與**靜心凝神**的效果，適合在瑜珈運動或打坐冥想時使用。

在臺灣阿里山上，曾有一棵樹齡超過三千年、高度達 53 公尺的紅檜，被稱為「阿里山神木」，神木在 1956 年遭雷擊後焚燒而亡，隨後林務局將該樹放倒，置於原地供人觀賞。

◉ 對應脈輪：
第 ❻ ❼ 脈輪

保存期限	可久放，越陳越香			科　屬		柏科扁柏屬	
萃取方式	蒸餾	**萃取部位**	木質	**香氣速度**	前中調	**香氣調性**	木質調
香氣應用	隱藏在森林的日本神社香氣，適合與檀香、乳香、黑雲杉搭配。						
主要成分	25 — 61%　α－蒎烯（alpha pinene） 6 — 15%　δ－杜松烯（delta cadinene） 5 — 9%　α－杜松醇（alpha cadinol） 3 — 5%　α－依蘭油醇（alpha muurolol） 1 — 5%　α－依蘭烯（alpha muurolene） 1 — 5%　γ－杜松烯（gamma cadinene） 2 — 4%　T－杜松醇（t cadinol） ≦ 2%　檸檬烯（limonene） ≦ 1%　沉香醇（linalool）						
皮膚功效	蚊蟲叮咬、撫紋抗齡、改善體味、緊緻拉提、修復面皰。						
生理功效	紓緩痠痛（肌肉僵硬）、消炎止痛、平衡神經、提神醒腦、關節保養（關節炎）。						
心靈功效	鎮定冷靜、凝神專注、鍛鍊心靈。						
心理徵狀	徬徨無助、狂熱上癮、欲望強盛、掌控占有、缺乏耐心。						
注意事項	無						

杜松
Juniper

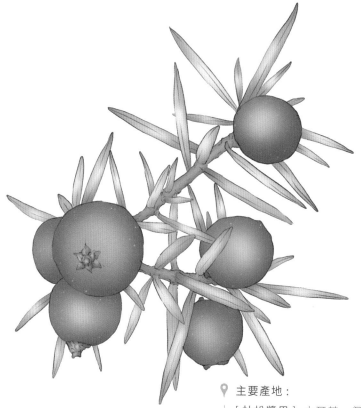

📍 主要產地：

[杜松漿果] 土耳其、保加利亞
[杜松枝] 法國
[高地杜松] 法國

杜松漿果	Juniper Berry （*Juniperus communis*）
杜松枝	Juniper Branch （*Juniperus communis*）
高地杜松	Juniper Montana （*Juniperus communis* var. *montana*）

Introduction >>

在芳療中，常見的杜松精油有兩種，分別為**杜松**與**高地杜松**。

杜松又因萃取部位不同，分為萃取自漿果的**杜松漿果**精油與萃取自樹枝的**杜松枝**精油。兩者皆善於**促進身體水分循環**與**能量淨化**，差別在於杜松漿果對身體循環較為溫和，多用於**個人**的能量淨化；杜松枝對身體循環較為強烈，多用於**環境**的能量淨化。

而高地杜松則以「最強的能量淨化精油」為名，適合同時驅除**身心與環境**的負能量，為空間豎立無形的結界，防止負能量進入身心或環境。

◉ 對應脈輪：
第 ❸ 脈輪

格林童話(Grimm's Fairy Tales)中有一篇《杜松樹》(The Juniper Tree)的故事，故事裡面的杜松樹實現母親求子的願望，同時也讓男孩起死回生，著實為杜松增添不少神秘色彩。

保存期限	二年	**科 屬**	柏科刺柏屬	**萃取方式**	蒸餾	**香氣速度**	前中調
萃取部位	杜松漿果 _ 漿果		杜松枝 _ 樹枝		高地杜松 _ 樹枝	**香氣調性**	木質調

香氣應用	杜松漿果 _ 充滿水感的酒釀香氣，適合與月桂、葡萄柚、大西洋雪松搭配。 杜松枝 _ 西方樹林的木頭香氣，適合與岩玫瑰、檸檬、芫荽籽搭配。 高地杜松 _ 香甜柔軟的木頭香氣，適合與岩蘭草、乳香、鼠尾草搭配。

主要成分	[杜松漿果] 30 – 55%　α－蒎烯（alpha pinene） ≦ 20%　月桂烯（myrcene） 5 – 13%　檜烯（sabinene） ≦ 9%　萜品烯 -4- 醇（terpinen-4-ol） [杜松枝] 8 – 56%　α－蒎烯（alpha pinene） ≦ 34%　羅漢柏烯（thujopsene）	[高地杜松] 20 – 36%　右旋檸檬烯（D-limonene） 10 – 22%　β－水茴香萜（beta phellandrene） 6 – 15%　α－蒎烯（alpha pinene） ≦ 14%　乙酸萜品酯（terpinyl acetate） ≦ 20%　檜烯（sabinene） ≦ 12%　月桂烯（myrcene）

皮膚功效	收斂毛孔、頭皮護理（油性頭皮）、纖體雕塑、修復面皰、軟化橘皮。
生理功效	消除水腫、利尿、紓緩痠痛（肌肉僵硬）、促進淋巴循環、改善靜脈曲張。
心靈功效	鍛鍊心靈、自我覺察、消除恐懼。
心理徵狀	驚嚇恐慌、心理創傷、憤怒抓狂、猶疑迷惘、否定批判。
注意事項	杜松的利尿療效強大，腎臟疾病患者不適用。

秘魯聖木
Palo Santo

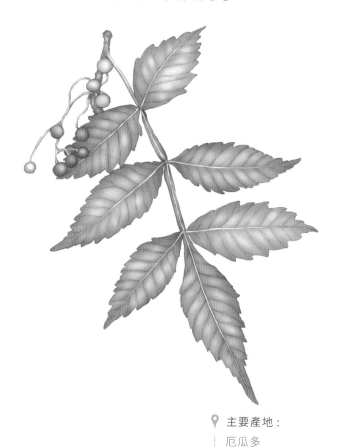

主要產地：

厄瓜多

秘魯聖木　　　　Palo Santo（*Bursera graveolens*）

Introduction >>

秘魯聖木的西班牙文為「神聖的樹木」，對於美洲原住民與薩滿（Shaman）的儀式而言，秘魯聖木等同於神靈的化身，不僅能維持人類與大地的平衡，同時受人景仰膜拜。此外，秘魯聖木是部落巫師連結神靈時的必要素材，也是許多現代巫師或相信魔法之人的必備精油。

在芳療中，秘魯聖木有**淨化場域**、**連結聖靈**及**強化心靈**的功效，因此經常用於清理身心與環境的負能量或失去本心的情況。當身心失衡時，不妨使用秘魯聖木薰香，讓香氣引領內心找回初衷。

○ 對應脈輪：
第 **1 7** 脈輪

秘魯聖木需求量龐大，為了使其永續發展，許多精油從原本的木質萃取改為果實萃取。雖然萃取部位不同，皆能淨化身心與環境。

保存期限	二年	科 屬	橄欖科裂欖屬				
萃取方式	蒸餾	萃取部位	果實、木質	香氣速度	前中調	香氣調性	木質調
香氣應用	清甜柔和的木質果香，適合與檸檬、杜松漿果、岩蘭草搭配。						
主要成分	≦ 61%　檸檬烯（limonene） ≦ 40%　α－水茴香萜（alpha phellandrene） ≦ 5%　薄荷呋喃（menthofuran） ≦ 5%　檜烯（sabinene）						

皮膚功效	少用於美容保養。
生理功效	緩解腹痛（焦慮緊張）、補充元氣（溫和）、幫助睡眠（淺眠）、利尿、消除水腫。
心靈功效	自我覺察、消除恐懼、療合心靈。
心理徵狀	飄渺不定、驚嚇恐慌、心理創傷、身心失衡、負面悲觀。
注意事項	無

濱海松（松針）
Pine Needle

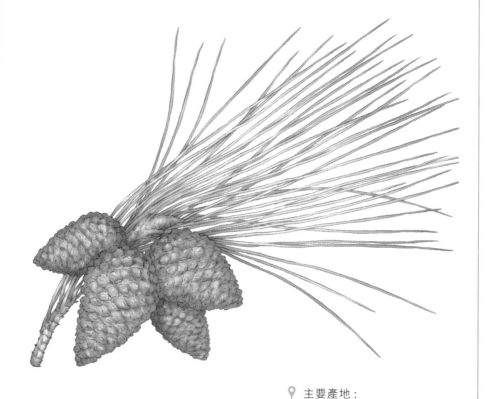

主要產地：
葡萄牙

濱海松　　　　Pine Needle (*Pinus pinaster*)

濱海松生長於法國西南海岸，又稱海岸松，而**松針精油**通常是指濱海松（另有一說為歐洲赤松）。濱海松長年飽受海風吹襲，就連萃取的精油都蘊含鹹鹹的海水香氣。因此在調香中，經常被形容成「大海的味道」。

在芳療中，濱海松精油具有**促進肌膚汰舊換新**的功效，像是讓肌膚恢復亮麗光澤、減緩鬆弛、維持彈性等。因此在芳療保養中，經常能在配方中見到濱海松的身影。

除了精油外，近年來濱海松的樹皮被發現含有對抗自由基的水溶性物質——碧蘿芷（Pycnogenol）。根據研究，此成分抗自由基的效果比葡萄籽更有效，因此被廣泛利用於美容保養品中。

● 對應脈輪：
第 **1** 脈輪

保存期限	二年	**科 屬**	松科松屬				
萃取方式	蒸餾	**萃取部位**	松針	**香氣速度**	中調	**香氣調性**	木質調
香氣應用	潮濕的漂流木香氣，適合與土木香、大西洋雪松、絲柏搭配。						
主要成分	20－46%　α－蒎烯（alpha pinene） 10－24%　β－蒎烯（beta pinene） 　4－10%　β－石竹烯（beta caryophyllene） 　≦　9%　乙酸龍腦酯（bornyl acetate） 　≦　8%　長葉烯（longifolene） 　≦　8%　樟烯（camphene）						

皮膚功效	保濕鎖水、撫紋抗齡、軟化橘皮、纖體雕塑、緊緻拉提。
生理功效	利尿、提升免疫、消炎止痛、消除水腫、改善靜脈曲張。
心靈功效	鍛鍊心靈、心境轉換、堅定意志。
心理徵狀	否定批判、軟弱無力、猶疑迷惘、固執死板、飄渺不定。
注意事項	無

Chapter 2　認識芳香精油・木質類

花梨木
Rosewood

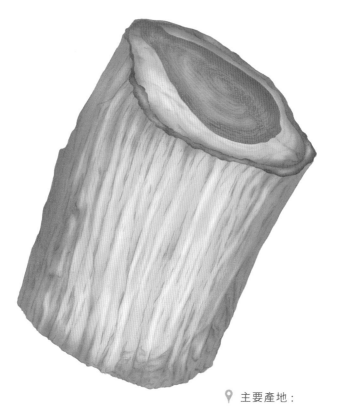

📍 主要產地：
巴西

花梨木　　　　　Rosewood（*Aniba rosaeodora*）
　　　　　　　　　　　　　（*Aniba rosodora*）

Introduction >>

甜美花香的花梨木，有著玫瑰色的嫣紅樹心，因此又被稱玫瑰木，經常用於製作家具。由於市場需求量龐大，使得花梨木被過度砍伐，目前芳療用的花梨木精油主要來自巴西有計畫性的栽種，對於生態環境的影響較小。

芳療中，花梨木在生理層面具有**溫和抗菌**的功效，特別擅長處理敏感膚質或私密處的感染；在心靈層面則能**療癒心靈創傷**，經常用於內心受挫的情況，讓愛重新盈滿胸口，再次感受到世界的美好。

早期花梨木因濫砍濫伐導致數量急遽下降，因此被列為保育樹種。直到巴西政府在 1932 年頒發保育法令，規定精油業者每砍一棵花梨木，便須種下一顆花梨木幼苗，維持生態永續，才緩解滅絕危機。

● 對應脈輪：
　第 **4** 脈輪

保存期限	三年	科 屬	樟科阿尼巴木屬			
萃取方式	蒸餾	萃取部位	枝葉、木質	香氣速度	前中調	香氣調性 木質調

香氣應用	柔美花香的木質香氣，適合與佛手柑、玫瑰草、岩蘭草搭配。

主要成分	70 － 91%　沉香醇（linalool） 　≦ 10%　α－萜品醇（alpha terpineol） 　≦　9%　1,8- 桉油醇／桉樹油（1,8-cineole ／ eucalyptol）

皮膚功效	保濕鎖水、氣色紅潤、紓緩敏感、私處保養（感染）、修復面皰。
生理功效	提升免疫、補充元氣（溫和）、幫助睡眠（入睡困難）、緩解咳嗽（調整呼吸節奏）、心臟養護。
心靈功效	包容接納、癒合心靈、鍛鍊心靈。
心理徵狀	難過哀傷、空虛寂寞、敏感脆弱、心理創傷、負面悲觀。
注意事項	無

檀香
Sandalwood

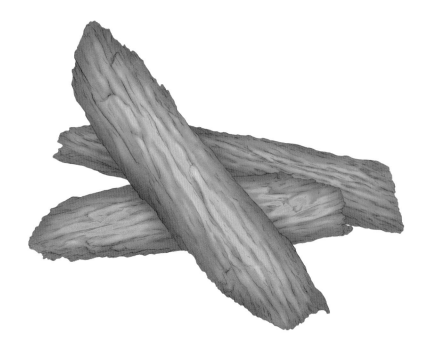

📍 主要產地：
新喀里多尼亞、印度、澳洲

檀香　　　　　　　Sandalwood (*Santalum austrocaledonicum*)

Introduction >>

世界上最為知名的檀香為東印度檀香(*Santalum album*)，但因過度砍伐，已經被《瀕臨絕種野生動植物國際貿易公約》(CITES)列為需保育植物，而現在芳療使用的檀香，大多數為新喀里多尼亞檀香 (*Santalum austrocaledonicum*)，功效與東印度檀香相差無幾。

在芳療中，檀香具有**撫紋抗齡**與**平心靜氣**的功效，經常用於美容保養品或靜心冥想。相較於其他精油，檀香精油的萃取相當不易，至少需要四十年以上的檀香，才會用來萃取精油。而樹齡越高的檀香，價值越是不菲，萃取出來的香氣更是令人為之著迷。

曾有一位溫順賢良的婢女，在城中遇見乞食的佛陀(Buddha)。虔誠的婢女拿檀香粉塗抹在佛陀的腳上，接著佛陀運用神力，使香氣遍布全城。婢女見佛陀的神力而跪拜佛陀，並發願早日成道、廣度眾生，於是佛陀對弟子說：「這位婢女布施檀香，塗抹在我腳上，將來九十劫不但不會墮落惡道，而且常在人間享受快樂，生生世世身體都芳香潔淨，最後一世修道證成辟支佛」。

◉ 對應脈輪：
第 **6 7** 脈輪

保存期限	可久放，越陳越香			科　屬	檀香科檀香屬	
萃取方式	蒸餾	**萃取部位**	木質	香氣速度	後調	**香氣調性** 木質調
香氣應用	任何精油皆能搭配。					
主要成分	20 — 51%　順式α檀香醇 (cis alpha santalol) 8 — 20%　順式β檀香醇 (cis beta santalol) 2 — 16%　順式白檀醇 (cis lanceol) ≦　8%　反式α佛手柑醇 (trans alpha bergamotene)					
皮膚功效	撫紋抗齡、緊緻拉提、保濕鎖水、傷口癒合、淡化疤痕。					
生理功效	肝臟養護、安撫神經、緩解咳嗽（調整呼吸節奏）、幫助睡眠（淺眠）、心臟養護。					
心靈功效	連結神性、鎮定冷靜、凝神專注。					
心理徵狀	焦慮不安、驚嚇恐慌、狂熱上癮、憤怒抓狂、掌控占有。					
注意事項	無					

歐洲赤松
Scots Pine

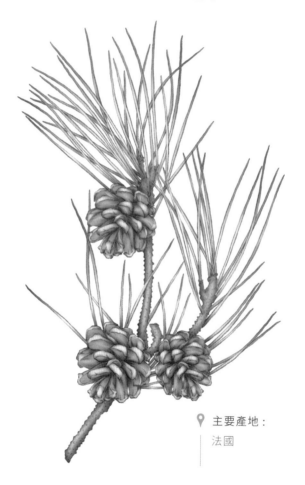

主要產地：

法國

歐洲赤松　　　　　Scots Pine (*Pinus sylvestris*)

歐洲赤松又稱為蘇格蘭松，有著堅毅陽剛的香氣，如同烈日下的森林氣息，適合作為調配夏日森林氣息的香調之一。

在芳療中，歐洲赤松經常用於**補氣強身**與**補強陽性特質**，像是改善體虛無力、缺乏衝勁的身心狀態都能使用歐洲赤松，給予身體滿滿的活力，為心靈打上一劑強心針，讓人重拾勇氣面對生活，不被挫折所擊敗。

歐洲赤松相當堅固，在國外經常用於建築房舍。俄羅斯基日島的全木造建築——變形教堂（Church of the Transfiguration），便是用歐洲赤松作為建材之一。直至今日，教堂如同健壯的大樹般，依舊挺立在基日島上。

◉ 對應脈輪：

| 第 ❸ 脈輪

保存期限	二年	**科 屬**	松科松屬				
萃取方式	蒸餾	**萃取部位**	松針	**香氣速度**	中調	**香氣調性**	木質調

香氣應用	雄壯威武的森林香氣，適合與百里香、佛手柑、大西洋雪松搭配。

主要成分	37 — 59% α－蒎烯（alpha pinene） 15 — 41% β－蒎烯（beta pinene） 2 — 8% 檸檬烯（limonene） ≦ 7% δ－蒈烯（delta 3 carene） 3 — 7% 月桂烯（myrcene） ≦ 5% 樟烯（camphene）

皮膚功效	少用於美容保養。
生理功效	補充元氣（溫和）、紓緩痠痛（肌肉僵硬）、提升雄風、滋補神經、關節保養（關節炎）。
心靈功效	激勵振奮、賦予勇氣、身體力行。
心理徵狀	徬徨無助、心力交瘁、自我懷疑、鬆懈渙散、缺乏耐心。
注意事項	無

歐洲冷杉
Silver Fir

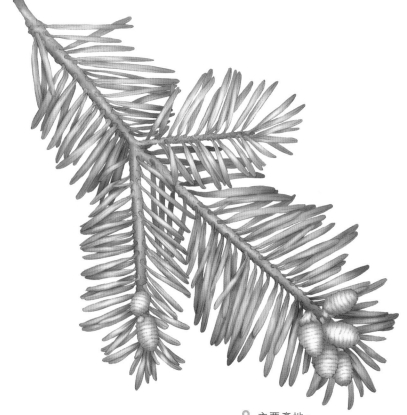

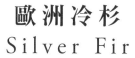

📍 主要產地：

法國、保加利亞

歐洲冷杉　　　　Silver Fir（*Abies alba*）

歐洲冷杉又稱銀樅，銀灰色的葉片與樹皮，如同被瞪瞪白雪覆蓋，因此在歐美地區經常被當作聖誕樹種，其香氣也如白雪般，令人感到潔白清新。

在芳療中，歐洲冷杉具有**呼吸道保健、肌肉關節保健**及**清新醒腦**的功效，經常用於處理呼吸道感染、肌肉關節疼痛及狂躁不定的情況。與歐洲赤松鼓勵人們勇往直前相反，歐洲冷杉會讓人靜下心來，再次重回當下，梳理腦海的雜亂思想，讓思緒再度回到正軌。

相傳在希臘神話中，牧神潘恩（Pan）與北風波瑞斯（Boreas）共同追求自然女神皮蒂絲（Pitys），然而皮蒂絲愛慕潘恩的舉動讓憤怒的波瑞斯將她吹落懸崖。失去愛人的潘恩請求大地之母蓋亞（Gaia）拯救皮蒂絲，於是蓋亞將皮蒂絲變成銀樅樹，長久陪伴潘恩。

◎ 對應脈輪：
第 **6** 脈輪

保存期限	二年	科　屬	松科冷杉屬			
萃取方式	蒸餾	萃取部位	樹枝	香氣速度	中調	香氣調性	木質調

香氣應用	輕盈冷冽的木頭香氣，適合與檸檬、萊姆、荳蔻搭配。

主要成分	20 － 51%　檸檬烯 （limonene） 12 － 41%　α－蒎烯 （alpha pinene） 　3 － 12%　樟烯 （camphene）

皮膚功效	少用於美容保養。
生理功效	提升免疫、紓緩痠痛（肌肉僵硬）、提神醒腦、消炎止痛、關節保養（關節炎）。
心靈功效	鎮定冷靜、鍛鍊心靈、消除欲望。
心理徵狀	徬徨無助、焦躁亢奮、憤怒抓狂、缺乏耐心、否定批判。
注意事項	無

Chapter 2　認識芳香精油‧木質類

冬青白株樹（芳香白珠）
Wintergreen

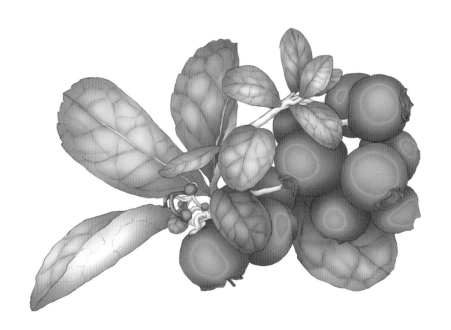

📍 主要產地：
尼泊爾、中國

冬青白株樹　　　Wintergreen（*Gaultheria fragrantissima*）

Introduction >>

冬青白珠樹含有高比例的水楊酸甲酯,強烈而嗆鼻的香氣同時也是令人熟悉的痠痛貼布味,由於香氣濃烈,又被稱芳香白珠樹。在早期,美國印第安人和歐洲移民會將冬青白珠樹加入茶飲,增添飲品風味與強健身體;而在臺灣,則能在沙士與沙士糖中,品嚐到冬青白珠樹的香氣。

在芳療中,冬青白株樹擅長處理**肌肉痠痛**的狀況,特別是運動過後的肌肉拉傷、乳酸堆積、延遲性肌肉痠痛,或是不小心拐到的肌肉挫傷。然而冬青白珠樹含有高達將近99%的水楊酸,使用時須注意稀釋的濃度,使冬青白珠樹精油不超過整體配方1%濃度。

冬青白珠樹精油(*Gaultheria fragrantissima*)與冬青花精(*Ilex aquifolium*)使用的植物為不同品種。聖誕節被製作成花圈,有著銳齒葉緣的冬青,是冬青花精(Holly)所使用的冬青;而芳療中使用的冬青白珠樹則是一種觀景樹,在國外經常用作居家造景。

◎ 對應脈輪:
　第 **6** 脈輪

市面上另有一種冬青白珠樹精油,拉丁學名為*Gaultheria procumbens*,又稱為平鋪白珠樹,兩者功效相似,挑選喜歡的香氣即可。

保存期限	三年	科　屬	杜鵑花科白珠樹屬				
萃取方式	蒸餾	萃取部位	葉片	香氣速度	前中調	香氣調性	葉片調
香氣應用	痠痛貼布的經典香氣,適合與安息香、檸檬、甜橙搭配。						
主要成分	96 − 99%　水楊酸甲酯(methyl salicylate) ≦　1%　水楊酸乙酯(ethyl salicylate)						

皮膚功效	少用於美容保養。
生理功效	紓緩痠痛(肌肉拉傷)、抗痙攣、消炎止痛、緩解頭痛、降低血壓。
心靈功效	自我覺察、放鬆歡愉、身體力行。
心理徵狀	固執死板、完美主義、心力交瘁、憤恨不滿、謹慎防備。
注意事項	1. 冬青白珠樹含有水楊酸,蠶豆症患者不適用。 2. 使用抗凝血藥劑患者不適用。

2.8
根部類

生理「循環」與
心靈「滋養」

植物的根大多埋藏於地底，悄然無息在土壤內精耕細作、拓展根系。

根系就像是開疆闢土的將士們，緊緊抓著土壤不放並持續向周圍延伸，它們將所到之處的養分與水分蒐羅起來，護送回國（植物母株），提供黎民百姓（花果葉）生存所需。

根部是植物的命脈，一旦根部受損，植物便失去營養來源，不出幾天即死亡，因此根系越是發達的植物，越能獲得更多生存資源，使植物度過炎夏寒冬，不屈不撓立足於大地。

根部根植於大地並從土壤汲取養分與水分，再透過莖幹輸送至整株植物，完成植物體內物質的循環。這套運作方式如同人體的循環系統，將血液、氧氣、水分等透過循環系統運送至全身細胞，提供人體生存所需能量，因此根部類精油通常具有**促進身體循環**的功效。

適合處理循環的相關症狀

盤根錯節的根系宛若人體的管道，在身體內部交織並構築網絡，讓血液、水分、氣體及淋巴順暢運行，因此根部類精油擅長處理身體循環的困擾，像是和血液循環有關的手腳冰冷與貧血；和水分循環有關的多汗多尿與水腫；和呼吸循環有關的氣虛無力與哮喘；以及和淋巴循環有關的代謝排毒與免疫，都能使用根部類精油重啟身體的循環機能，恢復應有的運作。

根部負責「輸送」的任務，究竟要輸送什麼呢？那便是「養分」。養分從何而來？除了光合作用的能量外，也包含根部從地底獲得的養分，因此根部除了負責循環之外，同時也負責吸收營養。

若是腸胃與支氣管機能低落，可以藉由根部類精油改善腸胃吸收消化、肺部氣體交換的功能，讓器官順利轉化外界資源，穩定提供身體所需能量。

根部類精油的補氣 >>

身體的循環，除了血液、水分、氣體與淋巴外，還有一種「精氣」。

精氣缺乏的人，通常面如槁木、精神萎頓、聲音微弱等，又被稱為「氣虛無力」。而根部類精油通常具有「補氣」功效，改善氣虛無力，幫助身體恢復精氣神。

樸實淳厚，渺小的我有大大的夢

埋藏於地底的根部，有著厚實的塵土氣味，既不華麗張揚，也不獨樹一格，但卻令人感到似曾相似的熟悉，那是種繚繞於身旁、再平凡不過的樸實香氣。

根部類精油的香氣鮮少讓人感到驚艷，卻有著溫暖的氣息，好似在暖陽午後的蟬鳴鳥叫間打盹。如此質樸淳厚的香氣，能讓焚膏繼晷卻碌碌無為的人們，停下腳步扎根大地，享受靜心的美好。

細小綿密的根系不僅是植物的營養來源，更能作為固定鬆軟土壤的地基，避免洪水氾濫沖刷地形，達到水土保持的作用。正所謂「小兵也能立大功」，看似其貌不揚的根部，卻能穩穩抓住大地，保衛植物的家園不受破壞。

當我們感嘆自己卑微渺小，或如無根浮萍飄搖不定時，不妨使用根部類精油，充實空洞匱乏的心靈，享受大地帶給自己的豐盈。

穩住氣場的
根部類精油 >>

根部類精油的抓地力強大，能夠幫助我們穩定氣場。若以人物比喻，根部類精油如同氣勢雄厚的長老，一出場便能震懾人心，給人雄厚的安心感。因此若要穩住心性、鍛鍊自己氣場的人，能讓整體安定下來的根部類精油絕對是你的好夥伴。

本篇介紹的「根部類」精油 >>

歐白芷根	Angelica Root	薑黃	Turmeric
薑	Ginger	纈草	Valerian
穗甘松	Spikenard	岩蘭草	Vetiver

歐白芷根
Angelica Root

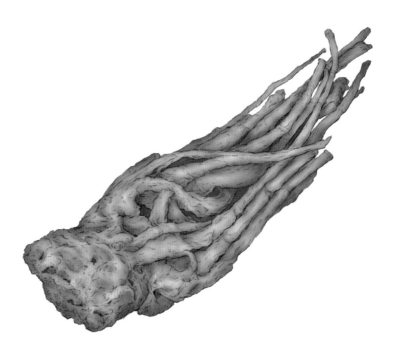

📍 主要產地：

法國

歐白芷根　　　　　　　Angelica Root（*Angelica archangelica*）

Introduction >>

歐白芷根精油的香氣與中藥的當歸相似，兩者功效亦相近，皆具有**補氣活血**、**潤燥滑腸**的效果，因此歐白芷又被稱為「西洋當歸」。

在芳療中，歐白芷根精油具有**強健體魄**、**強化生殖系統**的功效，經常用於過度操勞導致身心俱疲的人身上。

它能讓體虛無力之人達到強力補氣的效果，特別是將歐白芷根調油稀釋後，塗抹於後腰與尾椎，效果更加顯著。

相傳十五世紀黑死病盛行時，大天使麥可(Anchangel Michael)在夢中指引傳教士使用歐白芷治癒黑死病的患者。而歐白芷恰好在五月八日的天使節開花，便以Angelica(天使)命名。

對應脈輪：
第1脈輪

保存期限	可久放，越陳越香			**科　屬**	繖形科獨活屬		
萃取方式	蒸餾	**萃取部位**	根部	**香氣速度**	後調	**香氣調性**	草根調
香氣應用	深埋土壤的草根味，適合與歐洲赤松、岩蘭草、紫羅蘭葉搭配。						
主要成分	17－31%　α－蒎烯（alpha pinene）） 10－18%　δ－蒈烯（delta 3 carene） 8－16%　β－水茴香萜（beta phellandrene） 3－14%　檜烯（sabinene） 3－14%　α－水茴香萜（alpha phellandrene） 5－10%　右旋檸檬烯（D-limonene）						

皮膚功效	少用於美容保養。
生理功效	補充元氣（強勁）、提升血壓、提升雄風、幫助睡眠（淺眠）、緩解咳嗽（調整呼吸節奏）。
心靈功效	身體力行、連結神性、穩固扎根。
心理徵狀	軟弱無力、徬徨無助、飄渺不定、拖延懶散、自卑退怯。
注意事項	1. 懷孕前期不適用。 2. 具光敏性，使用於肌膚上須避免陽光照射，以免造成肌膚敏感。

薑
Ginger

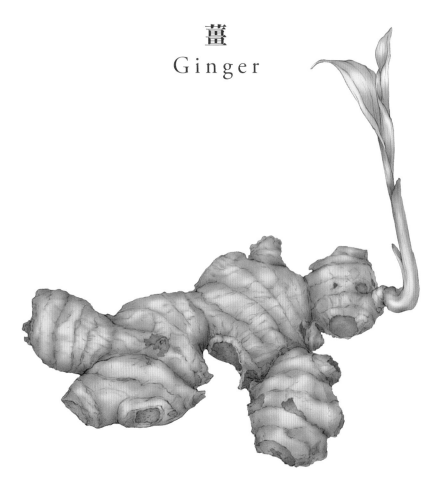

📍 主要產地：
象牙海岸、馬達加斯加、
斯里蘭卡、印度

薑　　　　　　Ginger（*Zingiber officinale*）

薑經常出現在家常料理中,具有**滋補身體**與**驅寒保暖**的功效。因此經常被使用於經絡推拿,促使身體發汗、祛風散寒,排除陳年累月的身心毒素。

在芳療中,薑精油具有**保健腸胃**與**循環暖身**的功效,特別是處理噁心嘔吐、飽食腹脹及手腳冰冷的問題。雖然薑精油促進血液循環的效果極佳,但卻不會像肉桂精油過度滋補氣血。在中藥性味中,薑被歸為「溫補」,因此在使用薑精油時,不必擔心會讓身體過度躁熱。

蘇東坡的駐顏不老方裡曾記載:「一斤生薑半斤棗,二兩白鹽三兩草,丁香沉香各半兩,四兩茴香一處搗。煎也好,泡也好,修合此藥勝如寶。每日清晨飲一杯,一生容顏都不老。」形容薑的眾多好處,除了循環暖身,更能駐顏不老。

◉ 對應脈輪:
第 ❸ 脈輪

保存期限	三年	**科　屬**	薑科薑屬			
萃取方式	蒸餾	**萃取部位**	根莖	**香氣速度** 中調	**香氣調性**	香料調

香氣應用	辛香卻不刺激的香氣,適合與岩蘭草、肉桂、甜茴香搭配。

主要成分	15 — 41%　薑烯（alpha zingiberene） 8 — 16%　β－倍半水芹烯（beta sesquiphellandrene） ≦ 14%　芳薑黃烯（ar curcumene） ≦ 13%　樟烯（camphene） ≦ 10%　檸檬醛（citral） ≦ 9%　α－金合歡烯（alpha farnesene）

皮膚功效	氣色紅潤、纖體雕塑、頭皮護理（髮量稀少）、軟化橘皮、緊緻拉提。
生理功效	循環暖身、子宮調理（暖宮）、提升雄風、促進消化、消除脹氣。
心靈功效	穩固扎根、身體力行、消除恐懼。
心理徵狀	自我懷疑、身心失衡、挫折失敗、怠惰厭倦、猶疑迷惘。
注意事項	無

穗甘松
Spikenard

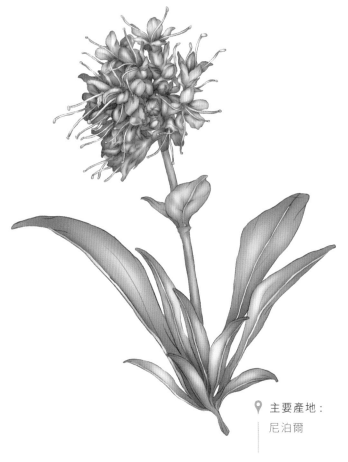

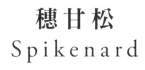

主要產地：
尼泊爾

穗甘松　　　　Spikenard（*Nardostachys jatamansi*）

在芳療中，穗甘松具有**平衡腦下腺**、**幫助心靈接納放下**的功效，能夠平衡體內激素與腺體的分泌，讓身體回歸平衡狀態，並且安撫焦慮不安、易怒害怕的情緒，讓人們放下一切、放過自己。

穗甘松有著與纈草類似的香氣，然而在 1997 年《瀕臨絕種野生動植物國際貿易公約》(CITES)被列為需保育植物，市面上難以購得此精油。

相傳，耶穌(Jesus)在最後的晚餐(l'ultima cena)前，馬利亞(Mary Magdalene)以穗甘松製成的香膏塗抹耶穌的腳，並用秀髮擦拭。耶穌見狀赦免了馬利亞的罪，並將此舉動視為真誠的象徵，至此穗甘松便有了「原諒」與「真誠」的意義。

● 對應脈輪：
第 ❼ 脈輪

保存期限	可久放，越陳越香			科 屬	敗醬科甘松屬	
萃取方式	蒸餾	**萃取部位**	根部	**香氣速度**	後調	**香氣調性** 草根調

香氣應用	沉重卻不令人窒息的香氣，適合與永久花、花梨木、乳香搭配。

主要成分	4 — 17%　白菖烯（calarene） 2 — 12%　α—廣藿香烯（alpha patchoulene） ≦　8%　6,9 癒創木二烯（6,9 guaiadiene） ≦　8%　7 表α蛇床烯（7 epi alpha selinene） ≦　8%　賽席爾烯（seychellene）

皮膚功效	少用於美容保養。
生理功效	平衡腦下腺、降低血壓、子宮調理（平衡賀爾蒙）、幫助睡眠（入睡困難）、心臟養護。
心靈功效	連結神性、包容接納、癒合心靈。
心理徵狀	痛心疾首、掌控占有、心理創傷、身心失衡、挫折失敗。
注意事項	無

薑黃
Turmeric

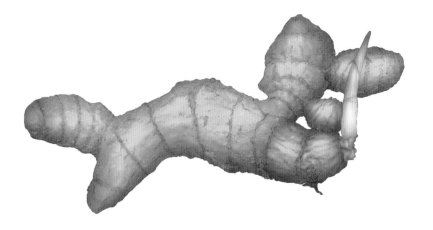

主要產地：
馬達加斯加、印度、中國

薑黃　　　　　　　Turmeric (*Curcuma longa*)

在印度教及佛教的傳統醫學——阿育吠陀（Ayurveda）中，薑黃具有舉足輕重的重要性，不僅能強健修道之人的身體機能，同時**提升靈性覺察與領悟力**，具有**淨化身心靈能量**的功用。

在芳療中，薑黃具有**循環暖身、強化免疫**的功效，能夠促進身體循環，加強新陳代謝，並且溫暖冰冷的手腳。此外，也能提升自體免疫系統，對抗外來的病毒，讓身體更加強健。

2019 年世界爆發嚴重特殊傳染性肺炎疫情（COVID-19），隨即 2020 年印尼醫學院（Khaerunnisa et al., 2020；Utomo et al., 2020）研究發現，「薑黃素」具有明顯抑制 COVID-19 活性的作用。而在 COVID-19 爆發前，便有諸多研究證實薑黃素能有效抑制病毒株的複製及感染，強化身體免疫。

◉ 對應脈輪：
第 ❸ 脈輪

保存期限	三年	科　屬	薑科薑黃屬			
萃取方式	蒸餾	萃取部位	根部	香氣速度	中調	香氣調性	草根調

香氣應用	清新卻不嗆鼻的薑黃香氣，適合與黑胡椒、肉桂、薑搭配。

主要成分	≦ 41%　α－薑黃酮（alpha turmerone） ≦ 20%　β－薑黃酮（beta turmerone） ≦ 20%　芳薑黃酮（ar turmerone） ≦ 15%　α－水茴香萜（alpha phellandrene） ≦ 10%　芳薑黃烯（ar curcumene）

皮膚功效	少用於美容保養。
生理功效	抗病毒、循環暖身、子宮調理（活血通經）、補充元氣（溫和）、消除氣結。
心靈功效	靈思泉湧、身體力行、連結神性。
心理徵狀	猶疑迷惘、軟弱無力、怠惰厭倦、狂熱上癮、缺乏耐心。
注意事項	無

纈草
Valerian

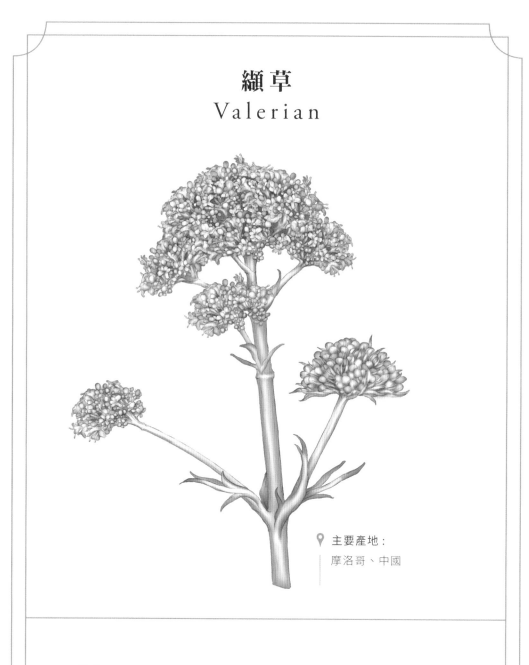

📍 主要產地：
摩洛哥、中國

纈草　　　　　Valerian（*Valeriana officinalis*）

在芳療中，纈草最為人熟知的便是潮濕悶熱的特殊氣息。雖然香氣驚為天人，但纈草**改善睡眠品質**的功效相當強大，經常用於大腦過度操勞導致夜晚無法安眠的狀態，甚至有「用纈草薰香宛如被一棒打昏」的都市傳說。

纈草精油之所以會有如此強大的**鎮靜**效果，主要是因為能平衡 γ －氨基丁酸（GABA），抑制大腦的神經傳導物質，讓大腦平靜緩和，改善易怒、焦慮及煩躁等狀態。因此在許多助眠花草茶中，經常能看到纈草的存在。

纈草的德語俗名 Baldrian 源自北歐神話的「光明之神巴德爾」（Baldr）。傳說奧汀（Odin）之子光明之神巴德爾被邪神洛基（Loki）害死後，身上的保護咒化身為纈草，守護巴德爾的屍身不被黑暗壟罩。

◉ 對應脈輪：
| 第 ❶ 脈輪

保存期限	可久放，越陳越香		科　屬	敗醬科纈草屬	
萃取方式	蒸餾	**萃取部位** 　根部	香氣速度	後調	**香氣調性** 　草根調

香氣應用	穿了整天的臭襪子味，適合與檸檬馬鞭草、香蜂草、依蘭搭配。

主要成分	≦ 41%　乙酸龍腦酯（bornyl acetate） ≦ 30%　纈草醛（valerenal） ≦ 　9%　α－蒎烯（alpha pinene）

皮膚功效	少用於美容保養。
生理功效	幫助睡眠（淺眠）、降低血壓、安撫神經、提升免疫、抗痙攣。
心靈功效	穩固扎根、緩解焦慮、消除恐懼。
心理徵狀	焦慮不安、徬徨無助、焦躁亢奮、心力交瘁、身心失衡。
注意事項	懷孕不適用。

岩蘭草
Vetiver

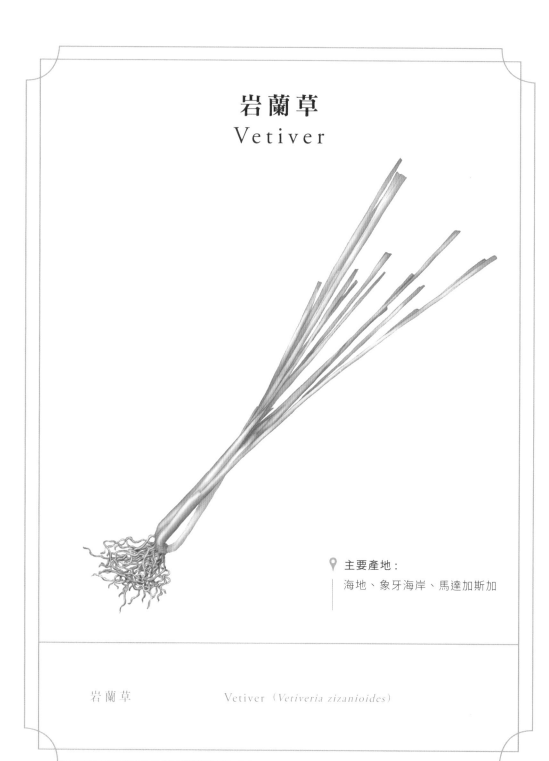

主要產地：
海地、象牙海岸、馬達加斯加

岩蘭草　　　　Vetiver (*Vetiveria zizanioides*)

岩蘭草有著馥郁芬芳的根部，因此又稱為香根草。由於有著繁複綿密且長達三公尺的根部，能夠緊緊抓住土壤避免氾濫成災，因此許多低海拔的國家會種植岩蘭草，作為水土保持的植物。

芳療中的岩蘭草精油有著泥土草根的氣息，給人如同躺在青青草皮、沐浴在陽光下的踏實感，因此具有**淨化身心**、**鎮靜安寧**的功效，適合經常被負能量纏身，或對環境敏感之人。岩蘭草扎實抓地的力道，能汲取大地之母蓋亞(Gaia)的力量，讓人穩固自己的氣場，不受外界影響。

在調香中，岩蘭草具有極佳的**定香**作用，能讓輕盈上揚、快速消散的香氣變得悠遠綿長，使整體香氣層次更為豐富，因此適合作為任何調香配方的基底。由於岩蘭草的香氣與檀香有幾分相似，但價格卻平易近人，因此又被稱「窮人的檀香」。(阿米香樹、乳香、雪松也經常被稱為窮人的檀香)。

◉ 對應脈輪：

| 第 **❶ ❸** 脈輪

保存期限	可久放，越陳越香			科　屬	禾本科岩蘭草屬	
萃取方式	蒸餾	**萃取部位**	根部	**香氣速度**	後調	**香氣調性** 草根調

香氣應用	任何精油皆能搭配。

主要成分	≦ 17%　異戊烯醇 (Isovalencenol) ≦ 15%　岩蘭酸 (zizanoic acid) ≦ 12%　庫斯醇 (khusimol) ≦ 9%　β－岩蘭酮 (beta vetivone) ≦ 5%　α－岩蘭酮 (alpha vetivone) ≦ 3%　β－岩蘭烯 (beta vetivenene)

皮膚功效	保濕鎖水、傷口癒合、氣色紅潤、頭皮護理 (髮量稀少)、淡化疤痕 (妊娠紋)。
生理功效	幫助睡眠 (淺眠)、促進消化、循環暖身、平衡神經、補充元氣 (溫和)。
心靈功效	鎮定冷靜、緩解焦慮、穩固扎根。
心理徵狀	焦慮不安、驚嚇恐慌、飄渺不定、焦躁亢奮、掌控占有。
注意事項	無

2.9

樹脂類

生理「皮膚」與
心靈「界線」

人體受傷時，傷口處會分泌組織液，包覆患處避免傷害加劇；而植物跟人類一樣，也有獨特的修復機制，那便是「樹脂」。

樹脂可說是植物的組織液，當植物受外來物（例如昆蟲、真菌）侵襲而受傷時，傷口處會滲出樹脂，協助修復傷口。具有保護特性的樹脂，同時能箝制外來物的攻擊並吞噬兇手，形成晶瑩剔透的「琥珀」。由此可知，樹脂類精油通常具有**修護皮膚、保護傷口**的作用。

相較於其他流動性高的精油，樹脂類精油通常質地黏稠、流動性較低。隨著時間流逝，有些樹脂類精油會逐漸乾硬，回歸原始硬塊樣貌。

因此在使用樹脂類精油時，須特別注意開瓶次數與保存時間，避免整瓶硬化。若擔心精油硬化，可以在開瓶後，調合不易氧化的荷荷芭油或耐保存的酒精，便能有效降低樹脂類精油乾硬的機率。

適合處理皮膚的相關症狀

樹脂類精油的植物，大多生長在艱困的環境中，像是常見的乳香、沒藥原生於炙熱的沙地中，岩玫瑰則是在高溫的山邊或岩石上。為了適應生存環境，植物演化出「樹脂」這種應對方式，修復艱險環境對植株造成的傷害。

木乃伊的防腐劑 >>

許多樹脂具有抗菌效果，因此在古埃及被用於製作木乃伊，他們相信保存死者的屍身，能等待未來重生。這種防止肉體腐壞的效用，在現代被用作「抗老化」的保養。若想防止肌膚受歲月摧殘而衰老，試著將樹脂類精油加入保養品中，會有意想不到的效果喔！

若是換成人類長期處於這種極端的生存環境，炎陽炙人、走石飛砂，對皮膚的損傷簡直不容小覷。因此樹脂類精油就像是精油界的 OK 繃，有任何皮膚狀況，都可以利用樹脂類精油解決。

皮膚不光只有肉眼可見的外在皮膚，「黏膜」也屬於皮膚的一部分，像是眼睛黏膜、鼻黏膜、口腔黏膜、胃黏膜、外陰黏膜等。黏膜會分泌黏液（眼淚、唾液等）保護人體，避免外來物進入體內造成感染，這種做法如同植物分泌樹脂驅走害蟲，保護本體不受傷害的方式。在人體防衛體系中，皮膚與黏膜是抗感染的第一道防線，若想處理關於皮膚與黏膜的問題，找樹脂類精油就對了！

劃定界線，擺脫情緒勒索

樹脂是植物受傷時流出的透亮液體，說是植物的「眼淚」也不為過；樹脂流淌之處形成琥珀，彷彿晶瑩的「淚痕」。這些琥珀不易消失，藏著幽深的執念，時刻提醒植物過往的傷痛。

當植物死亡後，琥珀封存過去的歷史，繼續輾轉於世間。樹脂的由來令人感嘆，然而轉念一想，樹脂封住了傷口，儼然成為植株和外界的界線，與其說是避免外來物繼續侵入內部，更像是為植物築起一道固若金湯的城牆，抵抗外界的過度干涉。

在生活中，我們有時被情緒勒索，儘管想斷開情感桎梏，卻擔心被社會貼上「忘恩負義」、「不仁不義」的標籤，只好繼續承受社會道德規範的枷鎖，戴上虛假的面具，於是不停在這個輪迴中自憐自艾。

當我們有無法割捨的情感，或是被他人強加的觀念時，不妨使用樹脂類精油，劃出自己與他人的界線，堅定自己的原則，拒絕他人的予取予求。如此一來，受傷哭過的眼淚（樹脂），才會蛻變成璀璨的珍珠。

古時候的樹脂被視為「與神溝通」的管道，裊裊上升的輕煙帶著我們的祈念，將心願傳達給神祇。此外，樹脂也能斬斷低微能量對靈魂的牽繫，幫助我們靈性覺醒，做回真正的自己。

Chapter 2 認識芳香精油・樹脂類

本篇介紹的「樹脂類」精油 >>

安息香	Benzoin	乳香	Frankincense
岩玫瑰	Cistus / Labdanum	熏陸香	Mastic
古巴香脂	Copaiba	沒藥	Myrrh
欖香脂	Elemi		

安息香
Benzoin

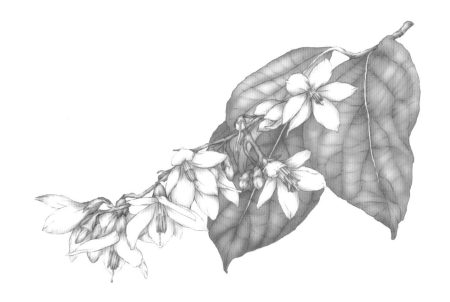

📍 主要產地：
寮國

| 安息香 | Benzoin（*Styrax tonkinensis*） |

安息香有著甜美的糖果香氣，像是一顆味軟甜膩的糖，令人想一再回味，然而這股香氣與「感冒糖漿」相當類似，因此不難想像安息香的功效與呼吸道息息相關。

在芳療中，安息香具有**止咳化痰**與**修復肌膚**的功效，經常用於處理鼻塞喉痛與凍傷龜裂的症狀，同時也是中世紀常見的護手霜配方。由於安息香樹脂為固體，因此許多精油廠商會將安息香與酒精相溶，避免乾硬結塊。

西晉張華《博物志》曾記載：「武帝時，西域月氏國，度弱水貢此香三枚，大如燕卵，黑如桑。值長安大疫，西使請燒一枚辟之，宮中病者聞之即起，香聞百里，數日不歇。疫死未三日者，熏之皆活，乃返生神藥也。」裡面所述的返生神藥便是安息香。

◎ 對應脈輪：

第 **1** **4** 脈輪

保存期限	可久放，但須注意後期變乾硬		科 屬	安息香科安息香屬	
萃取方式	酒精溶劑	**萃取部位** 樹脂	香氣速度 前中調	**香氣調性**	樹脂調

香氣應用	熟悉的感冒糖漿香氣，適合與冬青白珠樹、甜橙、香草搭配。

主要成分	14－51%　安息香酸（benzoic aicde） ≦ 45%　乙醇（ethyl alcohol） ≦ 4%　苯甲酸苄酯（benzyl benzoate） ≦ 4%　藜蘆醛（isopropyl veratraldehyde） ≦ 3%　香草醛（vanillin） ≦ 3%　α－羥苯乙酮（alpha hydroxyacetophenone）

皮膚功效	傷口癒合、保濕鎖水、紓緩搔癢、淡化疤痕、柔嫩白皙。
生理功效	幫助睡眠（入睡困難）、緩解咳嗽（調整呼吸節奏）、消炎止痛、抗痙攣、心臟養護。
心靈功效	鎮定冷靜、緩解焦慮、放鬆歡愉。
心理徵狀	委屈心酸、驚嚇恐慌、難過哀傷、忍耐壓抑、痛心疾首。
注意事項	安息香精油原型為樹脂型態，許多商家會將安息香與酒精調合，避免凝固結塊。

岩玫瑰
Cistus / Labdanum

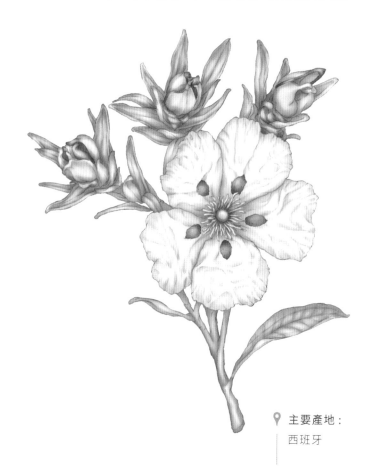

📍 主要產地：
西班牙

岩玫瑰　　　　　Cistus / Labdanum (*Cistus ladaniferus*)

岩玫瑰雖有玫瑰二字，但與嬌嫩的玫瑰卻是不同植物。岩玫瑰生長於岩石峭壁，經常曝曬於太陽的烈焰下；為了使種族得以延續生存，岩玫瑰甚至不惜自燃起火，與其他植物玉石俱焚。直到火焰將植物燒成灰燼，成為土壤的養分後，有著防火外殼的岩玫瑰種子便伺機而生，成為一方土地的新領主。

在芳療中，岩玫瑰有著**止血抗菌**與**提升免疫**的功效，經常用於緊急傷口處理、幼童發燒的情況。若將岩玫瑰、永久花、高地真正薰衣草搭配在一起，便能處理日常生活的突發情況，是芳療界中的「萬用配方」。

在古埃及人的香水裡，有一種名為「奇斐」（Kyphi）的高檔香水。奇斐有著甦醒、再生的涵義，是古埃及的迎神香，用來表達對神明的敬意，而岩玫瑰便是奇斐的配方之一。

◉ 對應脈輪：

第 ❶ 脈輪

Chapter 2 認識芳香精油・樹脂類

保存期限	可久放，越陳越香			科 屬	半日花科岩玫瑰屬	
萃取方式	蒸餾	**萃取部位**	樹脂、樹枝	**香氣速度**	中後調	**香氣調性** 樹脂調
香氣應用	詭異怪誕的中藥材香氣，適合與永久花、薰衣草、洋甘菊搭配。					
主要成分	20 － 56%　α－蒎烯（alpha pinene） 1 － 10%　綠花白千層醇（viridiflorol） 2 － 8%　樟烯（camphene） 1 － 6%　三甲基環己酮（trimethylcyclohexanone）					

皮膚功效	撫紋抗齡、傷口癒合、收斂毛孔、淡化疤痕（妊娠紋）、緊緻拉提。
生理功效	消炎止痛、子宮調理（經血過多）、提升免疫、緩解咳嗽（溼咳）、抗病毒。
心靈功效	增強直覺、靈思泉湧、自我覺察。
心理徵狀	驚嚇恐慌、情緒不穩、疏離逃避、心理創傷、憤怒抓狂。
注意事項	無

古巴香脂
Copaiba

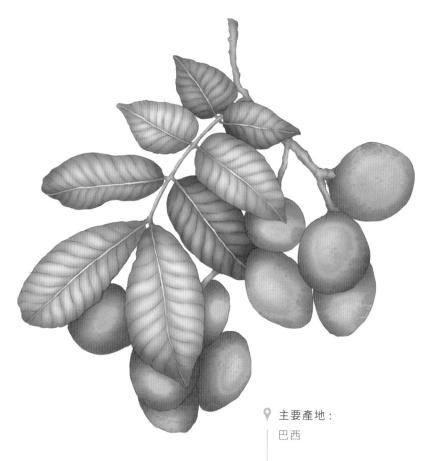

📍 主要產地：
巴西

古巴香脂　　　　Copaiba（*Copaifera officinalis*）
　　　　　　　　　　　　（*Copaifera martii*）

古巴香脂與美洲加勒比海的國家古巴 (Coabana) 無關，乃因學名音似古巴，才以此為名。古巴香脂被稱為「南美的乳香」，又因香氣淡雅，也被形容為「玻璃般的香氣」。而在調香中，氣味柔和的古巴香脂經常用於增添香氣層次感，不僅能夠烘托香氣，更不用擔心喧賓奪主。

在芳療中，古巴香脂具有**修復傷口**的功效，像是蚊蟲叮咬與傷口癒合；而在靈性層面，則用於**靈性儀式**中，透過焚燒的氤氳，將人民的祈求上達天聽，或讓靈媒更容易接收上天的旨意。

近年來，古巴香脂被發現含有高比例的 β －石竹烯 (beta caryophyllene)，這項成分被稱為「可食用的大麻素」，能使身心感到愉悅卻不會成癮，並且具強大的消炎止痛、提升免疫的功效。

● 對應脈輪：

第 ❶ ❼ 脈輪

保存期限	可久放，越陳越香			科　屬	豆科香脂樹屬		
萃取方式	蒸餾	萃取部位	樹脂	香氣速度	中後調	香氣調性	樹脂調
香氣應用	若隱若現的苦澀香氣，適合與日本檜木、樟樹、欖香脂搭配。						
主要成分	40 － 71%　　β－石竹烯 (beta caryophyllene) 　≦ 14%　　反式α佛手柑烯 (trans alpha bergamotene) 2 － 12%　　α－古巴烯 (alpha copaene) 　≦ 12%　　β－沒藥烯 (beta bisabolene) 　≦ 11%　　α－蛇麻烯 (alpha humulene) 　≦ 10%　　大根香葉烯 D (germacrene D)						
皮膚功效	傷口癒合、淡化疤痕（妊娠紋）、保濕鎖水、修復面皰、撫紋抗齡。						
生理功效	消炎止痛、提升免疫、肝臟養護、心臟養護、緩解咳嗽（調整呼吸節奏）。						
心靈功效	連結神性、靈思泉湧、自我覺察。						
心理徵狀	委屈心酸、身心失衡、憤怒抓狂、缺乏耐心、飄渺不定。						
注意事項	無						

欖香脂
Elemi

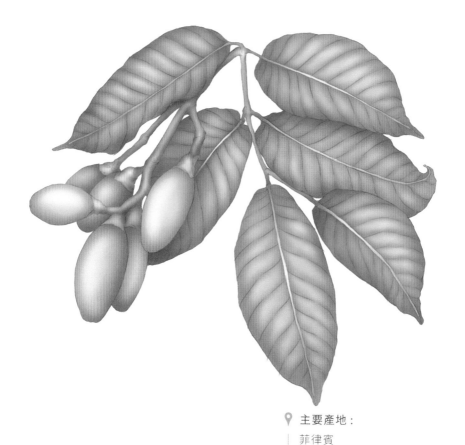

📍 主要產地：
菲律賓

欖香脂　　　　　Elemi（*Canarium luzonicum*）

Introduction >>

在芳療中，欖香脂與乳香功效類似，但比起莊嚴崇高且神聖的乳香，有著清甜柑橘香氣的欖香脂相對實惠，因此又被稱為「窮人的乳香」。

欖香脂具有**修復傷口**的功效，在中古時期經常被製作成皮膚軟膏，用來處理士兵的傷口；在心靈層面，欖香脂能讓起伏不定的情緒**恢復平衡**，讓身心內外整合為一。

欖香脂的阿拉伯語是「如在其上，如在其下」，上接天神、下接地靈，連結古往今來，領會愚庸開悟。當感到虛無飄渺，找不到生活目標時，不妨使用欖香脂，探索宇宙萬物的生存意義。

◉ 對應脈輪：
第 ❻ ❼ 脈輪

保存期限	可久放，越陳越香			科 屬	橄欖科橄欖屬		
萃取方式	蒸餾	萃取部位	樹脂	香氣速度	中調	香氣調性	樹脂調
香氣應用	裝箱塵封的柑橘香氣，適合與乳香、沒藥、佛手柑搭配。						
主要成分	48－67%　檸檬烯（limonene） 　8－20%　α－水芹烯（alpha phellandrene） 　5－20%　欖香脂醇（elemol） 　2－7%　欖香素（elemicin） 　2－7%　檜烯（sabinene）						

皮膚功效	傷口癒合、淡化疤痕、撫紋抗齡、修復面皰、蚊蟲叮咬。
生理功效	消除氣結、紓緩痠痛（肌肉僵硬）、緩解咳嗽（調整呼吸節奏）、消炎止痛、提升免疫。
心靈功效	凝神專注、堅定意志、消除欲望。
心理徵狀	焦慮不安、猶疑迷惘、情緒不穩、憤恨不滿、身心失衡。
注意事項	無

乳香
Frankincense

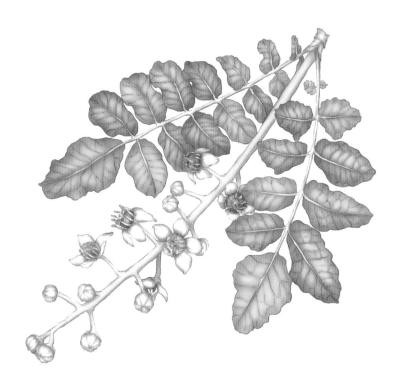

📍 主要產地：
索馬利亞、阿曼、印度

乳香　　　　　Frankincense（*Boswellia carterii*）

Introduction >>

乳香被稱為「神的香氣」，在宗教中具有崇高的地位，經常出現於各大宗教儀式中。在阿拉伯地區，人民爭相種植乳香樹，不僅讓乳香成為日常生活用品之一，同時也締造世界遺產「乳香之路」的壯闊景象。

在芳療中，乳香具有**修復傷口**、**抗齡回春**的功效，經常用於美容保養品中，以延緩肌膚老化的速度，特別是針對因老化而引起的皮膚乾癢、紋路顯現，或是膠原蛋白流失而引起的雙頰下垂、皮肉鬆垮等。近年來，乳香更因抗癌研究而聲名大噪，成為繼茶樹、薰衣草後，最廣為人知的精油之一。

相傳在耶穌(Jesus)降生的晚上，來自東方的三位賢者帶來乳香、沒藥與黃金作為賀禮。這三項禮物分別代表神性、苦難及尊貴，象徵耶穌未來將迎接的挑戰。

◉ 對應脈輪：
第 **6** **7** 脈輪

保存期限	可久放，越陳越香		科 屬	橄欖科乳香屬	
萃取方式	蒸餾	**萃取部位**	樹脂	**香氣速度**	中調	**香氣調性**	樹脂調

香氣應用	明亮又神聖的香氣，適合與沒藥、檀香、薰衣草搭配。
主要成分	30 — 69%　α－蒎烯（alpha pinene） 2 — 15%　檸檬烯（limonene） ≦ 10%　月桂烯（myrcene） ≦ 9%　檜烯（sabinene）

皮膚功效	傷口癒合、淡化疤痕、撫紋抗齡、緊緻拉提、氣色紅潤。
生理功效	消除氣結、紓緩痠痛（肌肉僵硬）、緩解咳嗽（調整呼吸節奏）、消炎止痛、提升免疫。
心靈功效	連結神性、消除欲望、增強直覺。
心理徵狀	欲望強盛、驚嚇恐慌、猶疑迷惘、狂熱上癮、缺乏耐心。
注意事項	無

熏陸香
Mastic

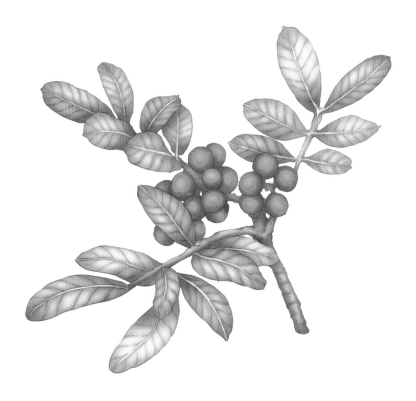

📍 主要產地：
摩洛哥

熏陸香　　　　　　　Mastic（*Pistacia lentiscus*）

Introduction >>

熏陸香又被稱為乳香黃連木，因此常被誤認為乳香，然而兩者的香氣與功效卻截然不同，各有其特點。此外，熏陸香盛產地（希臘的希俄斯島）經常將熏陸香加工成甜點或口香糖，成為當地知名的伴手禮。

在芳療中，熏陸香是**黏膜守護者**，從口腔到肛門的黏膜問題，都能使用熏陸香紓緩，像是口內炎、喉嚨痛、消化不良到腹瀉便秘等，都是熏陸香的管轄範圍。

熏陸香又被稱為「希俄斯眼淚」（Chios' Tears）。相傳天主教聖徒聖依西多祿（St. Isidore）在希俄斯島（Chios）傳教時，被羅馬軍官斬首並扔進井裡。當地人將聖依西多祿安葬在熏陸香樹下，隨後熏陸香受到感召而流下晶瑩透亮、如同眼淚般的樹脂，這個樹脂便被稱為「希俄斯眼淚」。

◉ 對應脈輪：
| 第 ❸ 脈輪

保存期限	三年	科　屬	漆樹科黃連木屬				
萃取方式	蒸餾	萃取部位	樹脂、樹枝	香氣速度	中後調	香氣調性	樹脂調

香氣應用	衝鼻卻又沉穩的香氣，適合與土木香、月桂、安息香搭配。

主要成分	12 — 33%　月桂烯 （myrcene） 12 — 28%　α－蒎烯 （alpha pinene） 7 — 16%　檸檬烯 （limonene） ≦ 10%　萜品烯 -4- 醇 （terpinen-4-ol） 2 — 10%　γ－萜品烯 （gamma terpinene）

皮膚功效	少用於美容保養。
生理功效	促進消化、提升免疫、緩解咳嗽（乾咳）、緩解腹痛（抗菌感染）、消除脹氣。
心靈功效	提高自尊、消除恐懼、自我覺察。
心理徵狀	挫折失敗、猶疑迷惘、自我懷疑、難過哀傷、心理創傷。
注意事項	無

沒藥
Myrrh

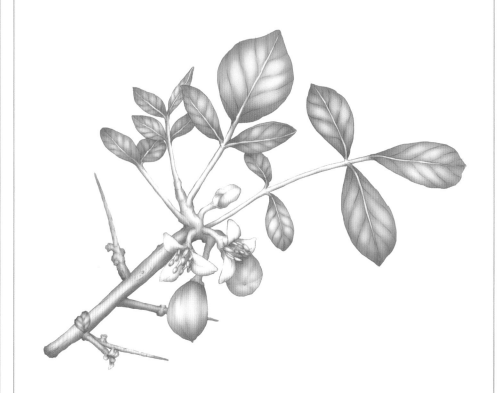

📍 **主要產地：**
索馬利亞

沒藥　　　　Myrrh（*Commiphora myrrha*）

Introduction >>

有著厚實苦澀香氣的沒藥，又被稱為「神的血液」，經常與痛苦、死亡及重生息息相關。此外，沒藥在宗教中與乳香同樣具有崇高的地位，兩者經常被相提並論。

在芳療中，沒藥具有**防腐殺菌**與**婦科保健**的功效，像是處理深度傷口避免留疤、抗老緊緻、拉提回春等，或是子宮的通經活血、經痛難耐等。而在中藥裡，乳香與沒藥具有**活血**與**散血**的功效，經常兩者併用以促進身體循環代謝，像是活絡筋骨、鬆開筋膜等。

在《變形記》（The Metamorphoses）中，生於亞述國的麥拉（Myrrha）公主認為自己的外貌比愛神美麗，因而觸怒愛神。愛神設計公主愛上父親並亂倫，這讓發現真相的國王憤怒拿刀追殺麥拉。隨後眾神見到可憐的麥拉，便把她幻化成沒藥樹，並誕下阿多尼斯（Adonis）——愛神愛慕之人。

● 對應脈輪：
第 **6 7** 脈輪

保存期限	可久放，越陳越香			科　屬	橄欖科沒藥樹屬		
萃取方式	蒸餾	**萃取部位**	樹脂	**香氣速度**	中後調	**香氣調性**	樹脂調
香氣應用	跌打損傷的深沉藥味，適合與乳香、依蘭、岩蘭草搭配。						
主要成分	20 — 53%　呋喃桉 -1,3- 二烯（furanoeudesma-1,3-diene） 10 — 50%　莪術呋喃烯（curzerene） 　5 — 13%　香樟烯（lindestrene）						

皮膚功效	私處保養（感染）、淡化疤痕、撫紋抗齡、傷口癒合、氣色紅潤。
生理功效	消除氣結、紓緩痠痛（肌肉僵硬）、子宮調理（活血通經）、消炎止痛、緩解咳嗽（澀咳）。
心靈功效	連結神性、消除欲望、鍛鍊心靈。
心理徵狀	狂熱上癮、心理創傷、身心失衡、缺乏耐心、猶疑迷惘。
注意事項	懷孕不適用。

Chapter 2　認識芳香精油・樹脂類

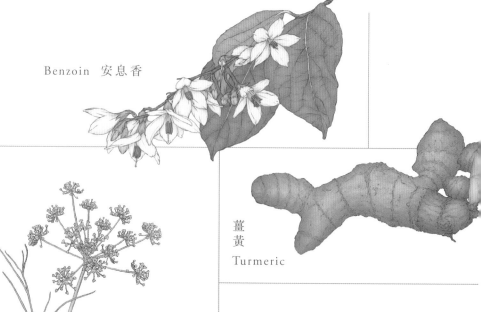

Benzoin 安息香

薑黃
Turmeric

茴香
Fennel

Chapter
3 專屬身心配方

Juniper
杜松

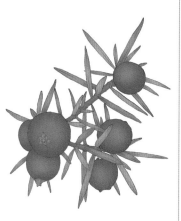

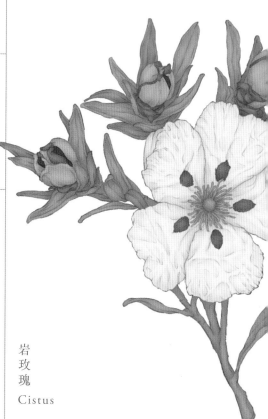

岩玫瑰
Cistus

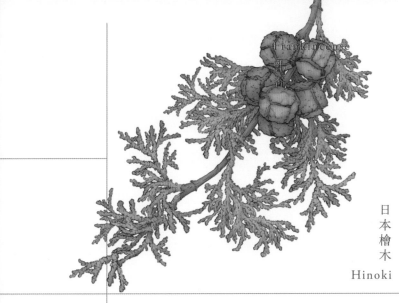

Frankincense

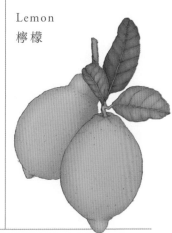

Lemon
檸檬

日本檜木
Hinoki

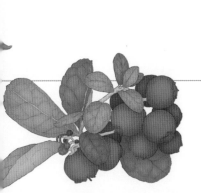

Nutmeg
肉豆蔻

在前一章節裡，我們認識許多精油的身心功效；而在芳香療法的應用上，除了使用單一精油外，也能將二至六種精油搭配在一起，變成「複方精油」。複方精油在「協同作用」（synergy）的幫助下，不僅讓香氣充滿變化與層次，也使整體配方的功效更為強大。而協同作用的主要概念便是「一加一大於二」，透過合作、互補及加乘的方式，讓原本的功效發揮更強大的效果，甚至開創前所未有、截然不同的嶄新可能性。

本章節將提供各類型的配方，讓讀者利用薰香、按摩、泡澡、蒸氣吸入、塗抹等方法，享受芳香療法帶給身心的療癒感。而每種類型的配方，又分為「經典配方」與「奢華配方」，讓讀者根據自己的喜好，選擇香氣精緻簡約的經典配方，或是香氣艷麗馥郁的奢華配方，兩種類型皆能帶給感官絕妙的饗宴。

Vanilla 香草

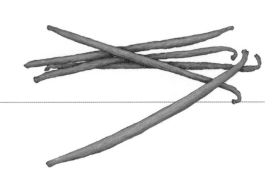

冬青白株樹

Wintergreen

◦ { 萬用配方 } ◦

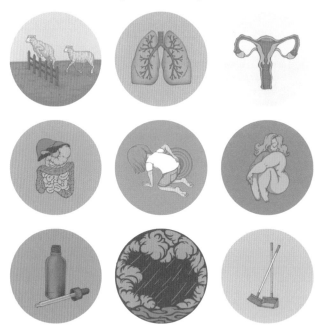

░ 全家人萬用配方

適用徵狀　居家旅行必備配方，能處理任何身心不適的情況。

主要作用　修復身體與心理的創傷，啟動自身的修復機制。

使用方法　薰香、按摩、泡澡、蒸氣吸入、塗抹。

精油配方　經典配方 _ 高地真正薰衣草、永久花、岩玫瑰。
　　　　　　　奢華配方 _ 高地真正薰衣草、永久花、岩玫瑰、羅馬洋甘菊、
　　　　　　　　　　　　德國洋甘菊。

░ 嬰幼兒萬用配方

適用徵狀　新生兒或三歲以下的小朋友，任何情況皆適用。

主要作用　紓緩孩子的身心不適。

使用方法　薰香、按摩、泡澡、塗抹。

精油配方　經典配方 _ 高地真正薰衣草、紅橘、佛手柑。
　　　　　　　奢華配方 _ 高地真正薰衣草、紅橘、佛手柑、羅馬洋甘菊、
　　　　　　　　　　　　乳香、膠冷杉。

精油調配濃度比例請參考 p.35〈調油公式與步驟〉、p.47〈調香公式與步驟〉，或參
考 Chapter 4〈芳療小物 DIY〉，製作專屬的芳療品。

♦ { 睡眠障礙 } ♦

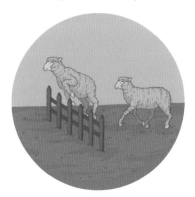

▨ 難以入睡

適用徵狀	急躁焦慮、惶恐不安引起的輾轉反側，久久無法進入夢鄉。
主要作用	幫助入眠，協助高速運轉的腦袋降速，伴隨香氣緩緩入眠。
使用方法	薰香、泡澡、按摩、塗抹。
精油配方	經典配方_ 高地真正薰衣草、依蘭、岩蘭草。 奢華配方_ 高地真正薰衣草、依蘭、岩蘭草、快樂鼠尾草、 茉莉、檀香。

▨ 淺眠易醒

適用徵狀	對於周圍環境過度敏感，使得睡眠中斷不連續。
主要作用	幫助大腦及身體肌肉完全放鬆，重新感受一覺到天明的美好。
使用方法	薰香、泡澡、按摩、塗抹。
精油配方	經典配方_ 佛手柑、安息香、高地真正薰衣草。 奢華配方_ 佛手柑、安息香、高地真正薰衣草、羅馬洋甘菊、 香草、茉莉。

▨ 夜長夢多

適用徵狀	經常做清醒夢，雖然身體處於睡眠，但大腦仍舊清醒。
主要作用	讓活躍的大腦恢復冷靜，並放鬆身體肌肉，調整睡眠模式。
使用方法	薰香、泡澡、按摩、塗抹。
精油配方	經典配方_ 甜橙、高地真正薰衣草、天竺葵。 奢華配方_ 甜橙、高地真正薰衣草、天竺葵、花梨木、岩蘭草、 丁香。

精油調配濃度比例請參考 p.35〈調油公式與步驟〉、p.47〈調香公式與步驟〉，或參考 Chapter 4〈芳療小物 DIY〉，製作專屬的芳療品。

睡眠障礙 ◂

▨ **慢性疲勞**

適用徵狀　身心感到疲倦，怎麼睡也睡不飽，整日精神渙散、疲乏無力。

主要作用　為身體緩緩灌注能量、加油打氣。

使用方法　薰香、泡澡、按摩、塗抹。

精油配方　經典配方 _ 黑雲杉、歐洲赤松、膠冷杉。
　　　　　　奢華配方 _ 黑雲杉、歐洲赤松、膠冷杉、道格拉斯杉、巨冷杉、
　　　　　　　　　　　歐白芷根。

▨ **時差困擾**

適用徵狀　因輪班或旅行等原因，睡眠時間不規律，引發失眠困擾。

主要作用　幫助身體調節睡眠週期，恢復以往的睡眠習慣。

使用方法　薰香、泡澡、按摩、塗抹。

精油配方　經典配方 _ 葡萄柚、天竺葵、佛手柑。
　　　　　　奢華配方 _ 葡萄柚、天竺葵、佛手柑、甜馬鬱蘭、黑雲杉、
　　　　　　　　　　　纈草。

精油調配濃度比例請參考 p.35〈調油公式與步驟〉、p.47〈調香公式與步驟〉，或參考 Chapter 4〈芳療小物 DIY〉，製作專屬的芳療品。

♦ { 呼吸問題 } ♦

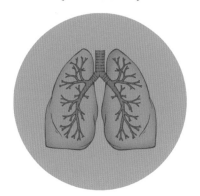

▨ 胸悶氣鬱

適用徵狀	感覺呼吸不到空氣，或是空氣無法深入肺腑。
主要作用	幫助空氣深入肺腑，也可搭配腹式呼吸法，進行深度呼吸。
使用方法	薰香、按摩、蒸氣吸入、塗抹。
精油配方	經典配方 _ 澳洲尤加利、甜橙、日本檜木。 奢華配方 _ 澳洲尤加利、甜橙、日本檜木、高地真正薰衣草、乳香、檀香。

▨ 換季過敏

適用徵狀	換季過敏的鼻涕倒流，或是鼻塞多痰導致的呼吸不順。
主要作用	去除多餘的鼻涕及痰液，保持鼻腔和喉嚨通暢。
使用方法	薰香、按摩、蒸氣吸入、塗抹。
精油配方	經典配方 _ 紅香桃木、澳洲尤加利、醒目薰衣草。 奢華配方 _ 紅香桃木、澳洲尤加利、醒目薰衣草、羅文莎葉、綠花白千層、荳蔻。

▨ 著涼感冒

適用徵狀	因流感或感冒引起的喉嚨發炎感染，進而引發相關病症。
主要作用	加強身體免疫系統，恢復身體對抗病毒能力，緩解支氣管不適感。
使用方法	按摩、蒸氣吸入、塗抹。
精油配方	經典配方 _ 羅文莎葉、史密斯尤加利、安息香。 奢華配方 _ 羅文莎葉、史密斯尤加利、安息香、乳香、沉香醇百里香、岩玫瑰。

精油調配濃度比例請參考 p.35〈調油公式與步驟〉、p.47〈調香公式與步驟〉，或參考 Chapter 4〈芳療小物 DIY〉，製作專屬的芳療品。

♦ { 婦科困擾 } ♦

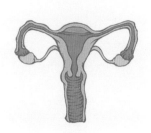

░ 經期不規律

適用徵狀	月事週期不穩定，經常遲到或提早結束，或是久久不來。
主要作用	恢復月事的週期規律，平衡體內的賀爾蒙。
使用方法	按摩、塗抹。
精油配方	經典配方 _ 天竺葵、甜茴香、快樂鼠尾草。 奢華配方 _ 天竺葵、甜茴香、快樂鼠尾草、沒藥、鼠尾草、玫瑰。

░ 經痛脹奶

適用徵狀	月經來潮引起的小腹悶痛，或是脹奶疼痛。
主要作用	紓緩經期帶來的身體不適感，溫柔自在度過經期。
使用方法	按摩、塗抹。
精油配方	經典配方 _ 依蘭、甜茴香、丁香。 奢華配方 _ 依蘭、甜茴香、丁香、永久花、茉莉、快樂鼠尾草。

░ 陰部搔癢

適用徵狀	過度清潔、長期悶熱或感染等，引起陰部搔癢。
主要作用	緩解陰部搔癢，讓陰部維持清爽潔淨。
使用方法	按摩、盆浴、塗抹。
精油配方	經典配方 _ 茶樹、大西洋雪松、天竺葵。 奢華配方 _ 茶樹、大西洋雪松、天竺葵、杜松、綠花白千層、沉香醇百里香。

精油調配濃度比例請參考 p.35〈調油公式與步驟〉、p.47〈調香公式與步驟〉，或參考 Chapter 4〈芳療小物 DIY〉，製作專屬的芳療品。

◆ {腹部腸胃} ◆

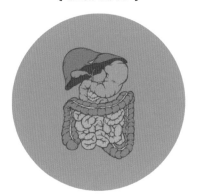

░ 腹腸絞痛

適用徵狀	暴飲暴食或飲食不潔引起的劇烈腹痛。
主要作用	立即性緩解腹痛不適,讓腸胃獲得暫時舒緩。
使用方法	按摩、塗抹。
精油配方	經典配方_檸檬香茅、胡椒薄荷、山雞椒。 奢華配方_檸檬香茅、胡椒薄荷、山雞椒、肉豆蔻、岩蘭草、丁香。

░ 消化不良

適用徵狀	用餐後感到腹部不適,像是疼痛、灼熱、脹氣或噁心等。
主要作用	緩解腹部不適,幫助消化並減少反胃現象。
使用方法	按摩、塗抹。
精油配方	經典配方_甜茴香、蒔蘿、胡椒薄荷。 奢華配方_甜茴香、蒔蘿、胡椒薄荷、荳蔻、甜羅勒、薑。

░ 大腸激躁症

適用徵狀	因情緒及壓力引起腸胃功能異常,包含腹痛、脹氣、便秘、軟便等。
主要作用	幫助身心釋放壓力,適合長期調理並保養腸胃。
使用方法	按摩、薰香、蒸氣吸入、塗抹。
精油配方	經典配方_甜橙、紅橘、檸檬。 奢華配方_甜橙、紅橘、檸檬、佛手柑、山雞椒、羅馬洋甘菊。

精油調配濃度比例請參考 p.35〈調油公式與步驟〉、p.47〈調香公式與步驟〉,或參考 Chapter 4〈芳療小物 DIY〉,製作專屬的芳療品。

⚬ { 肌肉關節 } ⚬

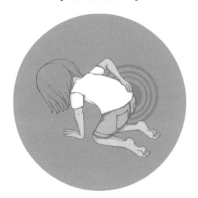

░ 肩頸僵硬

適用徵狀	長時間維持相同姿勢，身體無法舒展，導致血液循環不良、肌筋膜沾黏。
主要作用	幫助血液循環，並拉開沾黏的肌筋膜，使身體恢復原有的柔韌。
使用方法	按摩。
精油配方	經典配方 _ 醒目薰衣草、檸檬香茅、檸檬尤加利。 奢華配方 _ 醒目薰衣草、檸檬香茅、檸檬尤加利、黑胡椒、薑、冬青白珠樹。

░ 腰酸背痛

適用徵狀	運動過後的肌肉痠痛，或是姿勢不良引起的拉扭傷。
主要作用	幫助肌肉放鬆，緩解肌肉痠痛產生的不適感。
使用方法	按摩。
精油配方	經典配方 _ 胡椒薄荷、快樂鼠尾草、佛手柑。 奢華配方 _ 胡椒薄荷、快樂鼠尾草、佛手柑、樟樹、樟腦迷迭香、冬青白珠樹。

░ 肌肉痙攣

適用徵狀	肌肉突然不自主的收縮，造成肌肉僵硬緊繃，引起劇烈疼痛。
主要作用	幫助肌肉舒張放鬆，並緩解痙攣帶來的疼痛感。
使用方法	按摩。
精油配方	經典配方 _ 膠冷杉、快樂鼠尾草、依蘭。 奢華配方 _ 膠冷杉、快樂鼠尾草、依蘭、龍艾、熱帶羅勒、肉豆蔻。

精油調配濃度比例請參考 p.35〈調油公式與步驟〉、p.47〈調香公式與步驟〉，或參考 Chapter 4〈芳療小物 DIY〉，製作專屬的芳療品。

♦ ｛ 代謝循環 ｝ ♦

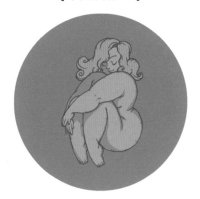

░ 水腫虛胖

適用徵狀	久站久坐使得下肢水腫，甚至出現靜脈曲張症狀。
主要作用	促進身體的水分循環，消除多餘的體液，讓身體變得輕盈。
使用方法	按摩、泡澡。
精油配方	經典配方 _ 杜松、絲柏、大西洋雪松。 奢華配方 _ 杜松、絲柏、大西洋雪松、天竺葵、葡萄柚、月桂。

░ 手腳冰冷

適用徵狀	體質寒冷或長期食用寒性、冰冷食品，使得身體虛寒。
主要作用	促進身體血液循環，改善手腳冰冷、畏寒等症狀。
使用方法	按摩、泡澡、塗抹。
精油配方	經典配方 _ 甜茴香、薑、黑胡椒。 奢華配方 _ 甜茴香、薑、黑胡椒、薑黃、乳香、肉桂皮。

░ 肝臟養護

適用徵狀	長期晚睡熬夜、喝酒應酬等，使肝功能下降。
主要作用	養護肝臟，使肝功能恢復正常運作，幫助身體排毒代謝。
使用方法	塗抹。
精油配方	經典配方 _ 甜橙、檸檬、佛手柑。 奢華配方 _ 甜橙、檸檬、佛手柑、萊姆、紅橘、葡萄柚。

精油調配濃度比例請參考 p.35〈調油公式與步驟〉、p.47〈調香公式與步驟〉，或參考 Chapter 4〈芳療小物 DIY〉，製作專屬的芳療品。

◗ { 美容保養 } ◖

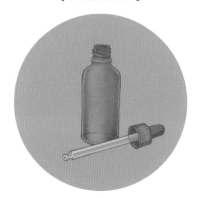

░ 控油抗痘

適用徵狀　臉部皮脂分泌過多，使得毛囊阻塞引起發炎（痘痘）。

主要作用　控制皮脂分泌，改善毛孔粉刺，使痘痘不再反覆出現。

使用方法　按摩、塗抹。

精油配方　經典配方 _ 茶樹、大西洋雪松、天竺葵。
　　　　　　奢華配方 _ 茶樹、大西洋雪松、天竺葵、綠花白千層、
　　　　　　　　　　　　沉香醇百里香、馬鞭草酮迷迭香。

░ 延緩老化

適用徵狀　肌膚出現老化跡象，如鬆垮、紋路、乾燥等。

主要作用　幫助肌膚緊緻拉提，重返青春的透亮光澤，並保持 Q 彈亮麗。

使用方法　按摩、塗抹。

精油配方　經典配方 _ 乳香、永久花、花梨木。
　　　　　　奢華配方 _ 乳香、永久花、花梨木、海茴香、沒藥、玫瑰。

░ 白皙透亮

適用徵狀　膚色蠟黃，或長期暴曬於陽光下導致肌膚黝黑。

主要作用　恢復肌膚的晶瑩透亮感，展現白皙光澤。

使用方法　按摩、塗抹。

精油配方　經典配方 _ 依蘭、橙花、甜馬鬱蘭。
　　　　　　奢華配方 _ 依蘭、橙花、甜馬鬱蘭、永久花、高地真正薰衣草、
　　　　　　　　　　　　馬鞭草酮迷迭香。

精油調配濃度比例請參考 p.35〈調油公式與步驟〉、p.47〈調香公式與步驟〉，或參
考 Chapter 4〈芳療小物 DIY〉，製作專屬的芳療品。

美容保養 ◄

▨ 保濕鎖水

適用徵狀	肌膚因乾燥或換季，導致脫屑、龜裂等。
主要作用	修復肌膚表層，加強保濕鎖水， 讓肌膚不再乾澀。
使用方法	按摩、塗抹。
精油配方	經典配方 _ 高地真正薰衣草、膠冷杉、花梨木。 奢華配方 _ 高地真正薰衣草、膠冷杉、花梨木、茉莉、岩蘭草、檀香。

▨ 紓緩敏感

適用徵狀	肌膚出現紅腫、發癢等過敏症狀。
主要作用	安撫肌膚的不適感，使膚況維持穩定。
使用方法	塗抹。
精油配方	經典配方 _ 高地真正薰衣草、羅馬洋甘菊、永久花。 奢華配方 _ 高地真正薰衣草、羅馬洋甘菊、永久花、岩玫瑰、德國洋甘菊、摩洛哥藍艾菊。

▨ 淡化疤痕

適用徵狀	因傷到皮膚深處，傷口癒合後留下明顯可見的疤痕。
主要作用	幫助修復肌膚，並淡化色素沉澱的疤痕。
使用方法	按摩、塗抹。
精油配方	經典配方 _ 永久花、胡蘿蔔籽、芹菜籽。 奢華配方 _ 永久花、胡蘿蔔籽、芹菜籽、高地真正薰衣草、馬鞭草酮迷迭香、鼠尾草。

精油調配濃度比例請參考 p.35〈調油公式與步驟〉、p.47〈調香公式與步驟〉，或參考 Chapter 4〈芳療小物 DIY〉，製作專屬的芳療品。

◆ { 情緒壓力 } ◆

░ 放空渙散

適用徵狀　無精打采想睡覺，需專心時卻精神渙散，無法將思緒拉回當下。

主要作用　提高專注力，讓神遊的思緒回歸本位。

使用方法　薰香、塗抹。

精油配方　經典配方_ 胡椒薄荷、檸檬、迷迭香。
　　　　　　奢華配方_ 胡椒薄荷、檸檬、迷迭香、甜羅勒、綠花白千層、
　　　　　　　　　　　 尤加利。

░ 心力交瘁

適用徵狀　身心如同緊繃的弦線，需要暫時鬆綁，休息後再出發。

主要作用　短暫讓身心放鬆，但不至於鬆過頭，小憩過後仍保有戰力。

使用方法　薰香、塗抹。

精油配方　經典配方_ 胡椒薄荷、高地真正薰衣草、佛手柑。
　　　　　　奢華配方_ 胡椒薄荷、高地真正薰衣草、佛手柑、山雞椒、
　　　　　　　　　　　 尤加利、香蜂草。

░ 壓抑忍讓

適用徵狀　習慣長期壓抑內心的衝動或欲望，讓自己苦不堪言。

主要作用　化解心中的愁苦，找到壓力及情緒宣洩的出入口。

使用方法　薰香、按摩、泡澡、蒸氣吸入、塗抹。

精油配方　經典配方_ 佛手柑、高地真正薰衣草、苦橙葉。
　　　　　　奢華配方_ 佛手柑、高地真正薰衣草、苦橙葉、永久花、花梨木、
　　　　　　　　　　　 香草。

精油調配濃度比例請參考 p.35〈調油公式與步驟〉、p.47〈調香公式與步驟〉，或參考 Chapter 4〈芳療小物 DIY〉，製作專屬的芳療品。

情緒壓力 ◂

░ 怠惰厭倦

適用徵狀	對日復一日的生活感到倦怠,找不到生活熱情與人生意義。
主要作用	回憶起童年的無憂無慮,對生活的小確幸感到喜悅。
使用方法	薰香、按摩、泡澡、蒸氣吸入、塗抹。
精油配方	經典配方 _ 檸檬、天竺葵、安息香。 奢華配方 _ 檸檬、天竺葵、安息香、檸檬香桃木、樟樹、 冬青白珠樹。

░ 創傷經驗

適用徵狀	童年曾有過創傷經驗,或生活遭遇到重大打擊,使心靈受挫。
主要作用	化解深植內心的創傷,脫離自我折磨的輪迴,學習放下與接納。
使用方法	薰香、按摩、泡澡、蒸氣吸入、塗抹。
精油配方	經典配方 _ 苦橙葉、佛手柑、花梨木。 奢華配方 _ 苦橙葉、佛手柑、花梨木、永久花、羅馬洋甘菊、 玫瑰。

░ 愁苦煩悶

適用徵狀	陷入悲慘愁苦的泥沼,心中煩悶無處抒發。
主要作用	讓憂鬱惆悵不再縈繞心頭,重新擁抱喜悅快樂,溫柔呵護自己。
使用方法	薰香、泡澡、按摩、塗抹。
精油配方	經典配方 _ 苦橙葉、高地真正薰衣草、快樂鼠尾草。 奢華配方 _ 苦橙葉、高地真正薰衣草、快樂鼠尾草、羅馬洋甘菊、 橙花、古巴香脂。

精油調配濃度比例請參考 p.35〈調油公式與步驟〉、p.47〈調香公式與步驟〉,或參考 Chapter 4〈芳療小物 DIY〉,製作專屬的芳療品。

◊ { 外在環境 } ◊

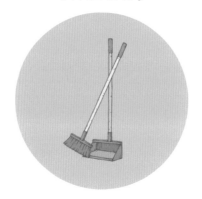

░ 空氣清淨

適用環境	空間充滿異味（菸味、油煙、甲醛等），久久無法散去。
主要作用	去除空間異味，讓空氣清新。
使用方法	薰香、環境清潔。
精油配方	經典配方 ＿ 檸檬、迷迭香、尤加利。 奢華配方 ＿ 檸檬、迷迭香、尤加利、山雞椒、依蘭、檸檬香桃木。

░ 打掃清潔

適用環境	居家害蟲（飛蟲、老鼠、蟑螂、螞蟻）橫行，找不到源頭。
主要作用	用香氣驅除居家害蟲，掃除害蟲橫行路徑，永絕後患不再出現。
使用方法	薰香、環境清潔。
精油配方	經典配方 ＿ 茶樹、綠花白千層、西班牙馬鬱蘭。 奢華配方 ＿ 茶樹、綠花白千層、西班牙馬鬱蘭、穗花薰衣草、中國肉桂、野馬鬱蘭。

░ 氣場淨化

適用環境	渾身感到不對勁，莫名出現心慌不安感。
主要作用	淨化周圍氣場，穩固自身能量，使身心安定。
使用方法	薰香、環境清潔。
精油配方	經典配方 ＿ 檸檬、高地杜松、乳香。 奢華配方 ＿ 檸檬、高地杜松、乳香、歐洲冷杉、秘魯聖木、岩蘭草。

精油調配濃度比例請參考 p.35〈調油公式與步驟〉、p.47〈調香公式與步驟〉，或參考 Chapter 4〈芳療小物 DIY〉，製作專屬的芳療品。

外在環境 ◂

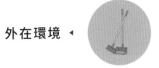

░ 寢具清潔

適用環境	室內潮濕或充滿棉製品，容易孳生塵蟎。
主要作用	清潔時加入精油，有效驅除躲藏在棉製品內的塵蟎。
使用方法	薰香、環境清潔。
精油配方	經典配方_ 澳洲尤加利、茶樹、香茅。 奢華配方_ 澳洲尤加利、茶樹、香茅、沉香醇百里香、肉桂枝葉、丁香。

░ 車用薰香

適用環境	車內空氣沉悶不流通，令人感到昏沉。
主要作用	改善車內空氣品質，並提高駕駛的專注力。
使用方法	薰香。
精油配方	經典配方_ 胡椒薄荷、迷迭香、尤加利。 奢華配方_ 胡椒薄荷、迷迭香、尤加利、白千層、月桂、樟樹。

░ 寵物友善

適用環境	飼養寵物的家庭，日常環境清潔與去除異味。
主要作用	協助居家環境清潔，並能安撫寵物情緒，幫助身心放鬆。
使用方法	環境清潔。
精油配方	經典配方_ 高地真正薰衣草、天竺葵、花梨木。 奢華配方_ 高地真正薰衣草、天竺葵、花梨木、岩蘭草、橙花、玫瑰。

精油調配濃度比例請參考 p.35〈調油公式與步驟〉、p.47〈調香公式與步驟〉，或參考 Chapter 4〈芳療小物 DIY〉，製作專屬的芳療品。

Black Cumin 黑種草

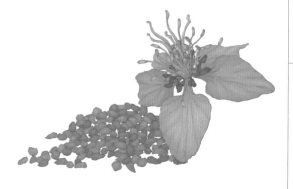

昆士蘭堅果
Macadamia

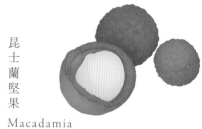

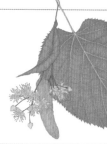

Chapter
4   芳療小物 DIY

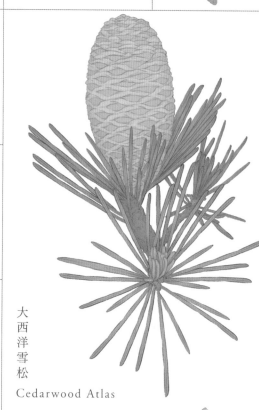

大西洋雪松
Cedarwood Atlas

山茶花
Tsubaki Seed

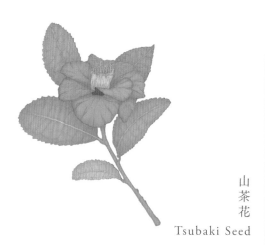

Blackcurrant 黑醋栗

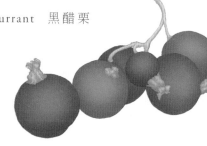

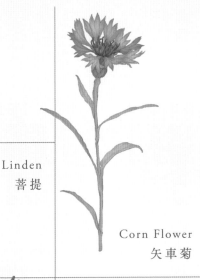

Corn Flower
矢車菊

Linden
菩提

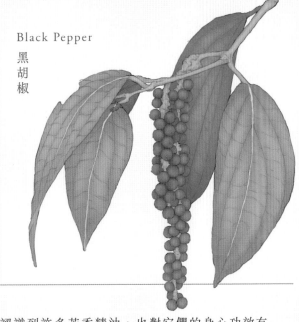

Black Pepper
黑胡椒

迷迭香
Rosemary

在前面的章節，我們認識到許多芳香精油，也對它們的身心功效有所了解。接下來我們將利用所學知識，製作簡易的生活芳療小物，讓美妙的芳香分子時刻陪伴我們，並為生活增添儀式感。

儀式感是什麼？在著名法國兒童文學《小王子》（Le Petit Prince）中，小王子問狐狸：「儀式是什麼？」狐狸回答：「它就是使某一天與其他日子不同，使某一時刻與其它時刻不同。」也就是說，儀式感是在繁忙奔波的生活裡，找到沉澱身心的安逸時光，並賦予當下與眾不同的意義。

本章節會將每種芳療小物的材料與步驟詳盡列出，其中精油配方可由讀者自行設計，或參照第三章的精油配方進行 DIY。每種芳療小物也都有作者的配方範例提供參考，接著就讓我們一起動手做吧！

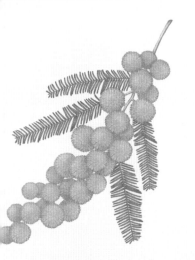

Mimosa
銀合歡

Myrrh
沒藥

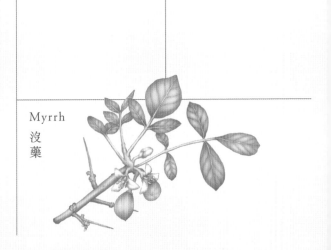

▲ { 能量噴霧 } ▲

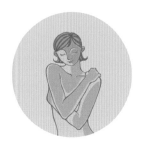

● 準備材料

- 30mL 遮光玻璃噴霧瓶
- 玻璃燒杯
- 玻璃攪拌棒
- 依需求挑選精油一種至數種
- 75% 酒精

● 製作步驟

1. 選定主題及精油配方，精油種類及數量不限，共需 30 滴精油。
2. 將器材以 75% 酒精消毒。
3. 將 30 滴精油與 75% 酒精，倒入燒杯中並攪拌均勻。
4. 將燒杯中的液體倒入 30mL 遮光玻璃噴霧瓶，靜置半小時至數天不等即可完成。

● 配方範例

配方主題 —— 擁抱內在小孩芳香噴霧

童年的你過得好嗎？孩提時，我們從主要照顧者身上學習認識自己、如何與人相處並看待世界。每個人心中都有一位內在小孩，有時內在小孩並不像童話般過得幸福快樂，甚至在不經意間，留下無法消弭的傷痕。當心中曾有童年陰影或創傷，並且影響到現在的身心狀態時，請將「擁抱內在小孩配方」噴灑在頭頂、肩膀兩側，並告訴自己：

我的生活是穩定的，我的內在小孩也是安全的。

溫潤甜美的佛手柑是乖巧恬靜的小孩，與活潑熱情的甜橙不同，它總是靜靜待在一旁，翹首盼望有人能注意到自己；高地真正薰衣草是溫柔的照顧者，包容不同性情的孩子，襯托出每個孩子的美；安息香充滿香草叭噗的氣息，勾起被稱讚後獲得獎勵的回憶，讓我們重拾信心，知道自己是很棒的存在。

芳療配方
佛手柑精油 15 滴、高地真正薰衣草精油 10 滴、安息香精油 5 滴。

🧴 { 滋養按摩油 } 🧴

● 準備材料

- 30mL 遮光玻璃按摩油瓶
- 依需求挑選精油一種至數種
- 依需求挑選基底油一種至數種
- 75% 酒精

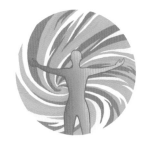

● 製作步驟

1. 選定主題及精油配方，精油種類及數量不限，共需 18 滴精油。
2. 將器材以 75% 酒精消毒，並等待酒精完全揮發。
3. 將 18 滴精油與 30mL 基底油，倒入 30mL 遮光玻璃按摩油瓶。
4. 搖晃均勻即完成。

● 配方範例

配方主題 ── 無私包容情緒調理油

每個人都是獨立的個體，各自有著不同的生長環境、思考模式。這些差異性形成獨特的自我，卻也容易讓彼此產生誤會，徒增生活的紛擾與挫折。日復一日，我們逐漸緊閉心扉，決定不再去感受周遭發生的一切，選擇獨善其身，心累到無法感受生活的熱情與美好。若心倦了、淚乾了，請試著將「無私包容情緒調理油」塗抹在胸口，並告訴自己：

我願意敞開心胸，接納生命之流帶給我的一切。

無私包容情緒調理油的配方有大馬士革玫瑰，象徵全然的大愛，能包容不同的差異性，相信萬物皆是愛的化身；花梨木用堅韌的樹皮包裹愛意滿盈的緋紅樹心，不畏外界風雨吹襲，展現愛的強大；檀香的平靜淡然，讓人回歸初心，領悟凡事皆為愛的顯化。

芳療配方
大馬士革玫瑰精油 10 滴、花梨木精油 6 滴、檀香精油 2 滴、荷荷芭油 10mL、甜杏仁油 10mL、薰衣草浸泡油 10mL。

⚗ { 淨化浴球 } ⚗

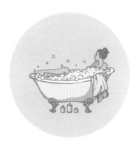

● **準備材料**

- 小蘇打粉 50g
- 無水檸檬酸 50g
- 玉米澱粉 25g
- 依需求挑選精油一種至數種
- 依需求挑選基底油一種至數種
- 矽膠模

- 玻璃碗
- 電子秤
- 玻璃攪拌棒
- 色素液
- 乾燥花

(色素液、乾燥花依個人需求添加)

● **製作步驟**

1. 選定主題及精油配方，精油種類及數量不限，依個人對香氣喜好的濃淡度滴入精油。
2. 將小蘇打粉 50g、無水檸檬酸 50g、玉米澱粉 25g 倒入玻璃碗中。若想調色或擺放乾燥花，須在此步驟一併加入。
3. 將精油滴入玻璃碗的粉末中（約 20 至 30 滴），可依個人喜好香氣調整。
4. 基底油加入玻璃碗的粉末中，直到粉末能塑型即可。
5. 用保鮮膜將有黏性的粉末包裹成球狀，靜置 12 小時即可完成。

● **配方範例**

配方主題 —— 洗滌身心淨化浴球

最近生活不順遂？職場碰到小人、與伴侶或家人紛爭不斷，或是自己、周遭的人與環境充滿負能量？這時我們需要好好泡個澡，退去沾染在身上的汙穢，洗滌內心的負能量。請將「身心淨化浴球」溶化於浴缸，讓肩膀以下浸泡在浴缸裡，並告訴自己：

我放下極端且不平衡的能量，讓生活恢復原有的和諧。

高地杜松是淨化負能量的第一首選，能化解沾染於身心的負能量，恢復潔淨無瑕的狀態；岩蘭草則是鞏固自身氣場的好夥伴，岩蘭草繁多又綿密的根部能穩固身心靈，使我們回到當下，重新與大地連結。

* 若沒有浴缸，也可以選擇小水盆，待浴球溶解後，從肩膀處淋下即可。

芳療配方
高地杜松精油、岩蘭草精油、甜杏仁油。

⚗ { 修復油膠 } ⚗

● 準備材料

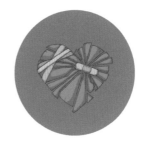

- 玻璃燒杯
- 玻璃攪拌棒
- 電子秤
- 75% 酒精

- 20g 廣口玻璃罐
- 蘆薈膠 18g
- 依需求挑選精油一種至數種
- 依需求挑選基底油一種至數種

● 製作步驟

1. 選定主題及精油配方，精油種類及數量不限，共需 4 滴精油。
2. 將器材以 75% 酒精消毒，並等待酒精完全揮發。
3. 將 2mL 基底油、4 滴精油倒入燒杯中，並均勻混合。
4. 將 18g 蘆薈膠加入已調合精油的複方油中，迅速攪拌成乳化狀。
5. 將成品裝進 20g 遮光廣口玻璃罐即完成。

● 配方範例

配方主題 —— 回歸自我修復凝膠

原始的你是什麼樣子呢？在人生的路途上，難免遇到磕磕碰碰，使得身心受創難以癒合。修復凝膠能協助身心創傷癒合，讓我們外在的傷口恢復原樣，並且找回內在原始的自我。此配方相當溫和，老少皆宜。外在傷口在清潔患處後，塗抹薄薄一層在患處即可；若是內心受創，並產生自我懷疑時，將「回歸自我修復凝膠」塗抹在腹部，並告訴自己：

我接納自己，我是美好的。

岩玫瑰的止血作用能在第一時間「止住創傷」，防止傷口擴大；接著由永久花的「化瘀」搭配薰衣草的「修復」協助創傷癒合；最後讓羅馬洋甘菊的「溫柔」輕柔保護內心恢復原始的模樣。

芳療配方

永久花精油 1 滴、岩玫瑰精油 1 滴、高地真正薰衣草精油 1 滴、羅馬洋甘菊精油 1 滴、伊諾菲倫油 2mL、蘆薈膠 18g。

⚗ {靜心花草茶} ⚗

◉ **準備材料**

　依需求挑選純露一種至數種
　飲用水
　馬克杯

◉ **製作步驟**

1. 選定主題及純露配方,純露不限定種類數量。
2. 以 200mL 水搭配 5mL 純露調配,或依個人喜好口感調整濃淡度。

◉ **配方範例**

配方主題 ── 安心撫慰洋甘菊茶

英國知名兒童文學家 Helen Beatrix Potter 在作品《彼得兔》(Peter Rabbit)的故事中,描述兔媽媽為了紓緩彼得兔的腹痛不適及受驚嚇的心靈,泡了杯溫暖並能放鬆身心的洋甘菊茶讓牠喝下。在生活中,我們難免會遇到驚嚇惶恐的時刻,這時不妨輕啜安心撫慰洋甘菊茶,感受溫暖的花水在體內流淌,安撫全身上下每一個細胞,並告訴自己:

我是安全的,我是被保護的,我不必擔心害怕任何人事物。

洋甘菊是花草茶中常見的植物,具有撫慰人心的效果,能讓心靈獲得片刻的安寧。羅馬洋甘菊能讓內心獲得療癒,緩解緊繃焦慮、忐忑不安的心情;德國洋甘菊則是能平撫狂躁暴怒、激動難平的情緒。透過兩種洋甘菊純露,能使身心恢復原有的平衡,享受歲月靜好的當下。

芳療配方
德國洋甘菊純露、羅馬洋甘菊純露。

⚗ { 療癒擴香品 } ⚗

◉ 準備材料

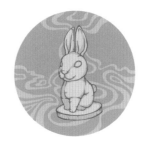

- 石膏粉
- 矽膠模
- 玻璃攪拌棒
- 電子秤
- 玻璃碗

- 水
- 依需求挑選精油一種至數種
- 色素液
- 乾燥花
  (色素液、乾燥花依個人需求添加)

◉ 製作步驟

1. 選定主題及精油配方，精油種類及數量不限，依個人對香氣喜好的濃淡度決定滴數。
2. 依比例將石膏粉 100g、水 70mL 加入杯碗中並攪拌均勻。若想調色，須在此步驟加入色素液。
3. 將石膏液倒入矽膠模，滲出的石膏液擦拭乾淨即可。若想擺放乾燥花，須在此步驟將乾燥花置於石膏液表面。
4. 待石膏液完全乾硬後脫模，將精油滴於石膏上即可擴香。

◉ 配方範例

配方主題 ── 療癒身心可愛兔兔

想養寵物卻擔心照顧不來？害怕寵物單獨在家變成破壞狂？就讓療癒身心的可愛兔兔擴香石來陪伴你吧！兔兔擴香石是個簡易好用的擴香裝飾品，不僅外型可愛，同時能散發甜美香氣，讓勞碌一整天的身心獲得溫暖療癒的時光。

擴香石製作方便，造型多樣，可依照個人需求做出不同形狀的擴香石。在擴香石滴上數滴精油，利用石膏的吸附力緊緊抓住精油，讓香氣徐緩擴散開來。擴香石適合擺放在書桌、辦公桌前，滴上精油能提振精神或紓解壓力。此外，擴香石也適合當居家小物擺飾，點綴家的美感。

芳療配方

安息香精油、佛手柑精油、羅馬洋甘菊精油。

Appendix

──── 附 錄 ────

在芳香療法的世界裡，除了精油外，還有其他的好
夥伴──純露(Hydrosol)與基底油(Carrier Oil)。

純露是蒸餾精油的蒸餾水，也有人稱為花水(Floral
Waters)。純露經常被當成化妝水使用，每種純露
都有不同的功效，像是保濕、控油、舒敏等。在國
外，純露也經常被當成是濃縮的花草液，用於料理
或調酒增添風味，也可加水稀釋當成花草茶飲用。

基底油在芳療保養中，是相當好用的稀釋介質。由
於精油是高濃縮物質，直接滴在肌膚容易造成刺激
或灼傷，因此需要搭配基底油稀釋濃度，讓精油的
功效隨著基底油深入肌膚，打造光澤飽滿的 Q 彈水
潤肌。

除了純露與基底油外，芳香療法也經常與花精搭配
使用。花精(Flower Essence)是種能量產品，藉由
植物的能量與頻率，幫助人們「調理情緒」並「恢
復身心平衡」，屬於心靈能量療法之一。

其中最廣為人知的便是英國艾德華·巴赫醫生
(Dr. Edward Bach)的「巴赫花精」(Bach Flower
Remedies)。此處也會介紹巴赫醫生發現的 38 支花
精，以及巴赫花精中唯一的複方花精──「急救花
精」。

巴西堅果油
Brazil Nut

學名	*Bertholletia excelsa*		
顏色	無色至黃色	萃取法	冷壓
氣味	清淡堅果香	滑順度	★★★☆☆
質地	清爽	保存時間	開封後兩年
萃取部位	堅果	適用膚質	乾性、熟齡

用途 按摩、口服、護髮

組成成分	30 － 46% 亞麻油酸（linoleic acid） 30 － 45% 油酸（oleic acid） 12 － 17% 棕櫚酸（palmitic acid） 3 － 10% 硬脂酸（stearic acid）

特色	巴西堅果油富含獨特的硒（Se），硒有著「抗癌之王」的稱號，不僅能提升免疫力，延緩身體老化，同時提升血液流動，因此又被賦予「心臟守護神」的美譽。此外，油液中含有角鯊烯（squalene）成分，不僅具有抗氧化及潤滑肌膚的功效，也能維持肌膚的青春彈力，讓肌膚光澤透亮。

葡萄籽油
Grape Seed

學名	*Vitis vinifera*		
顏色	淺黃至淺綠色	萃取法	冷壓
氣味	幾乎無味	滑順度	★★★★☆
質地	清爽	保存時間	開封後半年
萃取部位	種子	適用膚質	油性、熟齡

用途 按摩、口服、卸妝、洗油頭

組成成分	50 － 78% 亞麻油酸（linoleic acid） 12 － 30% 油酸（oleic acid） 3 － 10% 棕櫚酸（palmitic acid） 2 － 6% 硬脂酸（stearic acid）

特色	葡萄籽油含有營養豐富的多酚（polyphenol），像是抗老化的原花青素（Oligo Proanthocyanidin，OPC）便是其中之一，不僅能維持肌膚的柔皙透亮，同時讓肌膚重現青春的光采彈力。清爽不黏膩的特性，適合用於卸妝、護膚等用途。薄透的質地，使毛孔清爽不黏膩，不用擔心阻塞致痘。

榛果油
Hazelnut

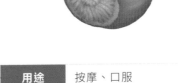

學名	*Corylus avellana*		
顏色	淺黃色	萃取法	冷壓
氣味	甜蜜堅果香	滑順度	★★★☆☆
質地	清爽	保存時間	開封後兩年
萃取部位	果實	適用膚質	乾性、混合

用途　按摩、口服

組成成分	66 － 83%　油酸（oleic acid） 7 － 25%　亞麻油酸（linoleic acid） 4 － 10%　棕櫚酸（palmitic acid） 1 － 4%　硬脂酸（stearic acid）
特色	榛果油的榛果，便是榛果巧克力中的榛果，因此榛果油的香氣如巧克力般，香甜可口令人垂涎三尺。榛果油具有高效的保濕力，能緊鎖肌膚水分，並滋潤乾燥的肌膚。此外，油液的質地柔嫩絲滑，能深入調理肌膚紋理，恢復光澤透亮。

大麻籽油
Hemp Seed

學名	*Cannabis sativa*		
顏色	綠黃色	萃取法	冷壓
氣味	濃郁青草香	滑順度	★★★☆☆
質地	清爽	保存時間	開封後兩年
萃取部位	種子	適用膚質	任何膚質

用途　按摩、口服

組成成分	45 － 65%　亞麻油酸（linoleic acid） 14 － 30%　α－次亞麻油酸 　　　　　　（alpha － linolenic acid） 6 － 20%　油酸（oleic acid）	4 － 12%　棕櫚酸（palmitic acid） 1 － 4.5%　硬脂酸（stearic acid）
特色	大麻籽油擁有脂肪酸的黃金比例 3（Omega-6）：1（Omega-3），能為身體補足每日所需的脂肪酸，因此經常被當成保健食品。大麻籽油豐富的營養成分能改善多數肌膚困擾，讓肌膚的滋潤、保濕、舒緩、平衡一次到位，在國外是多數人的保養用油之一。	

Appendix 附錄

荷荷芭油
Jojoba

學名	*Simmondsia chinensis*		
顏色	淺黃至橙色	**萃取法**	冷壓
氣味	幾乎無味	**滑順度**	★★★★★
質地	清爽	**保存時間**	開封後三年
萃取部位	果實	**適用膚質**	任何膚質

用途 按摩、卸妝、護髮

組成成分
65 － 80%　二十碳烯酸（gadoleic acid）（C20:1）
10 － 20%　芥酸（erucic acid）
　5 － 15%　油酸（oleic acid）
0.2 －　 3%　棕櫚酸（palmitic acid）

特色
荷荷芭油與其他植物油不同，成分是特殊的「液態蠟」。這項特色使荷荷芭油不易氧化，避免油耗味的產生。此外，荷荷芭油幾乎無味，不用擔心影響精油的香氣，是許多保養品的主要用油。荷荷芭油有著金黃透亮的顏色，因此又被稱為「液態黃金」，是美加地區原住民的珍貴用油，也有商家會稱「金黃荷荷芭油」、「黃金荷荷芭油」。

昆士蘭堅果油
Macadamia

學名	*Macadamia ternifolia*		
顏色	淺黃至橙色	**萃取法**	冷壓
氣味	清甜堅果香	**滑順度**	★★★★☆
質地	清爽	**保存時間**	開封後兩年
萃取部位	堅果	**適用膚質**	乾性、熟齡

用途 按摩、口服、護髮

組成成分
50 － 65%　油酸（oleic acid）
15 － 30%　棕櫚油酸（palmitoleic acid）
　5 － 15%　棕櫚酸（palmitic acid）
　2 －　 7%　硬脂酸（stearic acid）

特色
昆士蘭堅果便是常見的「夏威夷豆」，香甜的堅果香氣，經常成為麵包、吐司、甜點的抹油之一。昆士蘭堅果油具有恢復肌膚潤澤透亮的特性，不僅能恢復乾性、熟齡肌膚的光采，同時也能修護髮尾分岔與毛燥，是粗硬髮與細軟髮的絕佳護髮油之一。

向日葵油
Sunflower

學名	*Helianthus annuus*				
顏色	淡黃色	萃取法	冷壓		
氣味	葵花籽的香氣	滑順度	★★★☆☆		
質地	清爽	保存時間	開封後半年		
萃取部位	種子	適用膚質	任何膚質	用途	按摩、口服、卸妝
組成成分	48 — 74% 亞麻油酸（linoleic acid） 14 — 42% 油酸（oleic acid） 4 — 9% 棕櫚酸（palmitic acid） 1 — 7% 硬脂酸（stearic acid）				
特色	向日葵油充滿濃郁的葵花籽香氣，平價實惠且容易取得，具有極高的 CP 值，是家喻戶曉的料理用油。向日葵油清爽不黏膩的特性，適合用於卸妝、護膚等用途，薄透的質地使毛孔清爽不黏膩，不用擔心阻塞致痘。此外，向日葵具有吸收重金屬等有害物質的功效，因此當身心需要排毒時，不妨考慮使用向日葵油。				

Appendix 附錄

杏桃核油
Apricot Seed

學名	*Prunus armeniaca*			
顏色	淺黃至橙色	萃取法	冷壓	
氣味	幾乎無味	滑順度	★★★☆☆	
質地	有點滋潤	保存時間	開封後兩年	
萃取部位	核果	適用膚質	油性、混合	用途 按摩、卸妝

組成成分	58 － 76%　油酸（oleic acid） 19 － 32%　亞麻油酸（linoleic acid） 　3 －　9%　棕櫚酸（palmitic acid）
特色	杏桃核油含有豐富的脂肪伴隨物質，像是維他命 E 之一的「γ - 生育酚」（tocopherol，TCP），能有效減少肌膚的粗糙感，恢復潤澤彈性。看似美味的杏桃核油，可能含有微量的危險物質苦杏仁苷（amygdain），苦杏仁苷經水解後會產生劇毒氫氰酸（hydrogen cyanide），因此建議杏桃核油以外用為主，盡量避免口服。

摩洛哥堅果油
Argan

學名	*Argania spinosa*			
顏色	黃至黃褐色	萃取法	冷壓	
氣味	濃郁堅果香	滑順度	★★★★☆	
質地	滋潤	保存時間	開封後兩年	
萃取部位	種子	適用膚質	乾性、熟齡	用途 按摩、口服、護髮

組成成分	38 － 50%　油酸（oleic acid） 25 － 35%　亞麻油酸（linoleic acid） 　5 － 15%　棕櫚酸（palmitic acid） 4.3 － 7.2%　硬脂酸（stearic acid）
特色	摩洛哥堅果油含有豐富的維他命 E，具有強大的抗氧化特性，能恢復肌膚的柔嫩光澤，因此近年來一躍成為護膚的閃耀之星。此外，摩洛哥堅果油能修護髮尾分岔與毛燥，讓秀髮維持絲滑柔順，是絕佳的護髮油。

酪梨油
Avocado

學名	*Persea gratissima*				
顏色	綠至褐色	**萃取法**	冷壓		
氣味	木質臘肉香	**滑順度**	★★★★★		
質地	滋潤	**保存時間**	開封後兩年		
萃取部位	果肉	**適用膚質**	乾性、熟齡	**用途**	按摩、口服

組成成分	45 — 75%　油酸（oleic acid） 12 — 25%　棕櫚酸（palmitic acid） 5 — 16%　亞麻油酸（linoleic acid） 3 — 12%　棕櫚油酸（palmitoleic acid）	≦　2%　硬脂酸（stearic acid） ≦　1%　α－次亞麻油酸 　　　　（alpha－linolenic acid）

特色	酪梨油香氣綿密，具有絲滑柔順的滑嫩感，因此又被稱為「森林奶油」，是乾性肌膚的絕佳保養油。尤其是秋冬之際的肌膚乾裂、乾燥脫皮等，皆能使用酪梨油調理肌膚紋理，恢復角質層的正常排列。此外，酪梨油能促進乳腺疏通，增加泌乳量，因此成為許多哺乳媽媽的胸部保養油，同時也是眾多女性胸部保養按摩的必備用油。

黑種草油
Black Cumin

學名	*Nigella sativa*				
顏色	橙褐色	**萃取法**	冷壓		
氣味	辛辣青草香	**滑順度**	★★★★☆		
質地	有點滋潤	**保存時間**	開封後三年		
萃取部位	種子	**適用膚質**	油性、混合	**用途**	按摩、口服

組成成分	30 — 70%　亞麻油酸（linoleic acid） 10 — 55%　油酸（oleic acid） 7.5 — 20%　棕櫚酸（palmitic acid） 0.5 — 5%　硬脂酸（stearic acid）

特色	黑種草油能調理過敏體質，並養護腸胃。每日食用 5mL 的黑種草油能幫助免疫系統，保持身體健康。然而，黑種草油含有許多脂肪伴隨物質，像是百里香醌（thymoquinone）、生物鹼（alkaloids）、黃酮類化合物等，建議食用三週休息一週，避免造成肝腎代謝負擔。此外，黑種草油具有濃郁且辛辣的香氣，適合淋灑於肉類食品，增添料理的風味。

琉璃苣籽油
Borage

學名	*Borago officinalis*		
顏色	淡黃至綠色	萃取法	冷壓
氣味	濃郁的乾草味	滑順度	★★★★☆
質地	滋潤	保存時間	開封後半年
萃取部位	種子	適用膚質	敏感

用途 按摩、口服

組成成分
30 － 48% 亞麻油酸（linoleic acid）
15 － 27% γ－次亞麻油酸（gamma － linolenic acid）
12 － 22% 油酸（oleic acid）
7 － 14% 棕櫚酸（palmitic acid）
≦ 6% 硬脂酸（stearic acid）
3 － 5% 二十碳烯酸（eicosenoic acid）

特色 琉璃苣籽油的功效與月見草油相似，兩者皆含有豐富的亞麻油酸（LA）與γ－次亞麻油酸（GLA），不僅能調理過敏體質、改善心血管疾病，還能保健女性的生殖系統。在芳療的使用上，可將琉璃苣籽油與月見草油相互替代或調合使用，修護敏感脆弱的肌膚，緩解過敏引起的不適感。

蓖麻油
Castor

學名	*Ricinus communis*		
顏色	黃色	萃取法	冷壓
氣味	幾乎無味	滑順度	★☆☆☆☆
質地	黏稠	保存時間	開封後三年
萃取部位	種子	適用膚質	乾性、熟齡

用途 按摩、口服、護髮
（口服須在專業指導下）

組成成分
80 － 92% 蓖麻油酸（ricinoleic acid）
2.5 － 8% 亞麻油酸（linoleic acid）
2.5 － 6% 油酸（oleic acid）
≦ 2.5% 棕櫚酸（palmitic acid）
≦ 2.5% 硬脂酸（stearic acid）
≦ 1% α－次亞麻油酸（alpha － linolenic acid）

特色 蓖麻油是知名的毛髮保養用油，將蓖麻油用於頭皮按摩，能促進毛髮生長，並維持秀髮烏黑亮麗。此外，蓖麻油的清腸功效，經常被用於改善便秘、促進排便，因此在一些腸胃醫療手術前，護理師會讓患者飲用蓖麻油清空腸道，避免引發感染風險。

椰子油
Coconut

學名	*Cocos nucifera*		
顏色	無色至黃色	**萃取法**	冷壓
氣味	甜膩奶酥香氣	**滑順度**	★★★★★
質地	滋潤	**保存時間**	開封後三年
萃取部位	果肉	**適用膚質**	任何膚質
用途	按摩、口服、卸妝、油漱、洗油頭		

組成成分

40 － 55% 月桂酸（lauric acid）　　4 － 10% 癸酸（capric acid）
13 － 21% 肉豆蔻酸（myristic acid）　1 － 4% 硬脂酸（stearic acid）
6 － 12% 棕櫚酸（palmitic acid）　0.5 － 4% 亞麻油酸（linoleic acid）
4 － 12% 辛酸（caprylic acid）　　0.5 － 1% 已酸（caproic acid）
3 － 12% 油酸（oleic acid）

特色　椰子油具有濃厚的奶酥香氣，富含各式脂肪酸與脂肪伴隨物質，能滋潤肌膚，或用於頭皮的深度清潔。由於椰子油含有較高比例的飽和脂肪酸，若氣溫低於 24 度，容易凝固成膏狀。此時若要使用椰子油，可用掌心的溫度溫熱瓶身，便能恢復成液態。

月見草油
Evening Primrose

學名	*Oenothera biennis*		
顏色	黃至淺綠色	**萃取法**	冷壓
氣味	濃郁的乾草味	**滑順度**	★★★★☆
質地	滋潤	**保存時間**	開封後半年
萃取部位	種子	**適用膚質**	敏感
用途	按摩、口服		

組成成分

65 － 85% 亞麻油酸（linoleic acid）　　　　　　　1 － 4% 硬脂酸（stearic acid）
7 － 14% γ－次亞麻油酸（gamma － linolenic acid）　≦ 1% α－次亞麻油酸
5 － 12% 油酸（oleic acid）　　　　　　　　　　　　　　（alpha － linolenic acid）
4 － 10% 棕櫚酸（palmitic acid）

特色　月見草油富含亞麻油酸（LA）與γ－次亞麻油酸（GLA），能緩解身體的發炎反應，調理過敏體質，像是濕疹、蕁麻疹、異位性皮膚炎等；並且改善心血管疾病，像是高血壓、高膽固醇；還能保健女性的生殖系統，像是緩解經痛不適、改善更年期的熱潮紅等。此外，月見草油與琉璃苣籽油功效相似，兩者可以相互替代或調合使用。

Appendix 附錄

伊諾菲倫油
Foraha (Tamanu)

學名	*Calophyllum inophyllum*		
顏色	橙至墨綠色	**萃取法**	冷壓
氣味	濃郁的中藥草味	**滑順度**	★★☆☆☆
質地	滋潤	**保存時間**	開封後三年
萃取部位	種子	**適用膚質**	敏感

用途 按摩

組成成分	30 – 55%　油酸（oleic acid） 17 – 39%　亞麻油酸（linoleic acid） 12 – 20%　棕櫚酸（palmitic acid） 8 – 20%　硬脂酸（stearic acid）
特色	伊諾菲倫油萃取自瓊崖海棠樹的果核，因此又被稱為瓊崖海棠油。有著濃郁中藥氣味的伊諾菲倫油，經常用於跌打損傷、關節退化、肌肉拉傷、肌筋膜沾黏（氣結）等。此外，蚊蟲叮咬、皮疹發癢、擦傷刀傷，也能使用伊諾菲倫油紓緩患處不適，其好用的程度堪比芳療界的「精漢堂萬寧軟膏」。

橄欖油
Olive

學名	*Olea europaea*		
顏色	琥珀黃至黃綠色	**萃取法**	冷壓
氣味	清淡的青草香	**滑順度**	★★☆☆☆
質地	滋潤	**保存時間**	開封後兩年
萃取部位	果肉	**適用膚質**	任何膚質

用途 按摩、口服、卸妝、油漱、洗油頭

組成成分	56 – 85%　油酸（oleic acid） 7.5 – 20%　棕櫚酸（palmitic acid） 3.5 – 20%　亞麻油酸（linoleic acid） 0.5 – 5%　硬脂酸（stearic acid）
特色	家喻戶曉的橄欖油，是家庭料理的主要用油。近年來，「地中海型飲食」（mediterranean diet）廣受營養學家推崇，使橄欖油風光再起。橄欖油不僅富含單元不飽和脂肪ω -9，能促進新陳代謝、調理身體機能，同時含有珍貴的橄欖多酚（Oleurope）與角鯊烯（squalene），能幫助延緩老化，增添年輕活力光彩。

南瓜籽油
Pumpkin Seed

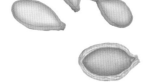

學名	*Cucurbita pepo*					
顏色	黃至褐色	萃取法	冷壓			
氣味	南瓜籽的香氣	滑順度	★★☆☆☆			
質地	滋潤	保存時間	開封後兩年			
萃取部位	種子	適用膚質	乾性、混合	用途	按摩、口服	
組成成分	45－65%　亞麻油酸（linoleic acid） 18－38%　油酸（oleic acid） 10－16%　棕櫚酸（palmitic acid） 　5－10%　硬脂酸（stearic acid）					
特色	南瓜籽油素有「男性之油」的美譽，男性每日食用5mL的南瓜籽油，能補充礦物質鋅（Zn）、防止落髮及預防心血管疾病，同時能讓男性身體活力充沛、加強生殖機能與攝護腺保養。除了男性保養外，更年期的女性每日食用5mL的南瓜籽油，能紓緩更年期的不適，像是熱潮紅、血壓升高等。					

紅花籽油
Safflower

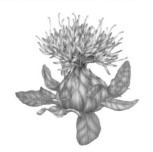

學名	*Carthamus tinctorius*					
顏色	淺黃至金黃色	萃取法	冷壓			
氣味	清淡的種子味	滑順度	★★★☆☆			
質地	有點滋潤	保存時間	開封後半年			
萃取部位	種子	適用膚質	油性、混合	用途	按摩、口服	
組成成分	67－84%　亞麻油酸（linoleic acid） 　5－22%　油酸（oleic acid） 　4－10%　棕櫚酸（palmitic acid） 　1－　5%　硬脂酸（stearic acid）					
特色	紅花籽油是絕佳的纖體塑身按摩油，其油液含有珍稀的共軛亞麻油酸（CLA），每日食用5mL的紅花籽油，除了能協助抑制食慾，還能減少脂肪細胞肥大，搭配運動更能提升肌肉量，有助於體態輕盈窈窕，恢復苗條S曲線，因此紅花籽油被許多人稱為「纖體聖品」。					

芝麻油
Sesame

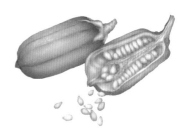

學名	*Sesamum indicum*		
顏色	淡黃至橙色	萃取法	冷壓
氣味	幾乎無味	滑順度	★★★☆☆
質地	有點滋潤	保存時間	開封後兩年
萃取部位	種子	適用膚質	任何膚質

用途　按摩、口服、卸妝、油漱、洗油頭

組成成分
35 － 55%　亞麻油酸（linoleic acid）　　6 － 15%　棕櫚酸（palmitic acid）
35 － 50%　油酸（oleic acid）　　3 － 8%　硬脂酸（stearic acid）

特色
芳療用的芝麻油，與臺灣熟悉烹煮麻油雞使用的麻油完全不同，芳療用的芝麻萃取自冷壓初榨的白芝麻，顏色透淡且無味；麻油則是萃取自黑芝麻，經高溫烘炒後便成為香氣四溢的麻油，因此在芳療按摩時，不必擔心芝麻油會有過度濃烈的香氣。此外，芝麻油是著名的排毒用油，在印度阿育吠陀（ayurveda）的滴壺（dhara）療法中，會將芝麻油存放於滴壺內，再讓芝麻油從下方孔洞滴在眉心，藉此淨化「第六脈輪」（第三眼），恢復清晰的洞察力。

甜杏仁油
Sweet Almond

學名	*Prunus amygdalus* var. *dulcis*		
顏色	淺黃至橙色	萃取法	冷壓
氣味	清淡的杏仁香	滑順度	★★★★★
質地	滋潤	保存時間	開封後兩年
萃取部位	種子	適用膚質	任何膚質

用途　按摩、口服、卸妝

組成成分
60 － 80%　油酸（Oleic acid）
15 － 30%　亞麻油酸（Linoleic acid）
5 － 10%　棕櫚酸（Palmitic acid）
1 － 5%　硬脂酸（Stearic acid）

特色
甜杏仁油具有滋潤滑順、高度延展、溫和不刺激等特色，是身體按摩的首選。許多嬰幼兒按摩、敏弱肌保養，都會使用甜杏仁油作為基底油。甜杏仁油除了好推滑、不致敏外，更重要的是易保存，不容易氧化產生油耗味。因此在芳療用油的選擇上，可以參考「夏天油肌荷荷芭、冬天乾肌甜杏仁」。

小麥胚芽油
Wheat Germ

學名	*Triticum vulgare*		
顏色	淺黃至褐色	萃取法	冷壓
氣味	清新的小麥香	滑順度	★★★☆☆
質地	黏稠	保存時間	開封後兩年
萃取部位	胚芽	適用膚質	乾性、熟齡	用途	按摩、口服

組成成分	52 — 65%　亞麻油酸（linoleic acid） 10 — 23%　油酸（oleic acid） 14 — 20%　棕櫚酸（palmitic acid）
特色	吸收飽滿陽光的小麥胚芽，萃取後的油液如同陽光般璀璨金黃。小麥胚芽油含有高比例的維他命 E，能對抗自由基，防止身體老化，更能維持皮膚的光澤亮麗，讓肌膚如同陽光般耀眼絢麗。小麥胚芽油質地較為黏稠，建議與其他流動性高的基底油搭配，像是荷荷芭油、芝麻油等，除了能讓肌膚更好吸收，還能減緩氧化速度，延長小麥胚芽油的保存期限。

Appendix 附錄

293

歐洲藍莓籽油（山桑子）
Bilberry (Blueberry)

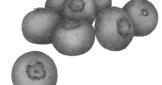

學名	*Vaccinium myrtillus*		
顏色	綠色	萃取法	冷壓
氣味	莓果烏龍茶香	滑順度	★★★★★
質地	清爽	保存時間	開封後半年
萃取部位	種子	適用膚質	乾性、熟齡、敏感

用途	按摩、口服、護髮

組成成分	30－45% α－次亞麻油酸（alpha－linolenic acid） 30－42% 亞麻油酸（linoleic acid） 15－30% 油酸（oleic acid） 1－5% 棕櫚酸（palmitic acid）
特色	歐洲藍莓籽油是少數含有高比例α－次亞麻油酸的油品之一，具有強力的抗氧化功效，能延緩肌膚衰老，恢復活力與彈性。而歐洲藍莓籽最受人矚目的功效，便是含有豐富的「葉黃素」（Lutein），葉黃素能保護雙眼、改善視力，讓眼睛恢復晶亮神采，同時也能保護身體的微細血管，並改善臉部、眼部充滿血絲的情況。

黑莓籽油
Blackberry Seed

學名	*Rubus fruticosus*		
顏色	綠色	萃取法	冷壓
氣味	甜蜜的莓果香	滑順度	★★★★★
質地	有點滋潤	保存時間	開封後半年
萃取部位	種子	適用膚質	乾性、熟齡

用途	按摩、口服

組成成分	5－70% 亞麻油酸（linoleic acid） ≦35% α－次亞麻油酸（alpha－linolenic acid） 5－15% 油酸（oleic acid）	≦8% 硬脂酸（stearic acid） ≦7% 棕櫚酸（palmitic acid） ≦3% 花生四烯酸（arachidic acid） ≦2% 棕櫚油酸（palmitoleic acid）
特色	黑莓籽油有著強大的抗氧化能力，不僅可以撫平肌膚紋路、淡化斑點與疤痕，還能幫助肌膚抗老回春，展現青春風采。此外，黑莓籽油具有深層保濕的功效，適合乾性與熟齡膚質，維持肌膚的水感潤澤。	

黑醋栗油
Blackcurrant

學名	*Ribes nigrum*		
顏色	綠至褐色	萃取法	冷壓
氣味	甜蜜的莓果香	滑順度	★★★★★
質地	清爽	保存時間	開封後半年
萃取部位	種子	適用膚質	敏感、熟齡

用途	按摩、口服

組成成分	35 – 50% 亞麻油酸（linoleic acid） 2 – 10% 棕櫚酸（palmitic acid） 10 – 25% α－次亞麻油酸（alpha – linolenic acid） 10 – 25% γ－次亞麻油酸（gamma – linolenic acid） 5 – 15% 油酸（oleic acid）
特色	黑醋栗油含有豐富的α－次亞麻油酸（ALA）與γ－次亞麻油酸（GLA），同時具有強大的抗氧化能力，不僅能修護敏感脆弱的肌膚，還能使肌膚白皙透亮、抗老回春。由於黑醋栗油能修復與保護肌膚，因此在季節轉換時，可以使用黑醋栗油緩解肌膚的乾燥搔癢，安撫不穩定的膚況。

亞麻薺油
Camelina

學名	*Camelina sativa*		
顏色	亮黃色	萃取法	冷壓
氣味	青草與麻胚布香	滑順度	★★★★☆
質地	有點滋潤	保存時間	開封後兩年
萃取部位	種子	適用膚質	任何膚質

用途	按摩、口服

組成成分	28 – 45% α－次亞麻油酸 　　　　　（alpha – linolenic acid） 10 – 24% 油酸（oleic acid） 13 – 22% 亞麻油酸（linoleic acid） ≦ 35% （E）– 11 –二十烯酸 　　　　　（cis-11-Eicosenoic acid）	4 – 7% 棕櫚酸（palmitic acid） ≦ 5% 芥酸（erucic acid） 1 – 4% 硬脂酸（stearic acid） ≦ 2.5% 異硬脂酸（Insaponifiables） ≦ 2% 花生四烯酸（arachidic acid）
特色	亞麻薺油含有豐富的α－次亞麻油酸（ALA）、維他命E，具有強大的抗氧化與修復作用，能讓肌膚充滿光澤亮麗。在飲食方面，散發青草香氣的亞麻薺油，是地中海飲食的主要用油，每日食用5mL的亞麻薺油，能降低膽固醇，同時清除身體內的自由基，恢復青春活力的生活。

Appendix 附錄

仙人掌油
Prickly Pear

學名	*Opuntia ficus indica*		
顏色	黃至綠色	萃取法	冷壓
氣味	濃郁的青草香	滑順度	★★★★☆
質地	清爽	保存時間	開封後半年
萃取部位	種子	適用膚質	敏感、熟齡 用途 按摩、口服、護髮

組成成分	55－65% 亞麻油酸（linoleic acid） 17－25% 油酸（oleic acid） 10－15 % 棕櫚酸（palmitic acid）
特色	仙人掌油榨取自「刺梨」（*Opuntia Ficus Indica*）的種子（一種仙人掌），是近來最為火紅的保養油。仙人掌油不僅具有強大的保濕能力，還能修復脆弱肌膚，恢復青春的耀眼光采。仙人掌油質地輕爽不黏膩，吸收速度快，適合想要保濕效果強、但又不喜歡黏膩的人使用。

覆盆莓籽油
Raspberry Seed

學名	*Rubus Idaeus*		
顏色	黃橘色	萃取法	冷壓
氣味	甜蜜的莓果香	滑順度	★★★★★
質地	清爽	保存時間	開封後半年
萃取部位	種子	適用膚質	油性、混合 用途 按摩、口服

組成成分	50－58% 亞麻油酸（linoleic acid） 25－33% α－次亞麻油酸 （alpha－linolenic acid） 10－15% 油酸（Oleic acid） 1－ 3% 棕櫚酸（palmitic acid）	≦ 2% 硬脂酸（stearic acid） ≦ 1% 花生四烯酸（arachidic acid） ≦ 1% 棕櫚油酸（palmitoleic acid）
特色	覆盆莓籽油有著綿密細緻的甜美果香，其油液清爽好吸收，相當適合油性膚質的人使用。覆盆莓籽油具有多種強大的功效，只要跟「變美」有關，像是嫩白柔皙、撫紋淡疤、保護肌膚、延緩老化、陰部保養、胸部按摩、預防曬傷等，覆盆莓籽油絕對是最佳首選。	

玫瑰果油
Rose Hip (Seed)

學名	*Rosa rubiginosa*		
顏色	淺黃至橙色	萃取法	冷壓
氣味	苦甜可可香	滑順度	★★☆☆☆
質地	滋潤	保存時間	開封後半年
萃取部位	種子	適用膚質	乾性、熟齡	用途	按摩、口服
組成成分	38 － 68%　亞麻油酸（linoleic acid） ≦ 38%　α－次亞麻油酸（alpha － linolenic acid） 12 － 23%　油酸（oleic acid） 2 － 8%　棕櫚酸（palmitic acid） 1 － 4%　硬脂酸（stearic acid）		
特色	玫瑰果油經常讓人誤會具有玫瑰香氣，或是含有玫瑰精油。其實，玫瑰果油萃取自繡紅薔薇（*Rosa rubiginosa*）的「果實」，而非馨香四溢的花朵。玫瑰果油含有高比例的α－次亞麻油酸（ALA），不僅能讓肌膚白皙透亮，更能恢復年輕的光采。此外，玫瑰果油具有淡化紋路的功效，搭配橙花精油與紅橘精油，能有效淡化妊娠紋與肥胖紋。		

沙棘果籽油
Sea Buckthorn

學名	*Hippophae rhamnoides*		
顏色	橙色	萃取法	冷壓
氣味	濃郁果肉香氣	滑順度	★★★☆☆
質地	有點滋潤	保存時間	開封後半年
萃取部位	種子	適用膚質	乾性、熟齡	用途	按摩、口服
組成成分	25 － 45%　α－次亞麻油酸（alpha － linolenic acid） 25 － 40%　亞麻油酸（linoleic acid） 15 － 25%　油酸（oleic acid） 2 － 10%　棕櫚酸（palmitic acid）		
特色	外型如同黃肉小番茄的沙棘果，萃取的油液色澤也呈現橘黃色，而這橘黃的色澤來自於類胡蘿蔔素（carotenoid）。類胡蘿蔔素具有對抗身體自由基、防止肌膚老化的功效，因此沙棘果籽油同樣具有延緩身體肌膚老化的功效。此外，沙棘果籽油有著強大的修復能力，能調理肌膚紋路、改善面色蠟黃與暗沉，無疑是抗老回春的首選用油。		

山茶花油
Tsubaki (Camellia) Seed

學名	*Camellia japonica*		
顏色	黃色	**萃取法**	冷壓
氣味	五穀燕麥香氣	**滑順度**	★★★★☆
質地	清爽	**保存時間**	開封後半年
萃取部位	種子	**適用膚質**	乾性、熟齡
		用途	按摩、口服、護髮

組成成分
80 − 90%　油酸（oleic acid）
5 − 10%　棕櫚酸（palmitic acid）
2 − 10%　亞麻油酸（linoleic acid）

特色
山茶花油又稱「椿油」，乍聽之下似乎罕見於市，但若聽到美髮品牌「TSUBAKI」（思波綺），便能明白山茶花油有多好用了。TSUBAKI 即為「山茶花」的日語，因此山茶花油經常作為護髮油使用。山茶花油與摩洛哥堅果油、昆士蘭堅果油同為護髮、按摩用油，但相比之下，山茶花油更為清爽滑順，適合油性頭皮的人使用。

山金車
Arnica

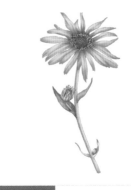

學名	*Arnica montana*				
顏色	黃色	滑順度	★★★☆☆		
氣味	葵花籽的香氣	浸泡油液	向日葵油		
質地	清爽	保存時間	開封後半年		
萃取部位	花朵	適用膚質	任何膚質	用途	按摩
特色	在國外，黃澄澄的山金車經常被製成藥油或乳膏，能有效紓緩肌肉痠痛或修復肌肉拉傷。山金車浸泡油不僅具有抗發炎的作用，同時能活絡僵硬已久的筋骨，並促進身體的血液循環與代謝。在使用上，請避免直接塗抹於「開放性傷口」，以免造成傷口刺痛不適。				

胡蘿蔔
Carrot

學名	*Daucus carota*				
顏色	黃至橙色	滑順度	★★★☆☆		
氣味	葵花籽的香氣	浸泡油液	向日葵油		
質地	清爽	保存時間	開封後半年		
萃取部位	根部	適用膚質	任何膚質	用途	按摩、卸妝
特色	胡蘿蔔浸泡油是由野胡蘿蔔與向日葵油浸泡而成，野胡蘿蔔與家庭料理中常見的胡蘿蔔並非同品種，而是有著美麗蕾絲花朵、細長型的胡蘿蔔，同時也是胡蘿蔔籽精油所萃取的品種。胡蘿蔔浸泡油經常用於調理膚色不均勻，或是黯淡無光的狀態，不僅能幫助肌膚恢復原有的光澤，還能讓肌膚維持 Q 彈亮麗。				

康復力
Comfrey

學名	*Symphytum officinale*		
顏色	淺黃至橙色	滑順度	★★★☆☆
氣味	葵花籽的香氣	浸泡油液	向日葵油
質地	清爽	保存時間	開封後半年
萃取部位	根部	適用膚質	任何膚質
		用途	按摩

特色 康復力又名「聚合草」，能促進傷口癒合與細胞生長，功效與其名「聚合」之意不謀而合。而這強力的聚合功效，其中一部分來自於植物中的尿囊素（allantoin）成分。尿囊素具有修復、保濕、軟化肌膚的功效，因此經常添加在美容保養品中。康復力含有吡咯里西啶生物鹼（pyrrolizidine alkaloids），不建議長期且大量服用，避免對肝臟造成負擔與損傷。

雛菊
Daisy

學名	*Bellis perennis*		
顏色	黃至綠色	滑順度	★★★☆☆
氣味	葵花籽的香氣	浸泡油液	向日葵油
質地	清爽	保存時間	開封後半年
萃取部位	開花頂端	適用膚質	任何膚質
		用途	按摩

特色 白淨脫俗的雛菊，是歐洲鄉野小徑常見的花朵。雛菊浸泡油常用作臉部保養，具有柔嫩白皙、軟化膚質及緊緻肌膚的效果。在國外，有些人會將雛菊浸泡油當成胸部按摩油，讓胸部變得緊實挺拔；或用於私密處保養，改善因衣物摩擦導致私處色素沉澱，或緩解乾燥搔癢的不適感。

聖約翰草
St John's Wort

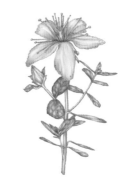

學名	*Hypericum perforatum*		
顏色	紅色	滑順度	★★☆☆☆
氣味	紫草膏的氣味	浸泡油液	橄欖油
質地	滋潤	保存時間	開封後兩年
萃取部位	整株植物	適用膚質	任何膚質	用途	按摩
特色	聖約翰草浸泡油含有豐富的金絲桃素（hypericin），具有促進血液循環、紓緩肌筋膜僵硬痠痛的功效，亦可緩解拉扭傷帶來的疼痛感。許多植物的浸泡油會使用向日葵油、甜杏仁油或荷荷芭油作為基底，然而唯有聖約翰草是使用橄欖油浸泡，其主要原因源於希臘古法流傳。由於希臘盛產橄欖，因此古希臘人將聖約翰草浸泡於橄欖油中，製成日常藥用油，並將作法沿用至今。		

薰衣草
Lavender

學名	*Lavandula angustifolia*		
顏色	黃色	滑順度	★★★☆☆
氣味	清淡薰衣草香	浸泡油液	向日葵油
質地	清爽	保存時間	開封後半年
萃取部位	開花頂端	適用膚質	任何膚質	用途	按摩
特色	薰衣草的功效享譽世界，然而在蒸餾的過程中，有些成分卻不溶於水，無法被蒸餾萃取。因此人們將薰衣草浸泡在油中，不僅能免除芳香分子受蒸餾的水分影響，同時也能讓芳香分子慢慢與油結合，從而獲得薰衣草更多的療效。薰衣草浸泡油雖然不像薰衣草精油芬芳四溢，但清淡的香氣與溫和的功效，即便不調合精油，也適合直接塗抹於肌膚按摩保養。		

金盞花
Marygold (Calendula)

學名	*Calendula officinalis*				
顏色	黃至橙色	**滑順度**	★★★☆☆		
氣味	葵花籽的香氣	**浸泡油液**	向日葵油		
質地	清爽	**保存時間**	開封後半年		
萃取部位	花朵	**適用膚質**	任何膚質	**用途**	按摩

特色　金盞花又被稱為太陽之花，傳說它是為了追隨太陽而生的美麗花朵，伴著太陽日出東昇而綻放、日落西沉而閉合。金盞花有著如太陽般神奇的能量、強力卻不失柔和的療效，能癒合發炎的傷口，適合極度敏感的嬌嫩肌膚，或是新生兒吹彈可破、需要小心呵護的肌膚。金盞花浸泡油適合所有膚質，能幫助肌膚緩解傷痛、改善敏感不適的狀態。

天竺葵
Geranium

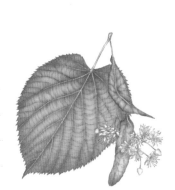

學名	*Pelargonium x graveolens*		
氣味	厚實葉片香	**適用膚質**	乾性、混合
萃取部位	開花頂端	**保存時間**	開封後六個月
用途	肌膚保養、頭皮護理、身體保健、泡澡紓壓、私處保養。		

特色	天竺葵最大的特色便是「平衡」，因此在肌膚方面，天竺葵純露適合用於混合性肌膚，不僅能控油補水，同時調理肌膚的油脂分泌，讓肌膚乾燥時保濕鎖水、油膩時控油抗菌，減少痘痘與面皰的生長；在飲用方面，天竺葵純露能有效改善婦科困擾，像是經前症候群、經痛、更年期不適及私密處的抗菌與保養。

Appendix 附錄

菩提
Linden

學名	*Tilia vulgaris*		
氣味	鍋煮奶茶香	**適用膚質**	乾性、敏感
萃取部位	花朵	**保存時間**	開封後六個月
用途	肌膚保養、傷口修復、泡澡紓壓、私處保養、紓緩眼壓。		

特色	在多數人的印象中，菩提樹（*Ficus religiosa*）是陪伴佛教創教者釋迦牟尼（Sakyamuni）歷經 49 天悟道成佛的樹，同時也是常見的行道樹。然而芳療中所指的菩提，其實是「椴樹」，又被稱為「洋菩提」。芳療所使用的菩提純露，在肌膚方面，具有水嫩柔白、保濕修復及紓緩緊繃的功效；在飲用方面，能改善「孤單寂寞覺得冷」的心境，協助紓緩憂鬱緊繃的情緒，幫助安穩入睡。

玫瑰
Rose

學名	*Rosa damascena*

氣味	荔枝酸甜花香	**適用膚質**	任何膚質
萃取部位	花朵	**保存時間**	開封後六個月

用途　肌膚保養、身體保健、食品料理、
泡澡紓壓、私處保養。

特色　玫瑰純露是市面上最常見的純露之一，除了知名的大馬士革玫瑰純露外，也有白玫瑰與千葉玫瑰純露，三者雖然是不同的玫瑰，但功效皆相同。在肌膚方面，適用於任何膚質，具有保濕補水、恢復彈性與柔滑水嫩的功效；在飲用方面，能調理婦科，像是紓緩經期不適、經痛等。此外，玫瑰純露特有的「苯乙醇」（phenethyl alcohol）能緩解大腦的焦慮，進而讓心情感到愉悅祥和。

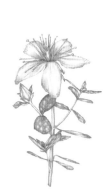

聖約翰草
St. John's Wort

學名	*Hypericum perforatum*

氣味	輕微酸味	**適用膚質**	乾性、敏感
萃取部位	花朵	**保存時間**	開封後六個月

用途　肌膚保養、傷口修復、泡澡紓壓、
私處保養、氣場淨化。

特色　每種純露都有獨特的香氣，然而聖約翰草純露的香氣總讓人退避三舍。「汗酸味」、「濕悶的霉味」、「腳臭味」是多數人對它香氣的第一印象，但這完全無法抵擋聖約翰草純露的獨特魅力。在肌膚方面，具有淨透勻亮、光滑細緻及提亮膚色的功效；在飲用方面，能揮別憂鬱、安撫焦慮的情緒，達到淨化身心的功效。（請注意，聖約翰草容易與多種藥物進行交互作用，若有長期服藥需求，請避免口服含有聖約翰草的產品。）

月桂
Bay Laurel

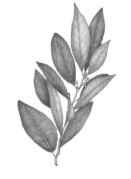

學名	*Laurus nobilis*		
氣味	颯爽葉片香	**適用膚質**	油性
萃取部位	葉片	**保存時間**	開封後六個月
用途	肌膚保養、身體保健、食品料理、空氣清淨、私處保養。		
特色	月桂純露是著名的「淋巴守護者」，舉凡跟淋巴有關的身體毛病，幾乎都可以使用月桂純露解決，像是感冒流感、喉嚨痛癢、免疫下降等，月桂純露絕對是首選。在肌膚方面，具有緊緻毛孔、清爽潔淨及抗菌抗痘的功效；在飲用方面，能促進淋巴循環、排除體內多餘水分，提升身體免疫。此外，月桂純露也能加入料理，代替乾燥月桂葉，增添食材的風味。		

Appendix 附錄

絲柏
Cypress

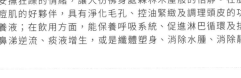

學名	*Cupressus sempervirens*		
氣味	佛寺氤氳禪味	**適用膚質**	油性
萃取部位	樹枝	**保存時間**	開封後六個月
用途	肌膚保養、頭皮護理、身體保健、傷口修復、私處保養。		
特色	絲柏純露有著淡柔的木質香氣，能安撫狂躁的情緒，讓人彷彿身處森林木屋般的恬靜。在肌膚應用上，絲柏純露通常是油性痘痘肌的好夥伴，具有淨化毛孔、控油緊緻及調理頭皮的功效，可以當成痘痘調理液、頭皮保養液；在飲用方面，能保養呼吸系統、促進淋巴循環及排除體內多餘水分，對於久咳不停、鼻涕逆流、痰液增生，或是纖體塑身、消除水腫、消除靜脈曲張，都有不錯的效果。		

杜松
Juniper

學名	*Juniperus communis*
氣味	木頭家具味
萃取部位	樹枝與漿果

適用膚質	油性
保存時間	開封後六個月

用途

肌膚保養、頭皮護理、身體保健、
食品料理、氣場淨化。

特色

杜松純露具有濃烈厚重、潮濕悶熱的木質香氣，剛開封的杜松純露，香氣宛如海邊撿到的漂
流木，久放後則變成陳年木頭家具味，少了潮濕的氣息。在肌膚方面，杜松純露具有緊緻毛
孔、調理頭皮及消炎抗菌的功效；在飲用方面，能排除體內多餘水分，促進水分循環。此外，
杜松純露也具有淨化氣場的功效，適合負能量纏身的人使用。

尤加利
Eucalyptus

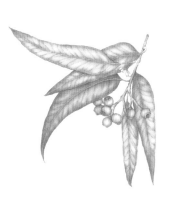

學名	*Eucalyptus globulus*
氣味	木質果香味
萃取部位	葉片

適用膚質	油性
保存時間	開封後六個月

用途

肌膚保養、頭皮護理、身體保健、
空氣清淨、私處保養。

特色

尤加利的純露與精油，有著截然不同的香氣，相較於清新颯爽的精油香氣，純露則有著平穩
的木質果香。雖然香氣不同，但尤加利永遠都是「呼吸道保衛者」，在飲用方面，能收斂多
餘的鼻涕和痰液，使呼吸道暢通無阻；在肌膚方面，具有淨化毛孔、控油收斂及揮別黏膩的
功效。

茶樹
Tea Tree

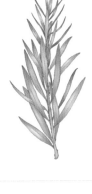

學名	*Melaleuca alternifolia*		
氣味	森林清風味	**適用膚質**	油性
萃取部位	葉片	**保存時間**	開封後六個月
用途	肌膚保養、頭皮護理、傷口修復、空氣清淨、私處保養。		
特色	茶樹的好,數不勝數。舉凡居家清潔、小磕小碰、空氣清新、溫和抗菌,大人小孩皆適用,茶樹的萬用性,幾乎可媲美薰衣草,是家庭必備的天然用品。在肌膚方面,可平衡油脂分泌、調理油水平衡,適合晌午不到便油光滿面的人;在飲用方面,能提升身體的免疫力,適合作為預防保健的飲用茶品。		

百里香
Thyme

學名	*Thymus vulgaris*		
氣味	清涼藥膏味	**適用膚質**	油性
萃取部位	開花頂端	**保存時間**	開封後六個月
用途	肌膚保養、頭皮護理、身體保健、傷口修復、私處保養。		
特色	百里香純露有著清新的藥草香氣,相比於百里香精油的辛辣感,純露的味道則淡雅許多。在肌膚方面,百里香純露具有淨化毛孔、控油緊緻及清除髒汙的功效,適合長期深受面皰之苦的人使用;在飲用方面,能提升身體免疫力、改善睡眠週期,適合作為平時身體保健的飲用茶品。		

薄荷
Mint

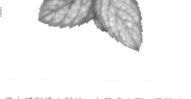

學名	*Mentha x piperita*		
氣味	薄荷冰淇淋味	**適用膚質**	油性
萃取部位	整株植物	**保存時間**	開封後六個月
用途	肌膚保養、頭皮護理、身體保健、食品料理、空氣清淨。		

特色　薄荷純露的香氣及口感，宛若鮮採現泡的薄荷茶，使人感到清心凝神。在肌膚方面，薄荷純露具有淨化毛孔、控油緊緻及清爽沁涼的功效，適合當成起床後的醒膚水，開啟嶄新的一天；在飲用方面，能改善胃食道逆流、保健腸胃。此外，薄荷純露也能加入料理、飲品或調酒中，代替薄荷葉，增添食材或飲品的風味。

迷迭香
Rosemary

學名	*Rosmarinus officinalis*		
氣味	清新草皮味	**適用膚質**	油性、熟齡
萃取部位	開花頂端	**保存時間**	開封後六個月
用途	肌膚保養、頭皮護理、身體保健、食品料理、空氣清淨。		

特色　擁有清新草皮香氣的迷迭香純露，能消除環境異味，讓空間滿溢芬芳，是淨化空氣的首選純露。在肌膚方面，迷迭香純露具有淨化毛孔、提亮膚色及調理頭皮的功效；在飲用方面，能排除體內多餘水分、保健肝臟及提升身體免疫，適合輪班工作或是熬夜的夜貓子。

綠茶
Green Tea

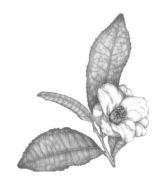

學名	*Camellia sinensis*		
氣味	熟悉綠茶味	**適用膚質**	油性、熟齡
萃取部位	葉片	**保存時間**	開封後六個月
用途	肌膚保養、頭皮護理、身體保健、空氣清淨、泡澡紓壓。		
特色	綠茶純露的香氣及口感，宛若採摘嫩芽現泡的綠茶，使人感到靜心安神。在肌膚方面，綠茶純露具有控油抗痘、淨化毛孔及緊緻拉提的功效；在飲用方面，不僅能對抗體內的自由基，減緩老化速度，還能提神醒腦，提升身體的新陳代謝。		

永久花
Immortelle

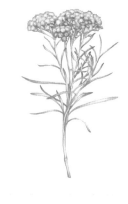

學名	*Helichrysum italicum*		
氣味	中藥釀烏梅味	**適用膚質**	乾性、敏感、熟齡
萃取部位	開花頂端	**保存時間**	開封後六個月

用途　肌膚保養、身體保健、傷口修復、
泡澡紓壓、私處保養。

特色　在芳療的使用上，永久花純露幾乎適合用於任何情況。在肌膚方面，具有提亮膚色，使肌膚光澤亮麗的功效，同時又能安撫修復敏感脆弱的膚況，像是紓緩泛紅、搔癢及刺痛感；在飲用方面，能調理婦科，像是經血結塊、經期耽擱及更年期不適。此外，將永久花純露與岩玫瑰純露等比例加入漱口水中，能達到保健牙齦、紓緩口瘡疼痛的效果。

鼠尾草
Sage

學名	*Salvia officinalis*		
氣味	迷醉藥草香	**適用膚質**	混合、熟齡
萃取部位	葉片	**保存時間**	開封後六個月

用途　肌膚保養、頭皮護理、身體保健、
私處保養、氣場淨化。

特色　相比於具有危險性的鼠尾草精油，鼠尾草純露則溫和許多。在肌膚方面，能使肌膚充滿活力彈性、光滑細緻，也能保養頭皮防止落髮；在飲用方面，能調理婦科，像是讓經期變得規律、紓緩經痛。此外，鼠尾草純露也具有排除體內多餘水分的功效，因此經常與杜松純露、絲柏純露調合飲用。

乳香
Frankincense

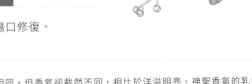

學名	*Boswellia carterii*		
氣味	煙燻木頭味	**適用膚質**	乾性、熟齡
萃取部位	樹脂	**保存時間**	開封後六個月
用途	肌膚保養、身體保健、傷口修復、泡澡紓壓、氣場淨化。		
特色	乳香純露的功效與精油幾乎相同，但香氣卻截然不同，相比於洋溢明亮、神聖香氣的乳香精油，乳香純露的香氣宛如絲柏純露，充滿煙燻木頭香。在肌膚方面，乳香純露能使肌膚恢復彈力緊緻，並且溫柔呵護敏感脆弱的老化膚質；在飲用方面，能保養呼吸道、提升免疫力及延緩老化。此外，乳香純露能夠淨化氣場，讓身心靈重回神聖的平衡狀態。		

Appendix 附錄

岩玫瑰
Cistus/Labdanum

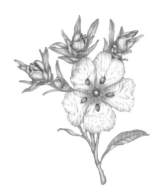

學名	*Cistus ladaniferus*		
氣味	煙燻中藥材味	**適用膚質**	油性、熟齡
萃取部位	葉片	**保存時間**	開封後六個月
用途	肌膚保養、身體保健、傷口修復、私處保養、氣場淨化。		
特色	岩玫瑰純露的香氣強勢且特殊，經常讓人避之唯恐不及，然而這卻掩蓋不了岩玫瑰純露的強大功效。在肌膚方面，岩玫瑰純露不僅能使肌膚光滑細緻、彈力緊緻，同時能撫平細紋，是抗齡回春的首選純露；在飲用方面，能調理婦科，像是經血過多、紓緩更年期不適等徵狀。此外，將岩玫瑰純露與永久花純露等比例加入漱口水中，能達到保健牙齦、紓緩口瘡疼痛的效果。		

橙花
Neroli

學名	*Citrus aurantium*		
氣味	水果花香味	**適用膚質**	油性、熟齡
萃取部位	花朵	**保存時間**	開封後六個月
用途	肌膚保養、頭皮護理、身體保健、食品料理、泡澡紓壓。		

特色　橙花純露的香氣喜好相當極端，喜歡的人稱其香氣為「花果香」，討厭的人則認為是「肥皂水味」，然而橙花純露在肌膚方面，具有提亮膚色、縮小毛孔及緊緻拉提的效果；在飲用方面，能平撫煩躁不安、焦慮亢奮等生理反應，讓緊繃的神經逐漸放鬆。睡前飲用橙花純露，會讓整天運轉不停的大腦強制關機，進入溫柔祥和的夢鄉，因此又被稱為「關機純露」。

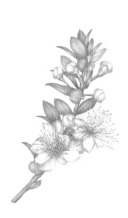

香桃木
Myrtle

學名	*Myrtus communis*		
氣味	陳年木頭味	**適用膚質**	油性、敏感、熟齡
萃取部位	葉片	**保存時間**	開封後六個月
用途	肌膚保養、頭皮護理、泡澡紓壓、私處保養、紓緩眼壓。		

特色　香桃木純露是護眼四寶之一（另外三寶為德國洋甘菊純露、羅馬洋甘菊純露、矢車菊純露），具有紓緩眼睛疲勞與降低眼壓的功效。在肌膚方面，香桃木純露具有緊緻拉提、縮小毛孔及紓緩敏感的功效；在飲用方面，能保養呼吸道，幫助去除呼吸道多餘的黏液，像是鼻涕痰液或鼻腔阻塞等情況。

洋甘菊
Chamomile

學名	Chamaemelum nobile		
氣味	蜜蘋果香味	**適用膚質**	乾性、敏感
萃取部位	花朵	**保存時間**	開封後六個月

用途	肌膚保養、頭皮護理、食品料理、傷口修復、紓緩眼壓。

特色	洋甘菊純露具有卓越的安撫紓緩功效，其溫和程度也適用於嬰幼兒。在肌膚方面，洋甘菊純露能夠安撫、修復肌膚，並緩解眼周疲憊、雙眼血絲的情況；在飲用方面，洋甘菊純露能撫慰受創的心靈，使內心感到祥和平靜。因此許多新生兒的家長會在嬰兒洗澡水中，加入洋甘菊純露，讓嬰兒感到安心呵護。

香蜂草
Melissa

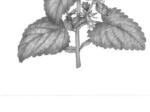

學名	Melissa officinalis		
氣味	檸檬花蜜味	**適用膚質**	乾性、敏感
萃取部位	整株植物	**保存時間**	開封後六個月

用途	肌膚保養、身體保健、食品料理、傷口修復、泡澡紓壓。

特色	香蜂草純露的香氣與薄荷純露有著相似之處，然而香蜂草純露卻不似薄荷純露清爽，反而多了甜蜜的蜂蜜香氣。在肌膚方面，具有深層保水、安撫紓緩並調理敏弱肌膚的功效；在飲用方面，香蜂草是花草茶中常見的植物之一，能紓緩焦慮的情緒，放鬆緊繃的神經，安撫疲憊不堪的心靈。

薰衣草
Lavender

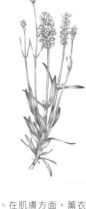

學名	*Lavandula angustifolia*		
氣味	熟悉薰衣草味	**適用膚質**	任何膚質
萃取部位	開花頂端	**保存時間**	開封後六個月

用途　肌膚保養、頭皮護理、食品料理、
傷口修復、泡澡紓壓。

特色　薰衣草純露功效與精油幾乎相同，適用於任何膚質或處理肌膚狀況。在肌膚方面，薰衣草純露具有平衡油脂、保濕補水與修復粗糙肌膚的功效，同時也能紓緩肌膚刺痛、泛紅、搔癢或曬傷等狀態；在飲用方面，薰衣草純露如同薰衣草花草茶，能讓人感到安心與備受呵護的關懷。

金縷梅
Hamamelis

學名	*Hamamelis virginiana*		
氣味	深焙烏龍茶香	**適用膚質**	油性、敏感、混合
萃取部位	葉片	**保存時間**	開封後六個月

用途　肌膚保養、頭皮護理、傷口修復、
私處保養、氣場淨化。

特色　金縷梅純露以「收斂」功效最為出名，是痘痘肌膚的好夥伴，特別是擠完痘痘後使用，能使肌膚變得緊緻，變得像水煮蛋肌的光滑。在肌膚方面，金縷梅純露具有緊緻毛孔、紓緩修護與控油補水的功效。此外，也相當適合敏弱膚質，能使敏感發癢、起疹子的肌膚鎮靜下來。將金縷梅純露與薰衣草純露、洋甘菊純露混搭，更能發揮出強大的協同作用，紓緩敏弱肌帶來的不適感。

矢車菊
Cornflower

學名	*Centaurea cyanus*		
氣味	鹽之花可可味	**適用膚質**	乾性、敏感、熟齡
萃取部位	花朵	**保存時間**	開封後六個月

用途	肌膚保養、身體保健、泡澡紓壓、私處保養、紓緩眼壓。
特色	在希臘神話中，矢車菊治癒了英雄阿米紐斯（Arminius）的眼疾，便有了「眼睛保護神」的美譽。在肌膚方面，矢車菊純露除了能紓緩眼周疲憊，同時具有淨化毛孔、紓緩保水的功效；在飲用方面，矢車菊純露具有調理婦科的功效，特別是對更年期的女性，舉凡更年期會經歷的熱潮紅、情緒不穩等，矢車菊純露能緩解更年期不適感，陪伴女性度過蛻變階段。

Appendix 附錄

肉桂
Cinnamon

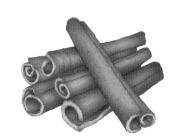

學名	*Cinnamomum zeylanicum*		
氣味	熟悉肉桂派味	**適用膚質**	較少用於肌膚保養
萃取部位	樹皮	**保存時間**	開封後六個月
用途	身體保健、食品料理、泡澡紓壓。		

特色　肉桂純露具有溫暖的特性，能透過飲用或泡澡的方式，促進身體代謝循環，並排除體內多餘的寒氣。肉桂精油對肌膚具有極高的刺激性，即便是蒸餾肉桂精油的蒸餾水（肉桂純露），依舊帶有些微刺激性，因此較少人將肉桂純露用於肌膚保養。此外，肉桂純露的香氣鮮明，常被使用於調酒、料理食品中，可以增添飲品或料理的風味。

石楠
Heather

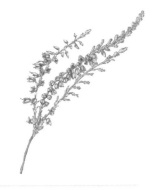

學名	Calluna vulgaris		
科屬	杜鵑花科石楠屬	別名	帚石楠
常搭配花精	楊柳、白栗、馬鞭草	製作方法	日曬法
		保存時間	7 年
適用對象	△ 喋喋不休、說話主題總圍繞著自己。 △ 希望吸引周圍的人關注，並且希望他人肯定自己。 △ 感到孤獨寂寞，渴求找到交心之人。		
花精簡介	石楠類型的人是個話匣子，然而他們總是將話題焦點放在自身，並不關心周圍的人。即便輪到他人發言，仍會將焦點拉回到自己身上，試圖成為中心人物。 石楠花精能讓使用者將注意力由內轉外，開始關注周遭的人事物，並學會傾聽他人的話語，不再過度關注自己。當石楠人開始關注外在世界時，將會發現原來世界是如此遼闊與美好。此時宇宙的愛與豐盈能滋養石楠人空虛匱乏的心，使他不再感受孤單寂寞，並且能夠同理他人，學會當個聆聽者。		

鳳仙花
Impatiens

學名	Impatiens glandulifera		
科屬	鳳仙花科鳳仙花屬	別名	無
常搭配花精	馬鞭草、線球草、山毛櫸	製作方法	日曬法
		保存時間	7 年
適用對象	△ 沒耐心且急性子，重視速度與效率。 △ 無法同理慢步調的人，寧可脫離團隊，獨自一人完成。 △ 匆忙的生活導致身心緊繃，無法放鬆。		
花精簡介	鳳仙花類型的人步調極快，重視效率與速度，並具高度的反應力及應變能力，經常讓人覺得他是個聰明敏銳、精悍幹練的人。但由於缺乏耐性，鳳仙花人經常會選擇脫離團隊，久而久之便成為孤單寂寞的獨行俠。 鳳仙花花精能幫助使用者在思想和行動上，用包容及溫和的態度去面對他人的缺點，並且懂得同理他人的行事步調，回歸充滿愛與溫暖的群體世界。當鳳仙花人開始放慢速度，也會讓高度緊繃的神經放鬆下來，再次體會歲月靜好的安心感。		

水堇
Water Violet

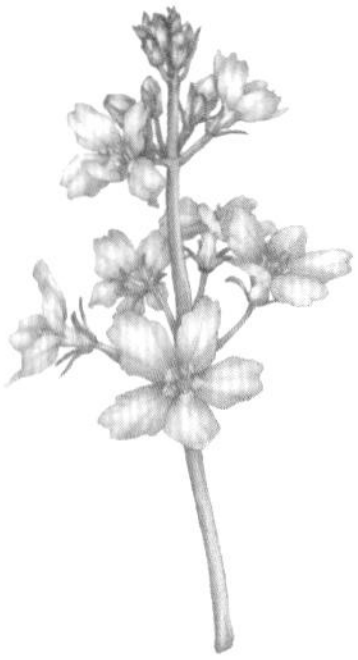

學名	*Hottonia palustris*
科屬	報春花科赫頓草屬
常搭配花精	胡桃、聖星百合、野生酸蘋果

別名	水紫、美洲赫頓草
製作方法	日曬法
保存時間	7 年

適用對象

△ 言行舉止優雅高貴，但有時因姿態甚高，被認為是孤芳自賞。
△ 非常需要個人空間，並且不希望有人踏入內心世界。
△ 獨立自主且具優越感，容易陷入自我陶醉的假象。

花精簡介

水堇類型的人有著「出淤泥而不染」的仙氣，容易讓人產生「可遠觀而不可褻玩焉，可遙望而不可及之也」的看法，就連水堇人也不願離開，或讓他人走進自己的完美世界。

水堇花精能幫助使用者敞開心扉，將自己的軟弱與恐懼向他人分享，不再抗拒與他人產生情感連結。此時的水堇人會蛻變成溫柔親切、彬彬有禮，卻不會讓人覺得充滿距離感的心靈導師。在他人因問題而困擾時，能夠給予明智的建言，幫助釐清問題並找到答案。

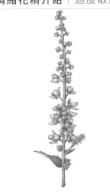

龍芽草
Agrimony

學名	*Agrimonia eupatoria*		
科屬	薔薇科龍芽草屬	**別名**	無
常搭配花精	栗苞、溝酸漿、落葉松	**製作方法**	日曬法
		保存時間	7 年
適用對象	△ 擅長察言觀色，帶著假面具交際的人。 △ 因為無法正視真實的自己，轉而對其他事物上癮，藉此逃避面對自我。 △ 討厭火爆衝突的場面，盡可能維持和諧的假象。		
花精簡介	龍芽草類型的人擅於察言觀色，並且時時面帶微笑，讓人覺得是個和藹可親的好人。然而這項優點卻變成龍芽草人的心靈枷鎖，使他忽視內心發出的求救訊號，反而藉由暴飲暴食、酗酒等上癮行為，抗拒面對真實自我。 龍芽草花精能夠幫助使用者卸下假面具，不再畏懼他人的眼光，勇於表達自己的情緒感受與真實想法，並且改善上癮行為，正視自己的內在需求。		

矢車菊
Centaury

學名	*Centaurium umbellatum*		
科屬	龍膽科矢車菊屬	**別名**	百金花
常搭配花精	菊苣、水蕨、松樹	**製作方法**	日曬法
		保存時間	7 年
適用對象	△ 無法拒絕他人，因此經常被情緒勒索。 △ 藉由滿足他人的需求，肯定自我存在的價值。 △「縱使虐我千百遍，我仍待你如初戀」的最佳演示。		
花精簡介	矢車菊類型的人是個不折不扣的濫好人，即便心中有千百個不願意，仍無法拒絕他人的請求，還會滿臉笑容的說：「沒問題，交給我吧！」久而久之，周圍的人變本加厲，更加劇了矢車菊人的痛苦。 矢車菊花精能幫助使用者找到自己的底線，並且學會堅定且柔軟的拒絕他人。當矢車菊人學會拒絕後，長久以來被壓抑的身心會獲得釋放。此時的矢車菊人知道自己力所能及之處，懂得為自己發聲，並且學會堅強。		

冬青
Holly

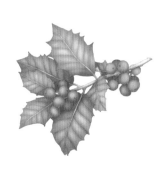

學名	*Ilex aquifolium*		
科屬	冬青科冬青屬	別名	無
常搭配花精	櫻桃李、山毛櫸、聖星百合	製作方法	煮沸法
		保存時間	7 年

△ 集結憤怒、嫉妒、憎恨、猜疑、復仇於一體，即將超過爆發的臨界點。
△ 相當強烈的負面情緒狀態，不相信愛與和平。多以戰（Fight）而不是逃（Flight）的態度面對事情。
△ 渾身帶刺，被他人一碰，地雷就爆炸。

適用對象

冬青類型的人是個活生生的詭雷，內心有著強烈的負面能量，倘若他人一不小心碰到逆鱗，冬青人會頓時產生強大的殺傷力，並透過惡意言語或肢體暴力，將周圍的人殺得片甲不留。漸漸的，冬青人便被冠上「難相處」的標籤。

花精簡介

冬青花精是個充滿愛與慈悲的花精，能幫助使用者擺脫強烈的負面能量，讓喜悅與愛意流入心頭，恢復以往的真誠坦率。此時冬青人的內心已恢復和諧平靜，腦袋也不再充斥負面想法，不僅變得創意十足，待人更是熱情洋溢。

胡桃
Walnut

學名	*Juglans regia*		
科屬	胡桃科胡桃屬	別名	核桃
常搭配花精	溝酸漿、線球草、野生酸蘋果	製作方法	煮沸法
		保存時間	7 年

△ 對周圍環境相當敏感，包含有形的光害噪音及無形的氛圍，是「高敏感人」（Highly Sensitive Persons, HSPs）。
△ 對於改變感到恐懼，喜歡待在舒適圈（Comfort Zone）。
△ 無法適應人生階段的改變，像是求學離家、結婚、轉職等。

適用對象

胡桃類型的人相當敏感，幾乎可以說是「高敏感族群」的代表。他們習慣待在舒適圈，對任何變動或有著不確定性的人事物，會感到焦慮與害怕。由於這個特點，胡桃人經常被認為是保守的守舊派。

花精簡介

胡桃花精能賦予使用者勇氣，幫助跳脫舒適圈，去探索未知的世界，或邁入新的人生階段。在世事變遷快速的社會中，每個人被迫面對日新月異的改變；在適應的過程中，胡桃花精能幫助當事人擺脫陳舊觀念的枷鎖，讓適應的過程更加順利。

山毛櫸
Beech

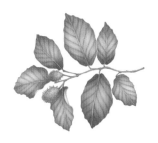

學名	*Fagus sylvatica*		
科屬	山毛櫸科山毛櫸屬	別名	無
常搭配花精	冬青、鳳仙花、龍芽草	製作方法	煮沸法
		保存時間	7 年
適用對象	△ 常看周遭的人事物不順眼，但不一定會表現出來。 △ 雖然內心充滿批評，卻表現出與內心感受相反的行為舉止。 △ 總是在批評周遭的人事物，甚至到雞蛋裡挑骨頭的地步。		
花精簡介	山毛櫸類型的人內心充斥批評與偏見，但他們卻不會將真實感受表現出來，甚至會展現與內心相反的言行舉止，藉此催眠自己是個對人坦誠相待，並具有包容與接納能力的人。然而這種虛偽的行為，其實是山毛櫸人為了迎合社會期待而展現出的樣貌。 山毛櫸花精能幫助使用者誠實面對自己的感受，並且懂得接納完美中的不完美，從而達到身心合一的境界。此時的山毛櫸人能了解每種存在都具有意義，內心批判的煩躁感會逐漸冷靜下來，恢復身心的清明理智與和諧平靜。		

菊苣
Chicory

學名	*Cichorium intybus*		
科屬	菊科菊苣屬	別名	無
常搭配花精	栗苞、紅栗、紅栗	製作方法	日曬法
		保存時間	7 年
適用對象	△ 打著「我是為你好」、「我愛你」的旗號，對他人情緒勒索。 △ 希望自己的付出能得到相對的回報。 △ 有著強烈的佔有慾，想操控對方的一切，甚至不惜說謊。		
花精簡介	菊苣類型的人可以說是「情緒勒索」的代表人物，他們心中充滿愛，想要將最好的留給珍視的人；然而他們卻忘了，每個個體都是獨立的存在，你所喜歡的、需要的、重視的，並不一定也是他人所看重的。 菊苣花精能幫助使用者了解，真正的愛是不求回報和償還，而是接納與支持。此時的菊苣人能毫不保留給予所愛之人自信與鼓勵，並蛻變成強而有力的精神支柱，讓人感到信賴與安心。		

岩水
Rock Water

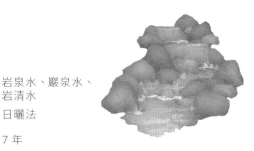

學名	無
科屬	無
常搭配花精	橡樹、水菫、馬鞭草

別名	岩泉水、巖泉水、岩清水
製作方法	日曬法
保存時間	7 年

適用對象

△ 對自己非常嚴厲，甚至不允許放鬆享樂。
△ 典型的完美主義者（Perfectionism），甚至出現強迫症（Obsessive-Compulsive Disorder, OCD）的徵狀。
△ 思維邏輯及言行舉止固執僵化，生活模式一成不變。

花精簡介

岩水類型的人像是個苦行僧，透過嚴苛痛苦的生活模式，希冀有朝一日成為他人榜樣，樹立美德典範。岩水人堅信歷經千辛萬苦，才有資格進入完美世界。然而這刻苦耐勞的韌性，也讓岩水人逐漸變得冥頑不靈、不知變通。

岩水花精能讓使用者的身心放鬆下來，並明白適當的休息是為了走更長遠的路，而非懶散鬆懈、享樂逃避。此時的岩水人不再堅持己見，學會圓融變通，了解世事並非一成不變，而是用什麼觀點看待。

馬鞭草
Vervain

學名	*Verbena officinalis*
科屬	馬鞭草科馬鞭草屬
常搭配花精	橡樹、石楠、鳳仙花

別名	熊葛
製作方法	日曬法
保存時間	7 年

適用對象

△ 不惜身心俱疲，也要貫徹自己的信念，並說服周遭的人也抱持同樣的想法。
△ 信念過於強大，導致思維僵化，無法理解他人想法。
△ 過於強烈的正義感、行動力，使得身心無法放鬆，也讓他人不敢恭維。

花精簡介

馬鞭草類型的人是個堅守自己信念的人，經常透過說服的方式去影響他人，使他人認同自己的信念。倘若馬鞭草人所堅信的事情進展不順，內心強大的意志力會鞭策他們更努力去實現，最後弄得精神緊繃、身心過勞卻未能覺察。

馬鞭草花精能幫助使用者理解每個人都是獨立的個體，各自有著不同的信念與堅持，並且學會尊重與自己觀念相異的人。此時的馬鞭草人有著強大的領袖魅力，能帶領具有相同信念的人一起改變世界，迎接更加美好的未來。

葡萄
Vine

學名	*Vitis vinifera*		
科屬	葡萄科葡萄屬	別名	葡萄樹、葡萄藤
常搭配花精	菊苣、冬青、鳳仙花	製作方法	日曬法
		保存時間	7 年

適用對象	△ 過於強勢霸道，希望周遭的人服從自己的命令。 △ 有著強大的自信，展現越挫越勇的精神。 △ 精明幹練、出手必勝，擅長操控局勢轉往對自己有利的方向。
花精簡介	葡萄類型的人通常讓人感到囂張跋扈，並且蠻橫不講理。他們有著強烈的壓迫感，意志力薄弱的人遇到葡萄人，通常會選擇乖乖聽話；但若葡萄人遇見相同強勢之人，局面可能變成雙方相互較勁、一拼高下。 葡萄花精能讓使用者放下尊嚴與驕傲，放棄利用威權逼迫他人就範，而是利用自身獨特的領袖魅力，溫柔待人，使他人心甘情願臣服於自己。此時的葡萄人是開明的君王，能接受批判的諫言，並且學會反思自省，增強自身的領袖魅力。

Appendix 附錄

白楊
Aspen

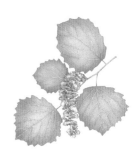

學名	*Populus tremula*		
科屬	楊柳科楊屬	別名	歐洲杉楊、火燒楊
常搭配花精	胡桃、線球草、聖星百合	製作方法	煮沸法
		保存時間	7 年

適用對象	△ 突如其來的不安感，卻無法說出具體恐懼的人事物。 △ 對於科學無法驗證的事物感到害怕，像是超自然現象、妖魔鬼怪。 △ 經常感到忐忑不安的「高敏感人」(Highly Sensitive Persons, HSPs)。
花精簡介	白楊類型的人經常處於敏感不安狀態，但他們卻不知道該如何具體表達自己的不安。白楊人通常具有強大的感知或洞見能力，但這種強大的能力會讓他們感到不舒適，沒辦法好好運用這項優勢。 白楊花精能安撫使用者恐懼不安的心靈，並紓緩緊繃的神經，讓他們放鬆下來。當白楊人感受到庇護時，那無以名狀的恐懼感會逐漸消散。白楊花精能幫助使用者恢復身心平衡，並適當的利用自身覺察能力，發揮更大的潛能。

櫻桃李
Cherry Plum

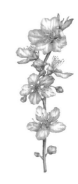

學名	*Prunus cerasifera*		
科屬	薔薇科李屬	別名	櫻花
常搭配花精	冬青、橄欖、聖星百合	製作方法	煮沸法
		保存時間	7 年

適用對象	△ 有著即將爆發的強烈衝動，並且非常害怕自己失控。 △ 即便知道是不好的事，仍無法壓抑內心的欲望衝動，像是熬夜追劇、暴飲暴食等。 △ 歇斯底里、理智線經常斷裂的人。
花精簡介	櫻桃李類型的人常被認為是歇斯底里的人，他們有著強烈的衝動，經常處於抓狂邊緣。然而在緊要關頭，他們的大腦理智能勝過原始衝動，這使得內心無法宣洩的情感只能不斷堆積，從而導致精神衰弱，直到情緒爆發。 櫻桃李人的衝動多半來自背負過大的壓力，或是長期的精神疲勞。使用櫻桃李花精，能安撫使用者緊繃的神經，讓大腦恢復冷靜，並感受內心的和諧平靜。此時的櫻桃李人已經找回內心的安定，並且重新取回身心的控制權，不再被負面能量所左右。

紅栗
Red Chestnut

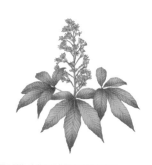

學名	*Aesculus carnea*		
科屬	七葉樹科七葉樹屬	別名	紅西洋栗、紅栗子、紅栗花
常搭配花精	白栗、菊苣、聖星百合	製作方法	煮沸法
		保存時間	7 年

適用對象	△ 對重視之人過度擔心，總是在腦海模擬最壞的情況，自尋煩惱。 △ 因為過度擔憂所愛之人，變得過度保護或嘮叨碎念。 △ 無法學會放手，經常出現在空巢期的家長身上。
花精簡介	紅栗類型的人內心充滿愛，所思所想皆為所愛之人，毫不保留付出一切。然而這種愛卻使他們成天提心吊膽，擔心所愛之人是否會遭遇不幸。盡管這些擔憂經常被認為是想太多，他們仍舊無法控制自己胡思亂想。 紅栗花精能幫助使用者將擔憂化為支持，腦海不再充斥不幸的想法。原先的擔憂會化為信賴，並發自內心相信所愛之人能得到幸福，他們只要在一旁默默守護就好。倘若所愛之人正面臨巨大難關、發出求救訊號時，他們也能伸出援手，共同陪伴度過難關。

Appendix 附錄

岩玫瑰
Rock Rose

學名	*Helianthemum nummularium*		
科屬	半日花科半日花屬	別名	岩薔薇
常搭配花精	線球草、鐵線蓮、聖星百合	製作方法	日曬法
		保存時間	7 年

適用對象	△ 太過真實的恐懼感，導致出現類似恐慌症 (Panic Disorder) 的徵狀。 △ 強烈的恐懼湧上心頭，讓當事人嚇到呆若木雞。 △ 曾經歷可怕事件，身陷創傷後壓力症候群 (Posttraumatic Stress Disorder) 的痛苦輪迴。
花精簡介	岩玫瑰類型的人，通常有過親身經歷某種可怕情境的經驗，這種經歷即便事過境遷，依然烙印在他們內心深處。只要出現與創傷經驗有關的人事物，便喚起岩玫瑰人內心最真實的恐懼，甚至出現心理防衛機轉的「抽離」(Isolation)、「理智化」(Intellectualization) 狀態。 岩玫瑰花精能幫助使用者與過去的自己和解，讓他們直視內心深層的恐懼，並勇敢接納過去不知所措、失去理智的自己。當岩玫瑰人走出創傷經驗後，分離的身心便能重新合一，恢復平衡狀態。

溝酸漿
Mimulus

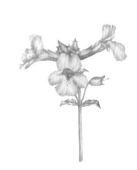

學名	*Mimulus guttatus*		
科屬	透骨草科溝酸漿屬	別名	龍頭花、溝酸漿 溝酸醬
常搭配 花精	白栗、矢車菊、 聖星百合	製作方法	日曬法
		保存時間	7 年

適用對象	△ 有特定害怕的人事物，像是懼高、畏黑、怕蟑螂等。 △ 有時恐懼的事物過於平凡，使得當事人選擇壓抑恐懼，默默承受。 △ 根深蒂固的恐懼感，讓人逐漸變得膽怯，並且過度反應。
花精簡介	溝酸漿類型的人經常被視為「膽怯」的代表，他們害怕的事物很多，但多半被認為是「輕鬆簡單」的小事；然而這些「輕鬆小事」總能在溝酸漿人的內心掀起滔天巨浪，使他們害怕不已。 溝酸漿花精能幫助使用者面對恐懼的人事物時，不再過度反應，並逐漸適應恐懼，與之共存。如同心理治療的系統減敏法（Systematic Desensitization），藉由漸進的方式，讓患者逐漸適應恐懼。久而久之，溝酸漿人不再感到害怕，並能正視恐懼，克服自己的心理障礙。

水 蕨
Cerato

學名	*Ceratostigma willmottianum*		
科屬	藍雪科角柱花屬	別名	紫金蓮、希拉圖
常搭配花精	石楠、落葉松、野生酸蘋果	製作方法	日曬法
		保存時間	7 年
適用對象	△ 內心已經有答案，卻無法相信自己，需要得到他人的認同。 △ 沉迷占卜與算命，不斷卜算，直到得出自己想要的答案。 △ 嚴重的自我懷疑，導致無法發揮實力，甚至需要他人命令才敢行動。		
花精簡介	水蕨類型的人總帶著強烈的自我懷疑，儘管內心已有答案，但仍想尋求他人認同，才能更加確信自己的決定。正因如此，水蕨人經常沉迷於占卜與算命，希望透過反覆不斷的檢驗，去證實自己是對的。 水蕨花精能讓使用者聆聽內心的聲音，並給予信心，相信自己的選擇，不再對自我產生懷疑。此時的水蕨人有著強大的自信、堅定的態度及敏銳的直覺，不再為他人所左右，並能為自己的決定負責。		

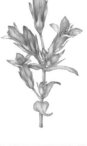

龍 膽
Gentian

學名	*Gentiana amarelle*		
科屬	龍膽科龍膽屬	別名	龍膽根、龍膽草
常搭配花精	芥末、楊柳、聖星百合	製作方法	日曬法
		保存時間	7 年
適用對象	△ 生活遭遇挫折，導致意志消沉，即便只是小小的失敗，他們仍會無限延伸、放大檢視，認為接下來都不會順利。 △ 因為失敗而氣餒，進而產生自我懷疑，最後選擇放棄。 △ 原先保有期待，但碰到一點挫折便轉往負面思考，變得沮喪失落。		
花精簡介	龍膽類型的人可說是「被水星逆行打敗」的代表，人生的道路充滿起伏，但龍膽人對生活的熱情卻被接連不斷的挫折消弭殆盡。在屢屢挫敗下，他們習慣以負面思考的方式預設結果，不願相信改變的可能。 龍膽花精能幫助使用者找回失去已久的勇氣，用正面的態度面對生活難題，並迎向未來挑戰。此時的龍膽人願意嘗試任何可能性，積極主動去完成任務。即便知道前途茫茫，他們仍會披荊斬棘，勇往直前。		

Appendix 附錄

荊豆
Gorse

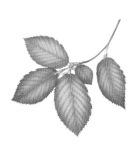

學名	*Ulex europaeus*		
科屬	豆科荊豆屬	別名	金雀花
常搭配花精	甜栗、野玫瑰、聖星百合	製作方法	日曬法
		保存時間	7 年

△ 十戰九敗、事與願違，陷入長期憂鬱低潮，不願相信希望。
△ 「不期不待，不受傷害」的最佳演示，總是預想最壞情況，一遇到挫折便立刻放棄。
△ 雖然會嘗試他人給予的建議，但內心認為所有一切都是徒勞無功、白費力氣，沒有人可以幫助自己。

適用對象

荊豆類型的人通常是不作反抗、直接投降的代表，也可以當成是龍膽花精的進化版。由於經歷長期的沮喪絕望，所以他們在做任何事之前，早已有了最壞打算，因此不會拼盡全力，而是靜靜等待失敗結果的到來。

花精簡介

荊豆花精能幫助使用者走出失落無助的輪迴，帶領他們找出希望的曙光，相信成功的可能性。此時的荊豆人不再被負面思考所桎梏，而能展現前所未有的潛力與爆發力，即便他們覺得山重水複疑無路，仍相信柳暗花明又一村。

鵝耳櫪
Hornbeam

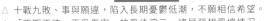

學名	*Carpinus betulus*		
科屬	樺木科鵝耳櫪屬	別名	角樹、鐵樹
常搭配花精	橄欖、榆樹、栗苞	製作方法	煮沸法
		保存時間	7 年

△ 「週一症候群」（Monday Syndrome）的最佳演示，提不起勁做事，總是等到火燒屁股才振作起來。
△ 對於一成不變的生活感到乏味，需要出現改變現狀的契機。
△ 被單調的瑣事耗盡心力，出現「身體不累但心好累」的狀態。

適用對象

鵝耳櫪類型的人經常被誤認是懶散怠惰之人，然而他們並不是真的不想做事，而是對事情感到厭煩倦怠。他們感受不到生活的熱情，也找不到生活的成就感，如同電玩裡的非玩家角色（Non-Player Character, NPC），日復一日重複單調無趣的動作，而非踏上未知旅程的勇者。

花精簡介

鵝耳櫪花精能點燃使用者內心的餘燼，讓熱情的火焰重新燃起，找回昔日的衝勁與動力。此時的鵝耳櫪人如同重生的遊戲玩家，恢復幹勁並充滿雀躍，不再渾渾噩噩的過生活，而是積極探索，充實度過每一天。

線球草
Scleranthus

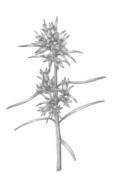

學名	*Scleranthus annuus*		
科屬	石竹科線球草屬	**別名**	史開蘭、硬花草
常搭配花精	白楊、溝酸漿、鐵線蓮	**製作方法**	日曬法
		保存時間	7 年
適用對象	△ 優柔寡斷、搖擺不定，遲遲無法下決定，有「選擇困難症」（Decidophobia）。 △ 無法相信自己的選擇，因此不斷推翻自己的想法，不願為了自己的決定而負責。 △ 情緒起伏波動較大，找不到身心平衡點。		
花精簡介	線球草類型的人如同在汪洋中漂泊的帆船，隨著海水的起伏，心情也跟著上下左右搖擺。線球草人經常無法集中精神，而是任由思緒隨波逐流，所以總是無法果斷下決定。他們時常處於不上不下的失衡狀態，身心也無法平靜下來。 線球草花精能幫助使用者找回原有的專注力，恢復以往的清明理智，同時協助身心平衡與穩定。此時的線球草人不再優柔寡斷、反覆不定，能夠釐清內心真正的想法，快狠準的下決定。		

野燕麥
Wild Oat

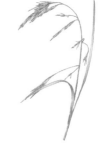

學名	*Bromus ramosus*		
科屬	禾本科雀麥屬	**別名**	無
常搭配花精	龍膽、鐵線蓮、野玫瑰	**製作方法**	日曬法
		保存時間	7 年
適用對象	△ 弄不清楚自己的真實想法，找不到前進的方向，仿佛身處迷霧中。 △ 被流逝的歲月磨平了衝勁鬥志，逐漸失去初心，感覺人生毫無價值。 △ 身心處於混沌不明的狀態，需要一盞指引明燈。		
花精簡介	野燕麥類型的人如同身處「只在此山中，雲深不知處」的境界，他們失去方向感，並且漫無目的行走著，找不到通向光明的出口。然而有些野燕麥人並不是真的毫無想法，而是抗拒面對內心的真實想法，這才使得他們久久無法脫離現況，內心不停反覆掙扎。 野燕麥花精如同迷霧中的一盞明燈，引領迷失者找到出口，能幫助使用者在茫茫大海中，看見靠岸的燈塔。此時的野燕麥人已經找回遺失的初心和自我價值，不再感到猶疑迷惘，能夠勇往直前的朝目標邁進，學會享受人生的冒險旅程。		

栗苞
Chestnut Bud

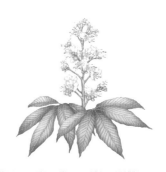

學名	*Aesculus hippocastanum*		
科屬	七葉樹科七葉樹屬	別名	栗樹芽苞、白栗芽苞
常搭配花精	水蕨、野燕麥、龍芽草	製作方法	煮沸法
		保存時間	7 年

適用對象

△ 粗心大意，經常犯相同的錯誤，沒辦法從錯誤中學習。
△ 生活中需要花更多時間去學習，無法迅速跟上他人腳步。
△ 眾人皆「醒」我獨「醉」，執迷不悟，無法走出錯誤的輪迴。

花精簡介

栗苞類型的人被認為是粗心大意的人，他們通常會藉由逃避的方式去面對事情，經常重蹈覆轍。這些錯誤有時是生活瑣事，有時是心態或性格，因此栗苞人的錯誤小至忘記設鬧鐘，大至愛不對人都有可能發生。

栗苞花精能夠幫助使用者脫離一錯再錯的循環，找到正確的方向，正所謂「栗苞治腦包，生活不出包」，若不停重蹈覆轍，便可以使用栗苞花精，讓人懂得從錯誤中學習，不再犯相同的錯誤。

鐵線蓮
Clematis

學名	*Clematis vitalba*		
科屬	毛茛科鐵線蓮屬	別名	無
常搭配花精	馬鞭草、鳳仙花、野燕麥	製作方法	日曬法
		保存時間	7 年

適用對象

△ 對現實生活不感興趣，經常發呆放空、心不在焉，並沉浸在自己的幻想世界。
△ 時常在腦海中構思美好的未來，卻不起身行動，沒有改變的動力。
△ 經常說「隨便」、「都可以」，抗拒擔起做下決策的責任。

花精簡介

鐵線蓮類型的人在腦海中有無數的小劇場，他們總幻想著美好的未來，卻缺乏實際行動力。因此他們經常活在白日夢中，逐漸與社會脫節，進而失去與人產生連結的能力。比起處處受限的社會體制，他們更嚮往與世無爭的大自然，前往心中的烏托邦（Utopia）國度。

鐵線蓮花精能幫助使用者回到當下，讓肉體、心靈及思想合一。此時的鐵線蓮人不再逃避現實世界，願意肩負壓力勇敢面對，並將想像力化作動力，蛻變成「坐而言不如起而行」的人。

忍冬
Honeysuckle

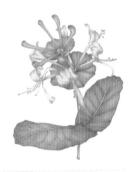

學名	*Lonicera caprifolium*		
科屬	忍冬科忍冬屬	別名	無
常搭配花精	白栗、野燕麥、聖星百合	製作方法	煮沸法
		保存時間	7 年

適用對象	△ 經常活在過去的回憶中，即便是不好的回憶，仍久久無法自拔。 △ 過於念舊的性格，導致無法徹底的放下、斷捨離。 △ 不斷懊悔過去所做的選擇，使得內心退縮不前，人生道路就此駐足停擺。
花精簡介	忍冬類型的人經常活在過去的回憶裡，並讓靈魂囚禁在過去，無法回到當下的現實世界。他們如同垂暮的老人，訴說往日豐功偉業；又或是劫後餘生的人，不斷懊悔過去的無力。忍冬人彷彿不再轉動的時鐘，永遠定格在某一時刻。 忍冬花精能幫助使用者回到當下，擺脫回憶的枷鎖，讓命運之輪再度啟動。此時的忍冬人認清過往發生的事實，是無法篡改的定局，唯有認真度過每一天，才能不讓明天的自己後悔。

芥末
Mustard

學名	*Sinapis arvensis*		
科屬	十字花科十字花屬	別名	芥子、白芥
常搭配花精	龍膽、荊豆、野燕麥	製作方法	日曬法
		保存時間	7 年

適用對象	△ 突如其來且無以名狀的憂鬱絕望來襲，甚至不自覺落淚，但過一陣子便恢復正常。 △ 深受反覆無常的憂鬱折磨，可能有憂鬱症（Depression）的徵狀。 △ 被憂鬱與絕望壟罩，彷彿靈魂被囚禁，變得無法與周遭的人事物產生連結。
花精簡介	芥末類型的人經常讓人難以捉摸他的心情，前一刻歡欣鼓舞，下一秒卻憂鬱退怯。這種情況有時十分鐘就結束，有時卻需要好幾天才能復原。然而就連他們自己都不清楚，為何會突然萌生憂鬱與絕望。 芥末花精能幫助使用者擺脫憂鬱的烏雲，迎接風雨過後的絢爛彩虹。此時的芥末人已經恢復原有的活力與熱忱，找回對生活的希望與熱情，並且不再為了莫名的憂鬱而糾結，反而更加珍惜快樂的時光。

橄欖
Olive

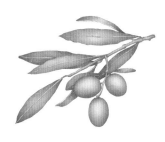

學名	*Olea europaea*		
科屬	木樨科橄欖屬	別名	無
常搭配花精	榆樹、橡樹、岩水	製作方法	日曬法
		保存時間	7 年

適用對象

△ 精疲力盡，彷彿全身能量被榨乾，沒有多餘的力氣去管任何事物，精神也無法專注於當下。
△ 長期的身心俱疲，像是輪班工作、與病魔纏鬥等；或短期的能量透支，如熬夜加班趕報告、下班後的社交應酬等。
△ 身心備受折磨，只想好好休息。可能有慢性疲勞症候群（Chronic Fatigue Syndrome, CFS）的徵狀。

花精簡介

橄欖類型的人就像是電力耗盡的電池，再也擠不出任何能量。橄欖人處於身心透支狀態，再也沒有心力去管任何事情。對他們而言，現在最需要的便是放鬆休息，外界發生任何事情都與他無關，也無力關注。

橄欖花精能幫助使用者恢復身心能量，認清自身的極限。橄欖花精就像是一本「人體使用說明書」，讓橄欖人知道何時該上工、何時該休息。此時的橄欖人會學習如何分配身心能量，避免過度努力而導致身心枯竭。

白栗
White Chestnut

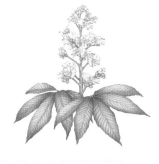

學名	*Aesculus hippocastanum*		
科屬	七葉樹科七葉樹屬	別名	白栗花、白栗子、七葉樹
常搭配花精	紅栗、線球草鳳仙花	製作方法	日曬法
		保存時間	7 年

適用對象

△ 過多的思緒盤旋於腦海中，通常是無關緊要的小事。
△ 腦子轉不停，導致夜裡難以入眠，飽受失眠折磨。
△ 大腦過度活躍，無法停止思考，使得身心長期處於緊繃狀態，無法放鬆下來。

花精簡介

白栗類型的人有著千頭萬緒，他們無法停止思考，也無法學會放空。當白栗人越是叮囑自己什麼都不要想，他們的大腦卻更加肆無忌憚的思考，絲毫不給喘息的片刻，也因此白栗人總是處於精神耗弱的狀態。

白栗花精能幫助使用者屏蔽紛繁頭緒，讓大腦處於休眠狀態，需要思考時可以立即啟動，閒置時便會進入放空狀態。此時的白栗人能感受到心靈的平靜與祥和，並且將大腦的專注力放在重要的事情上，不再被細碎繁瑣的小事所打擾。

野玫瑰
Wild Rose

學名	*Rosa canina*		
科屬	薔薇科薔薇屬	別名	野薔薇
常搭配花精	甜栗、荊豆、野燕麥	製作方法	煮沸法
		保存時間	7 年

適用對象	△ 無法感受生活的美好，彷彿行屍走肉般活在世上。 △ 過著隨波逐流的生活，過一天算一天，也沒有想要改變的動力。 △ 對任何事物都消極以待，麻木冷漠的看待世界。
花精簡介	野玫瑰類型的人彷彿沒有情感的木頭人或是一灘死水，幾乎對任何事情都無動於衷，他們對生活失去熱情，並消極以待。野玫瑰人之所以聽天由命，多半是因為看不見希望的曙光，也沒有選擇的餘地，所以只好認命過生活。 野玫瑰花精能幫助使用者找回生氣蓬勃的熱情，並真切感受到生命美好的存在。此時的野玫瑰人會發現，只要換個角度看事情，便能覺察不一樣的樣貌，為原本黑白的世界，刷上繽紛亮麗的色彩。

Appendix　附錄

野生酸蘋果
Crab Apple

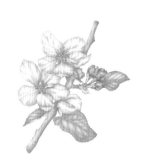

學名	*Malus pumila*		
科屬	薔薇科蘋果屬	**別名**	海棠、山楂、西洋蘋果
常搭配花精	栗苞、岩水、溝酸漿	**製作方法**	煮沸法
		保存時間	7 年

適用對象

△ 吹毛求疵的完美主義，對於不重要的枝微末節也會非常在意。
△ 相當重視環境的清潔與身體的乾淨，經常將環境打掃得一塵不染，深怕受到汙染。
△ 自我要求相當高，並以相同標準看待他人，無法接受不純淨的人事物。

花精簡介

野生酸蘋果類型的人幾乎可以說是潔癖（Mysophobia）的代表，這種潔癖不光是環境的整潔，連帶身體、內心、思想都要純淨無瑕，像是不能接受長痘痘、高標準的道德規範等。被認為是不乾淨的人事物，他們會盡己所能去避免接觸，以免自己也受到汙染。

野生酸蘋果花精能幫助使用者學會包容與接納，看見不完美中的美好。此時的野生酸蘋果人不再糾結於枝微末節的小事物，能以更宏觀的視野去看待整體面貌，並且尊重每一個個體，不將之視為異類或低等的次級品。

榆樹
Elm

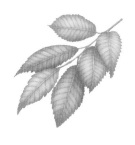

學名	*Ulmus procera*		
科屬	榆科榆屬	**別名**	無
常搭配花精	岩水、橄欖、鵝耳櫪	**製作方法**	煮沸法
		保存時間	7 年

適用對象

△ 有著強大的責任感與抱負，導致身心承受龐大的壓力，久而久之開始懷疑自己能否成功。
△ 承擔的任務過於艱鉅，甚至超出自身能力，使得當事人感到沮喪消沉。
△ 超出力所能及的範圍時，會產生抽離狀態，像是逃避擺爛、失去鬥志等。

花精簡介

榆樹類型的人是個勤奮努力、積極向上並值得信賴的人。他們是工作上的強力夥伴、朋友間的模範榜樣或家庭中的一家之主。然而對榆樹人而言，肩負過度的冀望與託付，反而成為壓力來源，逐漸侵蝕他們的能量。一旦遭遇挫敗，他們便會感到無比沮喪。

榆樹花精能幫助使用者釐清自己的能力與極限，並在他人的期望與自身的能力間找到平衡點，成就雙贏的局面。此時的榆樹人不僅能發揮原有的實力，更能讓過去失敗的心魔，成為自我成長的養分。

落葉松
Larch

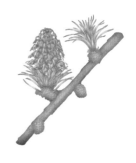

學名	Larix decidua		
科屬	松科落葉松屬	別名	無
常搭配花精	栗苞、水蕨、矢車菊	製作方法	煮沸法
		保存時間	7 年
適用對象	△ 過度自卑退怯，無法相信自己的能力，並否定自我存在價值。 △ 碰到事情往往選擇放棄與逃避，並認為自己只會搞砸一切。 △ 被內心的自卑感所蒙蔽，不相信自己可能會成功，因而不願努力冒險嘗試。		
花精簡介	落葉松類型的人打從心底感到自卑，他們不相信自己的能力，並緊抓著失敗者的標籤不放。由於落葉松人自我貶抑與自我設限的心態，使他們總是先入為主的認為「自己會失敗」，所以不願付出努力，去嘗試成功的可能性。 落葉松花精能給予使用者勇氣與自信，掙脫自我設限的枷鎖，肯定自身的價值與能力，並從過去的失敗經驗中學習，發揮潛藏的實力。此時的落葉松人就像是從沉睡中甦醒的獅子，準備揮舞雙臂大顯身手，展現強大的領袖魅力。		

橡樹
Oak

學名	Quercus robur		
科屬	山毛欅科欅屬	別名	無
常搭配花精	岩水、橄欖、龍芽草	製作方法	日曬法
		保存時間	7 年
適用對象	△ 獨自扛起所有的責任，並且認為只有自己才能做到，他人無法給予幫助。 △ 被強大的責任感所驅使，因而勤奮不懈的努力，即便精疲力盡仍不放棄。 △ 想成為值得被信賴的人，為此不惜犧牲自我，是「燃燒自己、照亮他人」的最佳演示。		
花精簡介	橡樹類型的人有著強大的意志力，能夠一肩扛起所有事務，是團體中最值得信賴的對象。然而橡樹人的強大意志，有時會讓他們變得死板固執、無法變通。即便身體已被壓垮，他們仍拒絕向外求助，因為他們認為只有自己才能承受如此巨大的壓力。 橡樹花精能幫助使用者學會照顧自己的身心，並懂得依賴他人，理解相互合作與信賴同伴的重要性。此時的橡樹人不再獨自埋頭苦幹，而是能體會與夥伴團結合作、共同完成任務的成就與喜悅。		

松樹
Pine

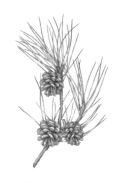

學名	*Pinus sylvestris*
科屬	松科松屬
常搭配花精	栗苞、岩水、聖星百合

別名	松針、松樹、歐洲赤松
製作方法	煮沸法
保存時間	7 年

適用對象

△ 內心有著強烈的罪惡感，即便與自己無關，仍將罪過歸咎於自身。
△ 經常貶低自己的價值，即便已經是完美成功的榜樣，仍認為可以更好。
△ 活在內疚、慚愧與罪惡感中，使得意志力薄弱，容易受人操控。

花精簡介

松樹類型的人經常淪陷在罪惡感中無法自拔。松樹人有著強烈的自我否定傾向，內心充滿愧疚與罪惡感。他們會慣性貶抑自己，總認為自己不夠好、不夠完美，是個殘缺的次等品，所有的不幸都是因他而起。

松樹花精能幫助使用者跳脫自責的輪迴，學會接納不完美的自我，並理解盡人事以聽天命的道理。此時的松樹人不再攬下所有過錯，也不糾結責任歸屬，而是從錯誤中學習，視失敗為成功之母，以樂觀積極的態度，盡己所能完成事情。

聖星百合
Star of Bethlehem

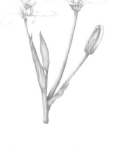

學名	*Ornithogalum umbellatum*
科屬	天門冬科虎眼萬年青屬
常搭配花精	忍冬、甜栗、野玫瑰

別名	伯利恆之星
製作方法	煮沸法
保存時間	7 年

適用對象

△ 曾經歷可怕事件，身陷創傷後壓力症候群（Posttraumatic Stress Disorder）的痛苦輪迴。
△ 受到強烈的打擊而崩潰，並且無法釋懷，像是失戀、喪親等。
△ 剛開始接觸花精，卻無法感受到明顯效果的人。

花精簡介

聖星百合類型的人有著強烈的創傷經驗，這些創傷經驗久未癒合，無時無刻折磨身心，使他們變得相當敏感脆弱。他們並非是低抗壓性的人，而是打擊太過巨大，導致內心無法釋懷，稍有碰觸便會再次崩潰。

聖星百合花精能療癒使用者受傷的心，陪伴他們走出陰霾，並且學會放下執念、放過自己，不再淪陷於痛苦中。此時的聖星百合人已恢復心靈的平靜，能以積極樂觀的態度，去面對未來的生活。

甜栗
Sweet Chestnut

學名	*Castanea sativa*		
科屬	山毛櫸科栗屬	別名	甜西洋栗、西洋栗、甜栗子、甜栗花
常搭配花精	荊豆、龍膽、野玫瑰	製作方法	煮沸法
		保存時間	7 年

適用對象	△ 身陷悲傷絕望的黑洞中，認為沒有人可以給予自己幫助，不相信任何希望。 △ 身心已經無法再承受任何打擊，覺得活著就是痛苦，甚至可能會產生自我了結的念頭。 △ 遭受無情且劇烈的打擊，即便宣洩情緒，仍無法找回內心的祥和平靜。
花精簡介	甜栗類型的人身陷萬劫不復的絕望深淵，對生活已不抱有任何期待。所有的愛、希望、喜悅已不復存在，僅存的只有破壞與毀滅。他們承受撕心裂肺般的痛苦，身心已經到了崩潰邊緣，再也無法承受任何壓力。 甜栗花精能幫助使用者重獲新生，再次感受到愛與希望。任何人事物在經歷破壞與毀滅的痛苦後，才能夠重獲新生，變得更加茁壯。此時的甜栗人彷彿浴火鳳凰，有更加堅定的內心，不再被絕望所打敗，迎接新生後的未來。

楊柳
Willow

學名	*Salix vitellina*		
科屬	楊柳科楊柳屬	別名	柳樹、黃柳
常搭配花精	栗苞、冬青、聖星百合	製作方法	煮沸法
		保存時間	7 年

適用對象	△ 經常感嘆自己的不幸，並抱怨人生的不公平。認為他人比自己更幸運，只有自己最可憐。 △ 將自身所有的不幸歸咎於他人，為自己貼上受害者的標籤。 △ 曾歷經某種傷害，使內心被憤世嫉俗所佔據，導致無法跳脫受害者心態。
花精簡介	楊柳類型的人可以說是怨天尤人的代表，他們經常抱怨上天的不公、感嘆自己的不幸、嫉妒他人的美好，內心充斥著比較與憤怒。他們認為自己是被遺棄的人，沒有上天的眷顧、親友的支持，生活一再打擊他們的人生。 楊柳花精能幫助使用者跳脫受害者心態，覺察生活的美好之處。當他們不再聚焦於不幸時，才會發現原來自己錯過周圍那麼多的美好事物。此時的楊柳人理解人生本就有起伏，我們可以選擇悲憤的度過一天，或是快樂的度過一天。

急救花精
Recovery Remedy

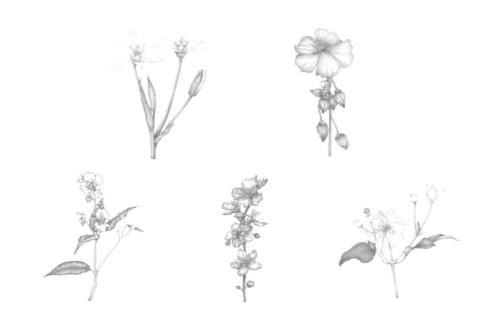

急救花精是由聖星百合花精、岩玫瑰花精、鳳仙花花精、櫻桃李花精及鐵線蓮花精調配而成的複方花精。

急救花精專門用於處理急性突發的身心失衡狀態，像是突然聽聞噩耗、受到驚嚇、遭受打擊等，都可以直接使用急救花精安穩情緒，平撫動盪不安的心靈。

又或是在預期內卻無法控制，基於大腦本能反應的身心失衡狀態，像是心理學家丹尼爾‧戈爾曼（Daniel Goleman）在 1995 年提出的「杏仁核綁架」（Amygdala Hijack）概念 ——大腦的杏仁核會根據過去的負面情緒記憶，下意識做出相對反應。

例如走在人煙稀少的街道時，不禁想起恐怖片場景，頓時感到不安；或是比賽前夕，想起練習過程的多次失敗，焦慮到無法入眠；又或是走進考場時，受到周圍壓抑的氛圍所影響，內心的壓力急遽驟升等情況。

急救花精能讓身心冷靜下來，不再讓大腦的杏仁核亂拉警報，使我們能夠平靜且鎮定的迎接挑戰。

｜巴赫花精應用速查｜

No.	中文	英文	狀況
01	龍芽草	Agrimony	用笑容隱藏真實的自己
02	白楊	Aspen	無以名狀的恐懼焦慮
03	山毛櫸	Beech	經常對他人吹毛求疵
04	矢車菊	Centaury	難以拒絕他人的請求
05	水蕨	Cerato	猶豫不決、需要他人意見
06	櫻桃李	Cherry Plum	理智線即將斷裂失控
07	栗苞	Chestnut Bud	經常犯相同的錯誤
08	菊苣	Chicory	習慣對他人情緒勒索
09	鐵線蓮	Clematis	只會幻想卻不行動
10	野生酸蘋果	Crab Apple	對人事物有嚴重潔癖
11	榆樹	Elm	被責任感壓到喘不過氣
12	龍膽	Gentian	容易因為小挫折便放棄
13	荊豆	Gorse	因長期困境而失去希望
14	石楠	Heather	希望他人關注自己
15	冬青	Holly	強烈且極端的負面情緒
16	忍冬	Honeysuckle	困在過去的回憶無法自拔
17	鵝耳櫪	Hornbeam	對一成不變的生活感到厭倦
18	鳳仙花	Impatiens	沒耐心且容易生氣的急性子
19	落葉松	Larch	缺乏自信、容易自卑
20	溝酸漿	Mimulus	對事物或可預知的狀況感到驚慌害怕
21	芥末	Mustard	無來由的憂鬱低落
22	橡樹	Oak	堅毅到不知休息或尋求協助
23	橄欖	Olive	身心俱疲，只想休息
24	松樹	Pine	自我批判、充滿罪惡感
25	紅栗	Red Chestnut	過度擔憂他人
26	岩玫瑰	Rock Rose	極度恐慌、手足無措
27	岩水	Rock Water	嚴以律己、無法接受自己享樂
28	線球草	Scleranthus	優柔寡斷、搖擺不定
29	聖星百合	Star of Bethlehem	身心有過強烈創傷
30	甜栗	Sweet Chestnut	深度絕望，在黑暗中無法自拔
31	馬鞭草	Vervain	貫徹信念、喜歡說服他人
32	葡萄	Vine	強勢霸道的掌控他人
33	胡桃	Walnut	對周遭人事物過度敏感
34	水菫	Water Violet	喜歡獨處，拒絕讓他人進入內心
35	白栗	White Chestnut	千頭萬緒導致難以放鬆
36	野燕麥	Wild Oat	對人生及未來感到迷茫
37	野玫瑰	Wild Rose	行屍走肉、對生活失去熱情
38	楊柳	Willow	怨天尤人、認為自己是犧牲者
39	急救花精	Recovery Remedy	任何緊急狀況、劇烈的情緒起伏

[消炎止痛]	真正薰衣草、穗花薰衣草、頭狀薰衣草、胡椒薄荷、冬季香薄荷、野馬鬱蘭、沉香醇百里香、百里酚百里香、香茅、岩玫瑰、香蜂草、肉桂、玫瑰草、聖約翰草、西洋蓍草、永久花、德國洋甘菊、摩洛哥藍艾菊、銀合歡（銀荊）、檸檬尤加利、檸檬香桃木、羅文莎葉（桉油樟）、綠花白千層、白千層、丁香、日本柚子、花梨木、沒藥、歐洲冷杉、濱海松、日本檜木（扁柏）、冬青白株樹、纈草、乳香、欖香脂、安息香、古巴香脂
[紓緩痠痛] （肌肉拉傷）	穗花薰衣草、胡椒薄荷、冬季香薄荷、甜馬鬱蘭、百里酚百里香、野馬鬱蘭、香茅、西洋蓍草、檸檬尤加利、冬青白株樹
[紓緩痠痛] （肌肉僵硬）	聖約翰草、依蘭、永久花、肉桂、甜羅勒、黑胡椒、歐洲赤松、樟腦迷迭香、馬鞭草酮迷迭香、杜松、歐洲冷杉、道格拉斯杉、日本檜木（扁柏）、乳香、沒藥、欖香脂
[化解鼻涕痰液]	穗花薰衣草、頭狀薰衣草、綠薄荷、西班牙馬鬱蘭、鼠尾草、艾草、土木香、永久花、茶樹、月桂、尤加利、紅香桃木、綠香桃木、羅文莎葉（桉油樟）、綠花白千層、白千層、桉油醇迷迭香、樟腦迷迭香、馬鞭草酮迷迭香、荳蔻、大西洋雪松、樟樹（桉油醇型）、膠冷杉、白玉蘭、洋茴香（大茴香）
[提升免疫]	欖香脂、野馬鬱蘭、西班牙馬鬱蘭、沉香醇百里香、百里酚百里香、側柏醇百里香、龍腦百里香、鼠尾草、一枝黃花、聖約翰草、格陵蘭喇叭茶、杜松、羅文莎葉（桉油樟）、松紅梅（馬奴卡）、阿密茴、纈草、花梨木、道格拉斯杉、濱海松、巨冷杉、乳香、古巴香脂、熏陸香、岩玫瑰、香蜂草、玫瑰草、摩洛哥藍艾菊、茶樹、香青蘭、牛膝草（桉油醇型）

[抗痙攣]	頭狀薰衣草、綠薄荷、龍艾、土木香、阿密茴、羅馬洋甘菊、德國洋甘菊、摩洛哥藍艾菊、銀合歡（銀荊）、蒔蘿整株、苦橙葉、檸檬尤加利、安息香、佛手柑、熱帶羅勒、藏茴香（葛縷子）、肉豆蔻、荳蔻、膠冷杉、冬青白株樹、纈草、洋茴香（大茴香）、海茴香
[鼻塞暢通]	穗花薰衣草、頭狀薰衣草、綠薄荷、茶樹、西班牙馬鬱蘭、土木香、月桂、尤加利、紅香桃木、綠香桃木、牛膝草（桉油醇型）、羅文莎葉（桉油樟）、綠花白千層、白千層、紫羅蘭葉、桉油醇迷迭香、樟腦迷迭香、馬鞭草酮迷迭香、荳蔻、歐洲冷杉、樟樹（桉油醇型）
[肝臟養護]	側柏醇百里香、一枝黃花、玫瑰草、格陵蘭喇叭茶、西洋蓍草、玫瑰、永久花、芹菜籽、胡蘿蔔籽、紫羅蘭葉、甜橙、紅橘、檸檬、萊姆、葡萄柚、檀香、龍腦百里香、古巴香脂、海茴香
[緩解咳嗽] （乾咳）	真正薰衣草、龍艾、熏陸香
[緩解咳嗽] （調整呼吸節奏）	土木香、甜馬鬱蘭、快樂鼠尾草、松紅梅、阿密茴、紫羅蘭葉、熱帶羅勒、花梨木、巨冷杉、歐白芷根、膠冷杉、檀香、乳香、欖香脂、安息香、古巴香脂
[緩解咳嗽] （溼咳）	西班牙馬鬱蘭、格陵蘭喇叭茶、牛膝草（桉油醇型）、羅文莎葉（桉油樟）、綠花白千層、白千層、尤加利、紅香桃木、綠香桃木、絲柏、沒藥、岩玫瑰、白玉蘭、樟樹（桉油醇型）

[促進消化]	熏陸香、綠薄荷、香茅、薑、荳蔻、芫荽籽、蒔蘿整株、蒔蘿籽、岩蘭草、檸檬馬鞭草、甜橙、印度藏茴香、檸檬、日本柚子、山雞椒、甜茴香、藏茴香（葛縷子）、洋茴香（大茴香）、海茴香
[消除脹氣]	綠薄荷、胡蘿蔔籽、芫荽籽、蒔蘿整株、蒔蘿籽、甜橙、紅橘、檸檬、佛手柑、熏陸香、甜茴香、藏茴香（葛縷子）、阿密茴、荳蔻、薑、胡椒薄荷、龍艾、萊姆、日本柚子、洋茴香（大茴香）
[降低血壓]	真正薰衣草、一枝黃花、橙花、依蘭、摩洛哥藍艾菊、芹菜籽、檸檬尤加利、檸檬馬鞭草、萊姆、香蜂草、肉豆蔻、冬青白株樹、纈草、穗甘松、沉香醇百里香
[提升血壓]	胡蘿蔔籽、桉油醇迷迭香、樟腦迷迭香、馬鞭草酮迷迭香、印度藏茴香、黑雲杉、歐白芷根、丁香
[提神醒腦]	穗花薰衣草、胡椒薄荷、茶樹、尤加利、綠香桃木、檸檬香桃木、桉油醇迷迭香、樟腦迷迭香、馬鞭草酮迷迭香、甜橙、檸檬、山雞椒、歐洲冷杉、樟樹（桉油醇型）、日本檜木（扁柏）
[緩解頭痛]	真正薰衣草、胡椒薄荷、甜馬鬱蘭、快樂鼠尾草、香蜂草、香青蘭、羅馬洋甘菊、芫荽籽、苦橙葉、佛手柑、甜羅勒、冬青白株樹、茉莉、銀合歡（銀荊）、紫羅蘭葉
[提升性慾]	快樂鼠尾草、廣藿香、茉莉、依蘭、橙花、丁香、玫瑰、肉豆蔻、一枝黃花、香草
[提升雄風]	冬季香薄荷、龍腦百里香、肉桂、薑、印度藏茴香、歐洲赤松、歐白芷根

[改善鼻過敏]	沉香醇百里香、土木香、西洋蓍草、羅馬洋甘菊、德國洋甘菊、摩洛哥藍艾菊、茶樹、尤加利、紅香桃木、樟樹（桉油醇型）、膠冷杉、白玉蘭
[子宮調理] （經痛）	艾草、快樂鼠尾草、龍艾、茉莉、德國洋甘菊、蒔蘿籽、丁香、肉豆蔻、依蘭、洋茴香（大茴香）
[子宮調理] （調整經期）	聖約翰草、鼠尾草
[子宮調理] （平衡賀爾蒙）	甜茴香、橙花、玫瑰、天竺葵、絲柏、穗甘松
[子宮調理] （經血過多）	岩玫瑰
[子宮調理] （活血通經）	頭狀薰衣草、鼠尾草、艾草、西洋蓍草、永久花、沒藥、薑黃
[子宮調理] （暖宮）	肉桂、黑胡椒、肉豆蔻、德國洋甘菊、天竺葵、龍腦百里香
[緩解腹痛] （焦慮緊張）	龍艾、香青蘭、苦橙葉、紅橘、萊姆、佛手柑、熱帶羅勒、檸檬馬鞭草、日本柚子、秘魯聖木、香草
[緩解腹痛] （抗菌感染）	香茅、蒔蘿籽、甜羅勒、山雞椒、熏陸香

[補充元氣] （強勁）	冬季香薄荷、百里酚百里香、印度藏茴香、歐白芷根、龍腦百里香
[補充元氣] （溫和）	沉香醇百里香、側柏醇百里香、岩蘭草、芫荽籽、黑雲杉、歐洲赤松、花梨木、道格拉斯杉、秘魯聖木、薑黃
[安撫神經]	真正薰衣草、格陵蘭喇叭茶、羅馬洋甘菊、苦橙葉、檀香、纈草、佛手柑、艾草、德國洋甘菊、香青蘭、香蜂草、香草
[滋補神經]	甜羅勒、歐洲赤松、芹菜籽、芫荽籽
[平衡神經]	甜馬鬱蘭、一枝黃花、橙花、檸檬馬鞭草、松紅梅（馬奴卡）、紅橘、黑雲杉、巨冷杉、日本檜木（扁柏）、天竺葵、岩蘭草
[提升食欲]	牛膝草（桉油醇型）、甜橙、檸檬、甜羅勒、熱帶羅勒、山雞椒、藏茴香（葛縷子）、香草
[心臟養護]	甜馬鬱蘭、香蜂草、香青蘭、玫瑰草、依蘭、銀合歡（銀荊）、檸檬香桃木、山雞椒、阿密茴、花梨木、檀香、安息香、古巴香脂、穗甘松、白玉蘭

[幫助睡眠] （入睡困難）	茉莉、橙花、紫羅蘭葉、穗甘松、花梨木、安息香、快樂鼠尾草、羅馬洋甘菊、苦橙葉、紅香桃木、佛手柑、白玉蘭
[幫助睡眠] （淺眠）	格陵蘭喇叭茶、大西洋雪松、紅橘、黑雲杉、檀香、岩蘭草、歐白芷根、纈草、銀合歡（銀荊）、側柏醇百里香、秘魯聖木、香草
[消除水腫]	芹菜籽、胡蘿蔔籽、月桂、葡萄柚、杜松、濱海松、絲柏、大西洋雪松、廣藿香、天竺葵、桉油醇迷迭香、樟腦迷迭香、馬鞭草酮迷迭香、香茅、秘魯聖木、海茴香
[循環暖身]	肉豆蔻、肉桂、黑胡椒、岩蘭草、薑、薑黃
[利尿]	芹菜籽、蒔蘿整株、蒔蘿籽、杜松、濱海松、桉油醇迷迭香、樟腦迷迭香、馬鞭草酮迷迭香、秘魯聖木、海茴香
[促進淋巴循環]	月桂、杜松、絲柏、大西洋雪松、巨冷杉、廣藿香
[加強記憶力]	桉油醇迷迭香
[抑制食慾]	廣藿香、萊姆、葡萄柚、日本柚子、甜茴香、黑胡椒
[消除氣結]	廣藿香、乳香、沒藥、欖香脂、薑黃

[促進泌乳]	蒔蘿整株、甜茴香、玫瑰、藏茴香（葛縷子）、香蜂草
[幫助分娩]	玫瑰、茉莉、丁香、艾草
[平衡腦下腺]	黑雲杉、穗甘松
[改善多汗]	鼠尾草、絲柏
[調整時差]	葡萄柚
[抗黴菌]	野馬鬱蘭、玫瑰草、聖約翰草、天竺葵、檸檬尤加利、檸檬香桃木、松紅梅、綠花白千層、白千層
[幫助戒菸]	黑胡椒
[改善靜脈曲張]	絲柏、葡萄柚、杜松、天竺葵、月桂、大西洋雪松、濱海松
[關節保養]（關節炎）	歐洲冷杉、歐洲赤松、日本檜木（扁柏）
[關節保養]（退化）	巨冷杉、道格拉斯杉、膠冷杉
[抗病毒]	岩玫瑰、肉桂、丁香、野馬鬱蘭、冬季香薄荷、百里酚百里香、印度藏茴香、松紅梅、西班牙馬鬱蘭、側柏醇百里香、薑黃

[控油抗痘]	穗花薰衣草、甜馬鬱蘭、西班牙馬鬱蘭、日本柚子、沉香醇百里香、苦橙葉、尤加利、羅文莎葉（桉油樟）、甜橙、紅橘、萊姆、佛手柑、山雞椒、胡椒薄荷、快樂鼠尾草、月桂、香桃木
[頭皮護理] （油性頭皮）	胡椒薄荷、茶樹、尤加利、綠花白千層、檸檬馬鞭草、絲柏、甜橙、杜松、日本柚子、香茅、苦橙葉、葡萄柚、月桂、綠薄荷、甜馬鬱蘭、檸檬、佛手柑
[頭皮護理] （敏感頭皮）	洋甘菊、大西洋雪松
[頭皮護理] （髮量稀少）	廣藿香、岩蘭草、黑胡椒、香桃木、快樂鼠尾草、迷迭香、鼠尾草、薑
[纖體雕塑]	綠薄荷、天竺葵、芹菜籽、月桂、葡萄柚、黑胡椒、杜松、絲柏、大西洋雪松、薑、甜茴香、藏茴香（葛縷子）、甜馬鬱蘭、香茅、檸檬、日本柚子、濱海松
[淡化疤痕] （妊娠紋）	紅橘、岩蘭草、橙花、古巴香脂、岩玫瑰
[淡化疤痕]	安息香、永久花、銀合歡（銀荊）、芹菜籽、胡蘿蔔籽、乳香、沒藥、欖香脂、鼠尾草、艾草、穗花薰衣草、藏茴香（葛縷子）、真正薰衣草、紫羅蘭葉、迷迭香、檀香、海茴香

[傷口癒合]	真正薰衣草、穗花薰衣草、甜馬鬱蘭、岩蘭草、乳香、欖香脂、古巴香脂、岩玫瑰、安息香、藏茴香（葛縷子）、西洋蓍草、銀合歡（銀荊）、松紅梅、紫羅蘭葉、檀香、沒藥、艾草
[收斂毛孔]	穗花薰衣草、月桂、萊姆、佛手柑、葡萄柚、日本柚子、杜松、絲柏、岩玫瑰、迷迭香、苦橙葉、香茅、沉香醇百里香、尤加利、香桃木、紅橘、大西洋雪松、樟樹（桉油醇型）、甜橙
[修復面皰]	天竺葵、茶樹、苦橙葉、羅文莎葉（桉油樟）、綠花白千層、松紅梅、紫羅蘭葉、沉香醇百里香、古巴香脂、廣藿香、山雞椒、佛手柑、西班牙馬鬱蘭、快樂鼠尾草、香蜂草、香青蘭、玫瑰草、銀合歡（銀荊）、月桂、檸檬馬鞭草、迷迭香、杜松、大西洋雪松、花梨木、日本檜木（扁柏）、欖香脂、香桃木
[私處保養] （感染）	天竺葵、茶樹、尤加利、花梨木、洋甘菊、羅文莎葉（桉油樟）、綠花白千層、松紅梅、沒藥、艾草、快樂鼠尾草、玫瑰草、西班牙馬鬱蘭、鼠尾草、香蜂草、香青蘭、香桃木
[私處保養] （回春）	玫瑰、茉莉、橙花、依蘭、白玉蘭
[紓緩搔癢]	胡椒薄荷、大西洋雪松、沉香醇百里香、香桃木、真正薰衣草、廣藿香、香茅、安息香、洋甘菊、西洋蓍草、玫瑰草、西班牙馬鬱蘭、羅文莎葉（桉油樟）、松紅梅、綠花白千層、萊姆、甜茴香、樟樹（桉油醇型）

[氣色紅潤]	胡蘿蔔籽、黑胡椒、甜茴香、花梨木、岩蘭草、薑、香青蘭、樟樹（桉油醇型）、山雞椒、香蜂草、玫瑰、茉莉、芹菜籽、乳香
[蚊蟲叮咬]	胡椒薄荷、茶樹、尤加利、綠花白千層、樟樹（桉油醇型）、廣藿香、日本檜木（扁柏）、香青蘭、艾草、香茅、香蜂草、穗花薰衣草、西班牙馬鬱蘭、羅文莎葉（桉油樟）、萊姆、欖香脂
[紓緩敏感]	甜馬鬱蘭、香蜂草、香青蘭、洋甘菊、銀合歡（銀荊）、茶樹、松紅梅、永久花、花梨木、西洋蓍草、真正薰衣草
[保濕鎖水]	真正薰衣草、茉莉、紫羅蘭葉、花梨木、檀香、岩蘭草、古巴香脂、安息香、玫瑰草、濱海松、玫瑰、洋甘菊、天竺葵、海茴香
[撫紋抗齡]	玫瑰、紫羅蘭葉、濱海松、檀香、乳香、沒藥、欖香脂、岩玫瑰、日本檜木（扁柏）、永久花、茉莉、胡蘿蔔籽、古巴香脂、白玉蘭、海茴香
[軟化橘皮]	甜橙、紅橘、檸檬、日本柚子、甜茴香、濱海松、萊姆、山雞椒、綠薄荷、依蘭、檸檬馬鞭草、佛手柑、黑胡椒、藏茴香（葛縷子）、杜松、艾草、薑
[緊緻拉提]	綠薄荷、橙花、鼠尾草、紅橘、黑胡椒、藏茴香（葛縷子）、檀香、絲柏、苦橙葉、檸檬馬鞭草、葡萄柚、濱海松、日本檜木（扁柏）、乳香、岩玫瑰、薑、白玉蘭、海茴香

[改善體味]	綠薄荷、檸檬馬鞭草、檸檬、鼠尾草、日本檜木（扁柏）、絲柏、樟樹（桉油醇型）、葡萄柚、胡椒薄荷、沉香醇百里香、廣藿香、玫瑰草、苦橙葉、甜橙、山雞椒
[緊實豐胸]	玫瑰、茉莉、依蘭、甜茴香、天竺葵、橙花、快樂鼠尾草
[淡化斑點]	胡蘿蔔籽、依蘭、永久花、芹菜籽、白玉蘭
[柔嫩白皙]	橙花、依蘭、永久花、銀合歡（銀荊）、芹菜籽、胡蘿蔔籽、迷迭香、檸檬、安息香、白玉蘭、海茴香

[緩解憂鬱]	聖約翰草、玫瑰、茉莉、橙花、依蘭、永久花、銀合歡（銀荊）、佛手柑、苦橙葉、檸檬馬鞭草、紅橘
[包容接納]	薰衣草、玫瑰、茉莉、永久花、洋甘菊、天竺葵、苦橙葉、紫羅蘭葉、佛手柑、花梨木、穗甘松、白玉蘭
[鎮定冷靜]	薄荷、馬鬱蘭、茶樹、尤加利、絲柏、大西洋雪松、歐洲冷杉、日本檜木（扁柏）、檀香、岩蘭草、安息香
[增強直覺]	鼠尾草、艾草、岩玫瑰、乳香、芹菜籽、胡蘿蔔籽、月桂、香桃木、絲柏、道格拉斯杉、巨冷杉
[客觀理性]	荳蔻、廣藿香、土木香、西洋蓍草、迷迭香、茶樹、月桂、尤加利、牛膝草（桉油醇型）、羅文莎葉（桉油樟）、綠花白千層
[鍛鍊心靈]	茴香、杜松、大西洋雪松、黑雲杉、沒藥、歐洲冷杉、花梨木、道格拉斯杉、樟樹（桉油醇型）、濱海松、日本檜木（扁柏）
[提高自尊]	芹菜籽、胡蘿蔔籽、芫荽籽、蒔蘿、松紅梅、巨冷杉、羅勒、黑胡椒、茴香、熏陸香、黑雲杉
[放鬆歡愉]	依蘭、芫荽籽、蒔蘿、檸檬馬鞭草、甜橙、冬青白株樹、萊姆、葡萄柚、日本柚子、肉豆蔻、安息香、香草

[緩解焦慮]	薰衣草、馬鬱蘭、香蜂草、香青蘭、橙花、洋甘菊、纈草、檸檬馬鞭草、安息香、肉豆蔻、岩蘭草、香草、白玉蘭
[心境轉換]	香茅、山雞椒、濱海松、玫瑰草、土木香、格陵蘭喇叭茶、茶樹、尤加利、綠花白千層、萊姆、葡萄柚
[凝神專注]	薄荷、月桂、羅文莎葉（桉油樟）、綠花白千層、迷迭香、檸檬、荳蔻、絲柏、日本檜木（扁柏）、檀香、欖香脂
[連結神性]	鼠尾草、艾草、聖約翰草、牛膝草（桉油醇型）、道格拉斯杉、檀香、歐白芷根、穗甘松、乳香、沒藥、古巴香脂、薑黃
[消除恐懼]	鼠尾草、艾草、杜松、膠冷杉、薑、纈草、熏陸香、丁香、紅橘、聖約翰草、百里香、秘魯聖木
[赤子之心]	香蜂草、香青蘭、洋甘菊、甜橙、紅橘、檸檬、萊姆、佛手柑、葡萄柚、日本柚子、膠冷杉、香草
[堅定意志]	百里香、廣藿香、香茅、玫瑰草、格陵蘭喇叭茶、蒔蘿、松紅梅、黑雲杉、濱海松、欖香脂、西洋蓍草
[激勵振奮]	薄荷、甜橙、檸檬、肉桂、黑胡椒、丁香、山雞椒、歐洲赤松、樟樹（桉油醇型）、一枝黃花

[癒合心靈]	薰衣草、永久花、銀合歡（銀荊）、苦橙葉、紫羅蘭葉、花梨木、膠冷杉、穗甘松、香蜂草、香青蘭、秘魯聖木、白玉蘭
[自我覺察]	土木香、羅文莎葉（桉油樟）、杜松、大西洋雪松、冬青白株樹、熏陸香、岩玫瑰、天竺葵、茴香、古巴香脂、秘魯聖木
[提升自信]	玫瑰、茉莉、橙花、依蘭、天竺葵、銀合歡（銀荊）、香桃木、紫羅蘭葉、丁香
[消除欲望]	馬鬱蘭、廣藿香、日本柚子、歐洲冷杉、乳香、沒藥、欖香脂、芹菜籽、牛膝草（桉油醇型）
[靈思泉湧]	胡蘿蔔籽、香桃木、迷迭香、羅勒、肉豆蔻、岩玫瑰、荳蔻、古巴香脂、芫荽籽、薑黃
[穩固扎根]	香茅、一枝黃花、玫瑰草、樟樹（桉油醇型）、岩蘭草、歐白芷根、薑、纈草
[身體力行]	一枝黃花、格陵蘭喇叭茶、歐洲赤松、冬青白株樹、歐白芷根、薑、黑胡椒、肉桂、薑黃
[賦予勇氣]	百里香、西洋蓍草、松紅梅、羅勒、肉桂、山雞椒、歐洲赤松、巨冷杉

[憂鬱惆悵]	薰衣草、鼠尾草、香蜂草、聖約翰草、永久花、苦橙葉、甜橙、紅橘、檸檬、萊姆、佛手柑、葡萄柚、日本柚子、山雞椒、絲柏、香青蘭
[萎靡不振]	薄荷、百里香、香茅、一枝黃花、格陵蘭喇叭茶、芹菜籽、月桂、檸檬馬鞭草、迷迭香、肉桂、羅勒、黑胡椒、丁香、山雞椒、荳蔻
[身心失衡]	一枝黃花、玫瑰草、天竺葵、羅文莎葉（桉油樟）、松紅梅、萊姆、絲柏、大西洋雪松、薑、纈草、穗甘松、沒藥、欖香脂、古巴香脂、秘魯聖木
[鬱悶煩躁]	薄荷、香蜂草、土木香、山雞椒、茶樹、月桂、尤加利、香桃木、羅文莎葉（桉油樟）、綠花白千層、檸檬馬鞭草、迷迭香、檸檬、萊姆、香青蘭
[心理創傷]	岩玫瑰、永久花、洋甘菊、銀合歡（銀荊）、苦橙葉、紫羅蘭葉、杜松、絲柏、大西洋雪松、黑雲杉、花梨木、穗甘松、沒藥、熏陸香、秘魯聖木、白玉蘭
[心力交瘁]	一枝黃花、格陵蘭喇叭茶、依蘭、芹菜籽、胡蘿蔔籽、迷迭香、羅勒、肉豆蔻、黑雲杉、歐洲赤松、樟樹（桉油醇型）、冬青白株樹、纈草
[麻木冷漠]	鼠尾草、依蘭、胡蘿蔔籽、羅文莎葉（桉油樟）、綠花白千層、檸檬馬鞭草、紫羅蘭葉、肉桂、黑胡椒、丁香、肉豆蔻

[固執死板]	依蘭、芹菜籽、胡蘿蔔籽、牛膝草（桉油醇型）、綠花白千層、甜橙、黑胡椒、丁香、肉豆蔻、濱海松、冬青白株樹
[空虛寂寞]	玫瑰、永久花、銀合歡（銀荊）、甜橙、紅橘、檸檬、萊姆、佛手柑、葡萄柚、日本柚子、花梨木
[焦慮不安]	薰衣草、馬鬱蘭、鼠尾草、玫瑰草、聖約翰草、橙花、洋甘菊、檀香、岩蘭草、纈草、欖香脂、白玉蘭
[焦躁亢奮]	廣藿香、橙花、茶樹、苦橙葉、香桃木、羅文莎葉（桉油樟）、綠花白千層、迷迭香、歐洲冷杉、岩蘭草、纈草
[敏感脆弱]	薰衣草、百里香、香茅、香蜂草、玫瑰草、玫瑰、洋甘菊、銀合歡（銀荊）、花梨木、巨冷杉、香青蘭、白玉蘭
[憤怒抓狂]	薄荷、廣藿香、香蜂草、依蘭、天竺葵、杜松、歐洲冷杉、檀香、古巴香脂、岩玫瑰、香青蘭
[痛心疾首]	馬鬱蘭、香蜂草、玫瑰、依蘭、紫羅蘭葉、佛手柑、丁香、絲柏、穗甘松、安息香、香青蘭、白玉蘭
[自我懷疑]	茉莉、天竺葵、銀合歡（銀荊）、松紅梅、山雞椒、黑雲杉、歐洲赤松、道格拉斯杉、薑、熏陸香、蒔蘿

[驚嚇恐慌]	艾草、洋甘菊、牛膝草（桉油醇型）、杜松、大西洋雪松、檀香、岩蘭草、乳香、安息香、岩玫瑰、秘魯聖木
[徬徨無助]	羅馬洋甘菊、大西洋雪松、道格拉斯杉、膠冷杉、歐洲赤松、歐洲冷杉、樟樹、檜木、纈草、歐白芷根
[否定批判]	薰衣草、艾草、天竺葵、松紅梅、紫羅蘭葉、杜松、歐洲冷杉、道格拉斯杉、濱海松、膠冷杉
[拖延懶散]	一枝黃花、茶樹、月桂、尤加利、檸檬、葡萄柚、肉桂、黑胡椒、荳蔻、歐白芷根
[難過哀傷]	永久花、紅橘、佛手柑、葡萄柚、日本柚子、絲柏、花梨木、膠冷杉、安息香、熏陸香
[忍耐壓抑]	薄荷、玫瑰草、土木香、西洋蓍草、芹菜籽、紅橘、羅勒、茴香、肉豆蔻、安息香、白玉蘭
[情緒不穩]	馬鬱蘭、鼠尾草、艾草、橙花、永久花、天竺葵、尤加利、茴香、欖香脂、岩玫瑰
[委屈心酸]	艾草、土木香、玫瑰、橙花、苦橙葉、茴香、安息香、古巴香脂、聖約翰草、蒔蘿

[負面悲觀]	聖約翰草、香桃木、紫羅蘭葉、甜橙、檸檬、佛手柑、日本柚子、荳蔻、花梨木、祕魯聖木
[掌控占有]	一枝黃花、茉莉、檸檬馬鞭草、羅勒、茴香、日本檜木（扁柏）、檀香、岩蘭草、穗甘松、香草
[猶疑迷惘]	萊姆、杜松、濱海松、薑、乳香、沒藥、欖香脂、熏陸香、牛膝草（桉油醇型）、薑黃
[軟弱無力]	薄荷、格陵蘭喇叭茶、黑胡椒、荳蔻、樟樹（桉油醇型）、濱海松、巨冷杉、歐白芷根、聖約翰草、薑黃
[飄渺不定]	香茅、胡蘿蔔籽、樟樹（桉油醇型）、濱海松、巨冷杉、岩蘭草、歐白芷根、古巴香脂、蒔蘿、祕魯聖木
[怠惰厭倦]	百里香、茶樹、牛膝草（桉油醇型）、檸檬馬鞭草、肉桂、丁香、山雞椒、薑、蒔蘿、薑黃
[挫折失敗]	百里香、格陵蘭喇叭茶、西洋蓍草、苦橙葉、黑雲杉、薑、穗甘松、熏陸香、蒔蘿、香草
[完美主義]	玫瑰、茉莉、銀合歡（銀荊）、香桃木、松紅梅、羅勒、茴香、冬青白株樹、芫荽籽、香草

[憤恨不滿]	廣藿香、土木香、格陵蘭喇叭茶、西洋蓍草、胡蘿蔔籽、膠冷杉、冬青白株樹、欖香脂、芫荽籽、香草
[疏離逃避]	鼠尾草、香茅、土木香、西洋蓍草、葡萄柚、日本柚子、大西洋雪松、道格拉斯杉、岩玫瑰
[自卑退怯]	百里香、西洋蓍草、茉莉、松紅梅、肉桂、樟樹（桉油醇型）、膠冷杉、巨冷杉、歐白芷根
[鬆懈渙散]	茶樹、月桂、尤加利、香桃木、羅文莎葉（桉油樟）、綠花白千層、迷迭香、歐洲赤松、道格拉斯杉
[狂熱上癮]	馬鬱蘭、廣藿香、艾草、荳蔻、日本檜木（扁柏）、檀香、乳香、沒藥、芫荽籽、薑黃
[欲望強盛]	馬鬱蘭、廣藿香、香茅、月桂、尤加利、牛膝草（桉油醇型）、日本檜木（扁柏）、乳香、芫荽籽
[缺乏耐心]	橙花、歐洲赤松、歐洲冷杉、日本檜木（扁柏）、巨冷杉、乳香、沒藥、古巴香脂、芫荽籽、薑黃
[謹慎防備]	薰衣草、玫瑰草、茉莉、芹菜籽、甜橙、肉豆蔻、黑雲杉、冬青白株樹、香草

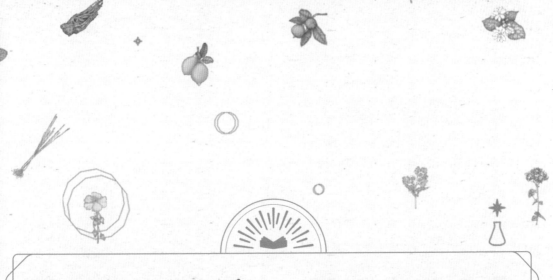

解憂芳療師 *Yuna* 的身心芳療學

36款身心配方 X 調配邏輯課

系統化9大類植物、27支精油與身心對應作用
靈活調配自己喜愛的精油配方

本堂線上課程將芳療3元素、9大植物分類、27支精油逐
一解構，系統化「植物 x 精油 x 作用」之間的連結，輕鬆
了解精油的應用和調配邏輯。同時給予36款身心療癒配
方，根據自己的需求，打造出專屬的香氣配方！

・課程連結請掃右方的QR碼→

相映，身心對症芳療全書：
從 224 種植物找到身心解方的相應芳療學

作者　芳療家 周春宇 Yuna
繪者　林川

責任編輯　王斯韻
美術設計　Zoey Yang
封面與扉頁　xiaoya chu
行銷企劃　洪雅珊　呂玠蓉

發行人　何飛鵬
總經理　李淑霞
社　長　張淑貞
總編輯　許貝羚
副總編　王斯韻

出版　城邦文化事業股份有限公司　麥浩斯出版
地址　104 台北市民生東路二段 141 號 8 樓
電話　02-2500-7578
發行　英屬蓋曼群島商家庭傳媒股份有限公司城邦分公司
地址　104 台北市民生東路二段 141 號 2 樓

讀者服務電話　0800-020-299
　　　　　　　（9：30 AM ～ 12：00 PM；01：30 PM ～ 05：00 PM）
讀者服務傳真　02-2517-0999
讀者服務信箱　csc@cite.com.tw
劃撥帳號　19833516

戶名　英屬蓋曼群島商家庭傳媒股份有限公司城邦分公司
香港發行　城邦（香港）出版集團有限公司
地址　香港灣仔駱克道 193 號東超商業中心 1 樓
電話　852-2508-6231
傳真　852-2578-9337

馬新發行　城邦（馬新）出版集團 Cite (M) Sdn Bhd
地址　41, Jalan Radin Anum, Bandar Baru Sri Petaling,
　　　57000 Kuala Lumpur, Malaysia.
電話　603-90563833
傳真　603-90576622
電子信箱　services@cite.my

製版印刷　凱林印刷事業股份有限公司
總經銷　聯合發行股份有限公司
地址　新北市新店區寶橋路 235 巷 6 弄 6 號 2 樓
電話　02-2917-8022
傳真　02-2915-6275
版次　初版五刷｜2024 年 1 月
定價　新台幣 620 元｜港幣 207 元

國家圖書館出版品預行編目 (CIP) 資料

相映，植物身心對症芳療全書 /
芳療家 周春宇 Yuna 著 . -- 初版 . -- 臺北市：城
邦文化事業股份有限公司麥浩斯出版：英屬蓋曼
群島商家庭傳媒股份有限公司城邦分公司發行，
2023.01　面　17x23 公分
ISBN 978-986-408-839-3(平裝)
1.CST: 芳香療法 2.CST: 香精油
418.995　　111011641

Printed in Taiwan